Photos & Illustrated Guide for Beginners

はじめての
フィジカル
アセスメント

看護を学ぶすべてのひとが身につけたい
フィジカルイグザミネーションの知識と技術

横山美樹
Miki Yokoyama

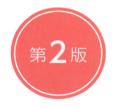

第2版

著者略歴 profile

横山美樹（よこやま みき）
東京医療保健大学
医療保健学部看護学科 教授（基礎看護学領域）

聖路加看護大学卒業．千葉大学大学院修士課程修了（看護学，1990年）．国際医療福祉大学大学院博士後期課程修了（保健医療学，2009年）．虎の門病院での看護師勤務，聖路加看護大学講師（基礎看護学），国際医療福祉大学准教授（基礎看護学），東京医療保健大学医療保健学部看護学科准教授を経て2011年5月より現職．聖路加看護大学のフィジカルアセスメントに関する科目開講当初から科目責任者としてかかわり，以後フィジカルアセスメント教育，フィジカルアセスメント教育に関する研究に携わっている．

著書に『看護の現場ですぐに役立つフィジカルアセスメントのキホン』（秀和システム，2018，編集・執筆），『成人看護学 ヘルスアセスメント』（ヌーヴェルヒロカワ，2005年，編集・執筆），『成人看護技術　改訂第2版』（南江堂、2017年，共著），『実践基礎看護学』（建帛社，1999年，共著）など．

訳書に『コンパクトフィジカルアセスメント』（エルゼビア・ジャパン，2007年，監訳），『フォーカスチャーティング；患者中心の看護記録』（医学書院，1997年，共訳）など．

はじめに

　本書の第一版が出版されてちょうど10年が経ちました．この間に，病院ではより在院日数が短くなり，地域包括ケアシステムの構想のもと，看護師が働く場は在宅を含めてさらに広がってきました．
　在宅看護・訪問看護は病院と違い，看護師が1人で対象者の状況（特に身体の状態）を的確に判断する必要があります．最近では，病院での臨床経験がない新人看護師もストレートで訪問看護師になる時代となり，看護基礎教育でのフィジカルアセスメント教育の重要性がますます高まっていると考えます．第一版が発刊された2009年改正のカリキュラムから看護基礎教育のなかに「フィジカルアセスメント」が正式に含められることになりましたが，新たに検討された2022年度からの新カリキュラムにおいても，引き続きフィジカルアセスメントは看護師にとって基盤の技術として，卒業時到達目標が「演習においては，モデル人形または学生間で"単独で"実施できる」というレベルに位置付けられています．このことから，看護基礎教育においても看護学生には，フィジカルアセスメントを行ううえでの基礎となる知識とフィジカルイグザミネーション技術の修得が求められているといえます．
　本書は，当初から「初学者対象」という点をコンセプトに，わかりやすさを大切にしておりました．対象者の身体状態をアセスメントするうえで必要な，最低限の「身体の仕組みと働き」の内容を最初に押さえ，単にフィジカルイグザミネーションの手技（どのように行うのかという"やり方"）だけではなく，「何の目的で，どのような技術を使って情報を得るのか，その意味は何なのか？」ということも大切に，平易に解説するように努めたつもりです．またフィジカルイグザミネーション技術をどのように実施するのか，初学者でもイメージがつきやすいように写真を多く掲載しました．
　今回の改訂版では、看護において重要な「問診・コミュニケーション」「皮膚のアセスメント」の追加，全体の見直し，加筆をしました．またいくつかの基本手技については「動画」で見られるようにし，実際の呼吸音や心音も聴けるようにしました．さらに実習など臨地において，学生が対象者の状況に応じてアセスメントの目的を理解し，数多いフィジカルイグザミネーション技術の中の何を選択し，どのようにアセスメントするのかのイメージがつきやすいように，バイタルサインを含めて3つの手技の動画を追加しました．バイタルサインもフィジカルアセスメントも，常に対象者の状態に応じた目的、方法で実施するべきですが，その理解が初学者の学生には難しいということを日々の看護基礎教育に携わるなかで感じており，今回の改訂を機に追加しましたが，ぜひ学生の皆さんには実習前などに参考にしてもらえればうれしいです．本書をきっかけに1人でも多くの方に，臨地で実際にフィジカルアセスメントを行い，看護ケアに活かしていただけることを願っております．
　最後に，改訂に際しご尽力いただきましたメヂカルフレンド社の方々，本書作成にかかわって下さったすべての皆様に感謝申し上げます．

2019年11月　横山美樹

Contents

序章 はじめよう！フィジカルアセスメント —— 視診・触診・打診・聴診 ——

1 フィジカルアセスメントっていったい何？ 看護における意義 ……………… 1
2 情報の種類：主観的情報と客観的情報 ……………… 2
3 主観的情報を得る手段：問診・インタビュー ……………… 3
 ① 問診・インタビュー前の準備 ……… 3
 ② コミュニケーションの分類 ……… 4
 ③ 情報収集のための効果的なコミュニケーション，問診・インタビュー技法のポイント ……… 4
 ④ 問診・インタビュー（面接）で聞く基本情報 … 6
4 客観的情報を得る手段：フィジカルイグザミネーション ……………… 6
 ① 視　診 ……… 6
 ② 触　診 ……… 7
 ③ 打　診 ……… 8
 ④ 聴　診 ……… 10
5 身体測定 ……………… 12
 ① 身　長 ……… 12
 ② 体　重 ……… 12
 ③ BMI（Body Mass Index） ……… 12
 ④ 腹　囲 ……… 13
6 ADLの評価 ……………… 13
 ① バーセルインデックス（Barthel Index：BI）… 13
 ② 機能的自立度評価表（FIM） ……… 14

第1章 バイタルサインのアセスメント

1 バイタルサインとは？ ……………… 17
 ① バイタルサインの定義 ……… 17
 ② バイタルサインをみる意義・目的 ……… 17
 ③ バイタルサインを正しく観察・測定・評価するために ……… 18
2 意識状態のアセスメント ……………… 19
 ① 意識とは ……… 19
 ② 意識状態を観察する意義 ……… 19
 ③ 意識障害のみかた ……… 20
 ④ 意識状態の観察 ……… 21
3 呼吸のアセスメント ……………… 23
 ① 呼吸とは ……… 23
 ② 呼吸のメカニズム ……… 23
 ③ 呼吸の観察 ……… 25
4 脈拍・血圧のアセスメント ……………… 30
 ① 循環系とは ……… 30
 ② 脈拍測定 ……… 31
 ③ 血圧測定 ……… 34
5 体温のアセスメント ……………… 38
 ① 体温とは ……… 38
 ② 体温維持のメカニズム ……… 39
 ③ 体温測定のポイント ……… 41
 ④ 体温測定 ……… 42
 ⑤ 体温の評価 ……… 43

事例動画1 …………………………………………… 46

第2章を開くまえに… フィジカルアセスメントの基本の考え方 …………………… 47

第2章 頭部・顔面・頸部のアセスメント

1 頭部・顔面・頸部の基本的構造と機能 ……………… 49

- ❶ 頭部の基本的構造と機能……………… 49
- ❷ 顔面の基本的構造と機能……………… 49
- ❸ 頸部の基本的構造と機能……………… 50
- ❹ 頭部・頸部のリンパ節の基本的構造と機能 …………………………………………… 51

2 頭部・顔面・頸部のフィジカルアセスメント ……………………………………………… 52
　頭部・顔面・頸部に関する問診 ………………… 52
- ❶ 頭部・顔面に関する問診……………… 52
- ❷ 頸部に関する問診……………………… 52

　頭部・顔面のフィジカルイグザミネーション …… 53
- ❶ 頭部の視診・触診……………………… 53
- ❷ 顔面の視診……………………………… 54

　頸部のフィジカルイグザミネーション ………… 54
- ❶ 気管の位置の視診・触診……………… 54
- ❷ 頸部リンパ節の触診…………………… 54
- ❸ 甲状腺の視診・触診…………………… 55

第3章 眼・耳・鼻・口腔，皮膚のアセスメント

1 眼・耳・鼻・口腔，皮膚の基本的構造と機能 …… 59
- ❶ 眼の基本的構造と機能………………… 59
- ❷ 耳の基本的構造と機能………………… 61
- ❸ 鼻の基本的構造と機能………………… 62
- ❹ 口腔の基本的構造と機能……………… 64
- ❺ 皮膚・爪の基本的構造と機能………… 65

2 眼のフィジカルアセスメント ……………………… 67
　眼に関する問診 …………………………………… 67
　眼のフィジカルイグザミネーション ……………… 67
- ❶ 外眼部の視診・触診…………………… 67
- ❷ 眼底鏡を用いた検査…………………… 69

3 耳・鼻のフィジカルアセスメント ………………… 72
　耳・鼻に関する問診 ……………………………… 72
- ❶ 耳に関する問診………………………… 72
- ❷ 鼻に関する問診………………………… 72

　耳・鼻のフィジカルイグザミネーション ………… 73
- ❶ 耳のフィジカルイグザミネーション…… 73
- ❷ 鼻のフィジカルイグザミネーション…… 76

4 口腔のフィジカルアセスメント …………………… 78
　口腔に関する問診 ………………………………… 78
　口腔のフィジカルイグザミネーション …………… 79

5 皮膚のフィジカルアセスメント …………………… 81
　皮膚に関する問診 ………………………………… 81
　皮膚のフィジカルイグザミネーション …………… 81
　褥瘡のアセスメント ……………………………… 83

第4章 胸部・呼吸器系のアセスメント

1 胸部・呼吸器系の基本的構造と機能 …………… 85
- ❶ 胸郭の構造……………………………… 85
- ❷ 肺の正常な位置………………………… 88
- ❸ 気管の正常な位置……………………… 90
- ❹ 呼吸器系の機能とフィジカルアセスメントの考え方 ……………………………… 90

2　胸部・呼吸器系のフィジカルアセスメント　91
胸部・呼吸器系に関する問診　91
- ❶ 問　診　91
- ❷ 呼吸器系で大切な客観的指標　92
胸部・呼吸器系のフィジカルイグザミネーション　93
- ❶ 視　診　93
- ❷ 触　診　94
- ❸ 打　診　96
- ❹ 聴　診　98

事例動画2　103

第5章　心臓・循環系のアセスメント

1　心臓・循環系の基本的構造と機能　105
- ❶ 心臓の基本的構造と機能　105
- ❷ 血管系の基本的構造と機能　108
- ❸ 頸部の血管　109

2　心臓・循環系のフィジカルアセスメント　110
心臓・循環系に関する問診　110
循環系のフィジカルイグザミネーション　111
- ❶ 末梢循環系のアセスメント　111
- ❷ 頸部の血管のアセスメント　116
心臓のフィジカルイグザミネーション　120
- ❶ 心臓をアセスメントする意義　120
- ❷ 視　診　120
- ❸ 触　診　121
- ❹ 聴　診　123

第6章　腹部・消化器系のアセスメント

1　腹部の基本的構造と機能　129
- ❶ 腹部臓器の位置関係　129
- ❷ 腹腔内の主な血管の走行　131
- ❸ 腹部の区分　131

2　腹部のフィジカルアセスメント　132
腹部に関する問診　132
腹部のフィジカルイグザミネーション　133
- ❶ 視　診　135
- ❷ 聴　診　136
- ❸ 打　診　138
- ❹ 触　診　139

3　知っておきたい　その他の腹部のフィジカルイグザミネーション　142
- ❶ 腹部臓器の触診　142
- ❷ 腹水のアセスメント　145

事例動画3　147

第7章　筋・骨格系のアセスメント

1　筋・骨格系の基本的構造と機能　149
- ❶ 骨格の基本的構造と機能　149
- ❷ 筋肉の基本的構造と機能　149
- ❸ 関節の基本的構造と機能　151
- ❹ 基本肢位，良肢位　155

2　筋・骨格系のフィジカルアセスメント　156
筋・骨格系に関する問診　156

筋・骨格系のフィジカルイグザミネーション ………………………………………… 156
　❶ 視診・触診 ……………………… 157　　❸ 徒手筋力検査（MMT）…………… 164
　❷ 関節可動域（ROM）の測定 ……… 159　　❹ バレー徴候の検査 ………………… 167

第8章 脳・神経系のアセスメント

1　脳・神経系の基本的構造と機能 ………………………………………………………… 169
　❶ 脳・神経系の区分と機能 ………… 169　　❹ 運動神経系の経路（錐体路）と感覚神経系の経路 … 173
　❷ 中枢神経系の役割と器官 ………… 170　　❺ 上位運動ニューロンと下位運動ニューロン… 174
　❸ 末梢神経系 ……………………… 173　　❻ 反　射 ……………………………… 175

2　脳・神経系のフィジカルアセスメント ………………………………………………… 177
　脳・神経系に関する問診 ……………………………………………………………… 177
　脳・神経系のフィジカルイグザミネーション ……………………………………… 178
　❶ 意識状態の観察 ………………… 178　　❹ 運動機能の検査 …………………… 188
　❷ 脳神経のアセスメント ………… 178　　❺ 反射の検査 ………………………… 189
　❸ 感覚・知覚機能の検査 ………… 184　　❻ 小脳機能の検査（運動失調の検査）… 192

第9章 乳房のアセスメント

1　乳房の基本的構造と機能 ………………………………………………………………… 197
　❶ 乳房の基本的構造と機能 ………… 197　　❷ リンパ節の基本的構造と機能 …… 198

2　乳房のフィジカルアセスメント ………………………………………………………… 199
　乳房・腋窩に関する問診 ……………………………………………………………… 199
　乳房・腋窩のフィジカルイグザミネーション ……………………………………… 199
　❶ 視　診 …………………………… 200　　❷ 触　診 ……………………………… 200

3　乳房の自己検診について ………………………………………………………………… 203

第10章 直腸・肛門，生殖器のアセスメント

1　直腸・肛門，生殖器の基本的構造と機能 ……………………………………………… 205
　❶ 直腸・肛門の基本的構造と機能 … 205　　❸ 女性生殖器の基本的構造と機能 …… 207
　❷ 男性生殖器の基本的構造と機能 … 206

2　直腸・肛門，生殖器のフィジカルアセスメント ……………………………………… 208
　直腸・肛門，生殖器に関する問診 …………………………………………………… 208
　直腸・肛門，生殖器のフィジカルイグザミネーション …………………………… 209
　❶ 直腸・肛門の視診・触診 ………… 209　　❸ 女性生殖器の視診・触診 ………… 210
　❷ 男性生殖器の視診・触診 ………… 209

文献一覧 ……………………………………………………………………………………… 211
索　引 ………………………………………………………………………………………… 213
特別付録1　領域別 アセスメント項目一覧表 ………………………………………… 217
特別付録2　主要領域別 アセスメント記録用紙 ……………………………………… 226

本書をお使いいただくにあたって

- 本書の図に用いた写真は，各部位や手技が見えやすいように，本来はタオルケットなどをかけておくべき部分などもオープンにして撮影しています．実際に行う際には，患者さんが寒くないよう，また羞恥心にも十分配慮して，観察に必要のない部分は覆い，適宜保温やプライバシー保護に努めましょう．
- 本書中で「患者さん」と記述している点について，ふだん皆さんは健常者のアセスメントを行うこともあるでしょう．そういった場合には，本文の記述に違和感を覚えるかもしれません．このようなときには，「患者さん」を「クライエント」「対象者」など，状況に合わせて上手に読み替えてください．
- 本書の図内においては原則として，看護師の動作や行為をオレンジ色または赤色で，患者さんに関連する動作や行為を青色で示しました．フィジカルイグザミネーション実施の際の参考にしてください．
- 本書中の敬称は略しました．

動画・音コンテンツの使用法

本書では，動画コンテンツ・音（呼吸音・心音）コンテンツを提供しています．ぜひご活用ください．

動画の見かた

動画で見ることのできる手技には，   がついています．
QRコードをお手持ちのスマートフォンで読み取ると，技術動画を見ることができます．
また，下記URLにアクセスするか上のQRコード見本から動画の一覧ページをご覧いただくことができます．
http://www.medical-friend.co.jp/f_physical.html

呼吸音・心音の聴きかた

呼吸音・心音について説明されているページに   がついています．
QRコードをお手持ちのスマートフォンで読み取ると，音を聴くことができます．

呼吸音・心音の音源は下記のお二方にご提供いただきました．深謝いたします．
呼吸音：皿谷　健先生（杏林大学医学部呼吸器内科）
心　音：山﨑直仁先生（高知大学医学部老年病・循環器内科学）

ご注意

- 動画コンテンツ・音コンテンツは無料で視聴することができますが，視聴にかかる通信料は利用者のご負担となります．
- 呼吸音・心音を聴く際は，イヤホン・ヘッドホンのご使用を推奨します．
- 本コンテンツを無断で複写，複製，転載またはインターネットで公開することを禁じます．

---

photographer
宮本昭二 Shoji Miyamoto（shoji miyamoto photo studio）
location staff
松尾憲二郎 Kenjiro Matsuo
design
株式会社スタジオダンク STUDIO DUNK Co., Ltd.

model
小倉啓史 Hirofumi Ogura
illustrator
北原 功 Isao Kitahara ／さとうかおり Kaori Sato
design & DTP
タクトシステム株式会社 TACT system Co., Ltd.

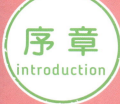

序章 introduction
はじめよう！フィジカルアセスメント
―― 視診・触診・打診・聴診 ――

この章でまなぶこと

- ☑ フィジカルアセスメントとは何か，その内容，看護における意義を知ろう．
- ☑ 客観的情報を得る手段であるフィジカルイグザミネーション（視診・触診・打診・聴診）について，その方法，ポイントを理解しよう．

1 フィジカルアセスメントっていったい何？ 看護における意義

　この章では，「フィジカルアセスメント」とは何か，どのように行うのかという基本と，看護師がフィジカルアセスメントを行う意義について説明していきます．
　さっそくですが，「フィジカルアセスメント」とはいったい何でしょうか？「ヘルスアセスメント」や「フィジカルイグザミネーション」という言葉もありますが，それぞれ違うものなのでしょうか？ この3つの関係は図1のように表すことができます．
　看護の対象は「人間」です．看護師は，人間の何を中心にみていくのかというと，「健康」という現象に注目するのだということは皆さんも知っていると思います．では，「健康」とはどういうことでしょうか？
　よく引用されるWHO（世界保健機関）の定義では，「健康とは，肉体的，精神的および社会的に完全に良好な状態であり，単に疾病又は病弱の存在しないことではない」[1]とあります．つまり，健康には，身体的因子だけでなく，精神的因子，社会的因子もかかわるのです．ですから看護においても，対象である人の身体の状態だけでなく，精神的な状態（心理状態），その人を取り巻く家族や社会の状態にまで目を向けなくてはいけません．このように，身体のみではなく対象を総合的にとらえて健康状態をみることが，**ヘルスアセスメント（health assessment）**

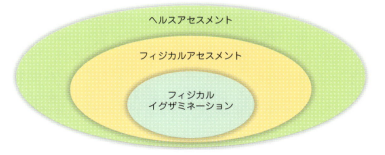

図1　フィジカルアセスメントの位置づけ

＝健康状態のアセスメントです．

「アセスメント」とは「評価・査定」という意味です．アセスメントは看護にとっては基本中の基本であり，対象となる人について情報収集し，その情報の意味，問題の有無，問題があればどんな問題なのか，といったことを「解釈・分析」したり「評価」することを指します．ですから，正確にアセスメントするためには必要な情報を的確に集めなくてはいけませんし，また，その情報の意味を考えるために，専門的な知識，経験などが不可欠なのです．

　ヘルスアセスメントは健康にかかわるすべてを含みますが，フィジカルアセスメント（physical assessment）とは，身体状態のアセスメントを指します．つまり，対象となる人の身体に関するアセスメントであり，ヘルスアセスメントの一部ともいえます．医療職者には様々な職種があり，在宅で医療，ケアを受けている人たちにも，介護福祉士，理学療法士，ヘルパーなど多くの職種がかかわります．そのようななかで，看護師ならではの専門性として，「対象の身体状態のアセスメント」があります．清潔の援助，食事や排泄の援助はヘルパーも行いますが，看護師は単に「援助する」だけではなく，対象者の「身体状態をアセスメントし，異常の早期発見や身体状態に応じた援助を行う」ことが求められます．そのためには，身体の仕組みと働き（解剖生理学）や疾患・病態に関して学び，それらの専門知識をもとにアセスメントできる力が求められます．フィジカルアセスメントする力は看護師に必須といえるのです．

　3つめのフィジカルイグザミネーション（physical examination）とは，実際に対象となる人の身体を，五感を用いて観察することで，日本語では「身体診察」や「身体審査」と訳されます．「アセスメント」は，得られた情報を基に看護師が専門知識を用いて情報の解釈・分析を行うことであり，対象者に必要なフィジカルアセスメントを行うためには，対象者の身体に関する正確な情報が欠かせません．フィジカルイグザミネーションは，対象者の身体に関する客観的な情報を得る手段を指します．具体的な方法として，視診・触診・打診・聴診という4つの技術があります．

情報の種類：主観的情報と客観的情報

　では，フィジカルアセスメントの実際についてお話ししていきましょう．

　アセスメントに必要不可欠なのが，対象となる人（患者さん，クライエント）に関する情報です．この情報は大きく2つに分けることができます．

　1つは，主観的情報（subjective data）です．これは患者さんが直接話したり，訴えたりした内容です．もし本人が話せない状態であったり，子どもであれば家族の訴えも含みます．主観的情報は直接患者さんから聞かなくてはいけません．このような情報収集のために質問することを問診・インタビュー（interview）といいます．

　もう1つの情報は客観的情報（objective data）です．器具を用いて測定した値や，前述のフィジカルイグザミネーションを用いて得られた身体に関する情報

のことです．フィジカルイグザミネーションや問診は「技術」であり，上手に使いこなすためには専門的な知識とある程度の習熟が必要です．患者さんを目の前にして，だれもがすぐに行えるというわけではないことを知っておいてください．

3 主観的情報を得る手段：問診・インタビュー

　フィジカルアセスメントの基本として，まずは対象者がどのように感じているのか，苦痛の有無などの自覚症状についての情報を得てから，客観的な情報収集に入ります．

　対象者からの情報を得るためには「コミュニケーション技術」が必要です．看護においては，コミュニケーションは基本の技術の1つであり，非常に幅広いものですが，ここでは，"情報収集を効果的に行うため"のコミュニケーション技術に絞り，そのポイントを説明します．

❶ 問診・インタビュー前の準備

❶**環境調整**──落ち着いて話ができる，プライバシーが守られる環境を整えます．また問診後，そのままフィジカルイグザミネーションができるように，明るさにも配慮します．看護者も座って話せるように椅子を準備したり，対象者も座る場合，椅子の配置は対面ではなく90°の角度で座るほうが緊張が少ないといわれています（図2）．

❷**問診の開始**──対象者へ挨拶をし，目的を伝えます．ラポール*を築くように留意します．

❸**メモの取り方**──正確な情報を得るため必要なことは適宜メモを取りますが，終始メモばかり見るのではなく，適切なアイコンタクトを保ち，耳を傾けます．

*ラポール：心が通じ合い，共感的な関係を示す．

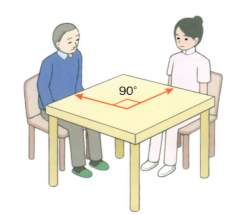

図2　問診時の位置関係

2 コミュニケーションの分類

- **言語的コミュニケーション（verbal communication）**
  主に音声言語による言語的側面に焦点を当てたコミュニケーション

- **非言語的コミュニケーション（nonverbal communication）**
  言語以外の以下によるコミュニケーション．効果的なコミュニケーションを行うためには，言葉だけではなく，以下のような非言語的コミュニケーションに配慮する必要があります．
  1. 身体動作：身振り（ジェスチャー），姿勢，表情，アイコンタクトなど
  2. 空間行動：対人距離，個人空間，座席位置など
  3. 身体接触：タッチング
  4. 身体的特徴：体形，体臭，身だしなみなど

3 情報収集のための効果的なコミュニケーション，問診・インタビュー技法のポイント

● 問診・インタビュー中の基本的な態度

限られた時間内に必要な情報を得るために，以下の基本的なコミュニケーション技術を適宜用いましょう．

● 対象者の話に耳を傾ける；傾聴

傾聴とは，相手の話によく耳を傾けることです．医療者側の「傾聴」の姿勢が対象者に信頼感を生み，対象者との間の信頼関係（ラポール）形成にもつながります．フィジカルアセスメントにおいては，対象者の身体状況を正確に知るために，対象者自らがどのような症状をもっているのか，どのように感じているかの情報は重要であり，正確な情報収集のためにも傾聴の姿勢が基本となります．

● 共感を示す：共感

「共感」は，対象者と自分を同一視し，同じように感じることであり，たとえば対象者の苦痛を同じように感じる力です．傾聴と同様，対象者の話を促すために対象者の気持ちに寄り添い，共感を示すことは効果的です．「共感」は，言葉だけではなく，対象者の腕に手を置くなど，非言語的コミュニケーションでも示すことができます．

●「承認」の技術の活用

患者さんが努力しているところ，望ましい行動や発言などに対し，適宜認める言葉かけをしたりほめることも，対象者がこちらを信頼し，情報提供を促すことにつながります．

●対象者から情報を引き出すために効果的な質問の仕方，コミュニケーション技法

●質問の効果的な流れ

最初は，対象者が自由に詳しく話ができるように「自由回答方式の質問（開かれた質問，open-ended question）」から始め，その内容から徐々に要点を絞っていく「的を絞った質問・閉ざされた質問（closed quesition）」へと移っていきます．

開かれた質問は，質問された相手が自由に答えられる形式の質問で，閉ざされた質問は，相手が「はい」「いいえ」や「A」「B」というように明確に答えることができる質問です．例えば対象者が現在腹痛を問題としていることを把握したら，その痛みについて焦点を絞り，詳細に情報を得られるように閉ざされた質問を使って，痛みの経過，部位，痛みの種類，頻度，随伴症状などについて効果的に情報収集します．

〈質問例〉
　A．開かれた質問「本日はどうされたのですか？」
　　　　　　　　「○○はどうですか？」
　　　　　　　　「○○についてどのように感じていますか？」
　　　　　　↓
　B．閉ざされた質問「その痛みはいつ起こりましたか？」
　　　　　　　　　「○○はありましたか？」

●問診・インタビュー中の効果的なコミュニケーション技法

❶対象者が話したいことを確認し，話を促す
　例「いま咳が出るとおっしゃいましたが，もう少し詳しく話して下さい」

❷話を促す非言語的コミュニケーション技法の活用
　うなずく，あいづちを入れる，アイコンタクトを用いる，表情，対象者との距離など，対象者が話を続けやすいような工夫をする．文化による違いがあることにも注意する．

❸繰り返す（反復）：対象者が話した最後の言葉を，そのまま繰り返すと，相手から細やかな点や自分の気持ちを引き出しやすい．
　例　患者「痛みがだんだんひどくなり，広がってきたようです」
　　　看護師「広がっているのですか？」

❹必要に応じて「間」を取る（沈黙）：対象者が考えたり，考えをまとめる時間を取ることも必要である．沈黙が悪いものと決めつけない．

❺最後に「まとめ（closing）」を行う：対象者が話し足りないことはないか，必要な情報が得られたかを確認し，最後にこの場での関係性を終了させる．

表1 健康歴の内容

基礎情報	氏名，性別，年齢・生年月日，住所，婚姻状況・家族，職業，緊急連絡先など
主　訴	対象者が現在最も困っている点，主な訴え，医療機関受診の目的（手術など）
現病歴	主訴に関わる現在の問題疾患に関するこれまでの経過，対処行動など
既往歴	対象者がこれまでに罹患した疾患，大きな外傷，その治療
家族歴（図3）	家族構成とその身体的な特徴，死因など，家族という背景から本人を理解するための情報

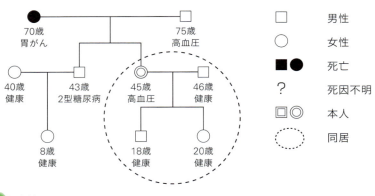

図3 家族歴

4 問診・インタビュー（面接）で聞く基本情報

　入院時など，対象者の身体状態に関して広く情報を収集する際は「健康歴（ヘルスヒストリー）」（表1）に関して問診することが一般的です．実習時，受け持ち患者さんのカルテを見る際もこれらの情報を確認すると思いますので，基本的な内容を理解して下さい．

4　客観的情報を得る手段：フィジカルイグザミネーション

　次に，フィジカルイグザミネーション技術の具体的な方法やポイントを紹介します．

1 視　診

　視診（inspection）とは，視覚・嗅覚・聴覚を用いて対象者の身体部分を観察する技術です．どの部分のアセスメントをするときでも，常に最初に行います．
　たとえば，皆さんが患者さんの呼吸状態をアセスメントするとき，いくら"呼吸音の聴診が大切だ"といっても，いきなり患者さんに聴診器を当てるのは間違いです．まずは患者さんが苦しそうにしてないか，息がゼーゼーしていないか，どんな

> **視診のポイント**
> 1. **観察する部分をしっかり露出し，他の部分は覆う**：よくみるためには，しっかりと肌を露出する必要があります．ただし，患者さんのプライバシーに配慮し，みる必要がない部分はバスタオルや衣服で覆います．
> 2. **部屋の温度に注意する**：患者さんは肌を露出するので，寒くないよう気をつけます．寒すぎたり暑すぎたりすると，皮膚の色にも影響が出て，正確に観察できなくなることがあります．
> 3. **適切な明るさのもとで行う**：自然光の下が望ましいといえます．正確な観察のために，明るさにも常に配慮しましょう．
> 4. **左右対称性，色，位置，性状をみる**：特に，身体の左右で違いがないかどうかをみることがフィジカルアセスメントの重要なポイントです．

体位でいるのか，といった対象者の全体の様子を観察し，呼吸数や呼吸の深さを観察し，そのうえで呼吸音の聴診を行うべきです．

患者さんをよく観察すれば，それだけでも様々な情報が得られます．どんな場合でも，"まずは視診から"なのです．「看護は観察から始まる」という言葉を聞いたことがありますよね．まさにフィジカルアセスメントでも同じです．

2 触　診

触診（palpation）は，直接手で触れて，皮膚の状態，温度，湿度，振動の有無といった情報を得る技術です．バイタルサインの一つである脈拍測定も触診に当たります．

手で触るといっても，何をみるのかによって手のどの部分で触るかが異なります．図4のように，手にはそれぞれ感受性があるので上手に使い分けてくださいね．

***声音振盪音**：声を出してもらい，胸壁の上からその振動に触れることで内部の状態を知る方法．第4章p.95参照．
***スリル**：大きな心雑音が胸壁の上から振動として感じとれるもの．

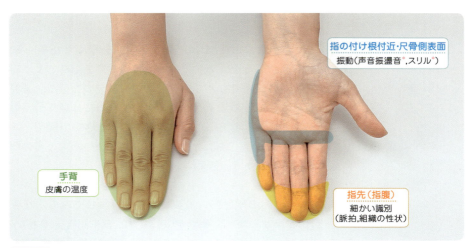

図4　手の各部の感受性

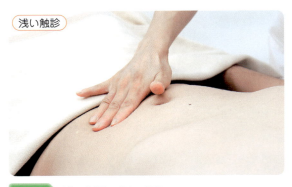
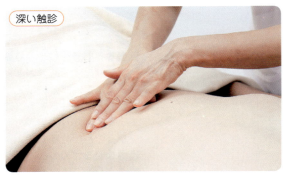

図5 浅い触診・深い触診

> **触診のポイント**
> 1 **爪は短く，手は温かくしておく**：直接手で触れるので，患者さんを傷つけないように爪は短く切りそろえておくとともに，不快感を与えないよう手を温めてから行います．
> 2 **浅い触診から始める**：腹部の触診には，表面的な浅い触診と，より深い触診の2種類がありますが，いつでもまずは浅い触診から始めましょう（図5．詳しくは第6章（p.141）で解説しています）．
> 3 **圧痛がある部位は最後に触れる**：圧痛とは，触れたときに感じる痛みのことです．もし患者さんから痛みの訴えがあれば，その部位は最後に触診するようにします（特に腹部の触診時は必須です）．

3 打　診

　打診（percussion）とは，身体の表面を軽くたたき，その音によって身体内部の状態を判断する技術です．打診は"いい音"を出せるようになるまで練習が必要ですが，看護の場面でもとても有効な技術の一つなので，ぜひ皆さんも練習し，使いこなしてほしいものです．いい音を出すためにはいくつかのコツがあるので，以下のポイントに沿って実際にたたいてみてください（図6）．

　では，まずは**鼓音，共鳴音，濁音**という3つの基本の音の聴き分けができるように練習してみましょう（表2）．

❶まず皆さんの頬を膨らませ，そこを打診してみてください．ポンポンといい音がしませんか？　それが**鼓音**です．胃や腸管上でもこの音が出るはずです．ガスがたまっている腸管上で聴かれるのが鼓音です．

❷次に，前胸部の肋骨と肋骨の間（肋間）をたたいてみてください．鼓音より

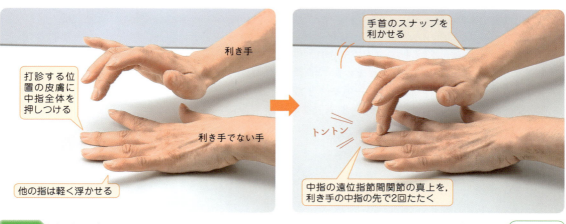

図6 打診のポイント

表2 打診音の種類と特徴

種類	大きさ	聴こえ方	聴かれる部位
鼓音	大きい	太鼓をたたいたような音	ガスが貯留した胃，腸管
過共鳴音	より大きい	轟音	肺気腫時の肺
共鳴音	中等度に大きい	空洞様	正常な肺
濁音（鈍音）	あまり大きくない	ソフトな音，鈍い音	肝臓や心臓など実質臓器，筋肉，骨

少し低めの音がするはずです．これが正常な肺野の打診音に当たる**共鳴音**です．

❸最後に肋骨の上を打診してみてください．このときの固く鈍い音が**濁音**です．筋肉の上でも似たような音がすると思います．

まずは机の上などで"いい音"が出るまで練習し，それから自分の身体を実際にたたいて，3つの音の違いを体得してください．これが打診の技術を自分のものにする第一歩です．練習あるのみですよ！

打診のポイント

1 たたく指：利き手の中指の爪のすぐ下付近でたたきます．
2 たたく部位：利き手でない手の中指の爪のすぐ下の関節（遠位指節間関節上）をたたきます．
3 たたき方：手首の力を抜き，スナップを利かせ，垂直に2回ずつ，トントンと確実にたたきます．たたかれるほうの手は中指全体をしっかりと患者さんの皮膚に押しつけ，中指以外の指は浮かせておきます．

序章 はじめよう！フィジカルアセスメント

❹ 聴　診

聴診（auscultation）は，聴診器（図7）を用いて身体内部の音を聴取する技術です．聴診器をとおして音を聴くため，聴診器の性能が影響することもあります．また，聴診器は一生モノともいえるので，ちょっと奮発しても性能のよい"My聴診器"を用意することをお勧めします．

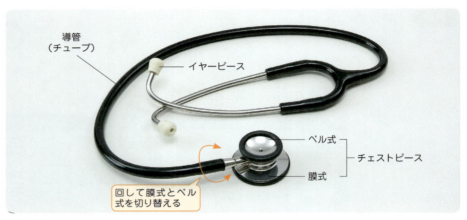

図7　聴診器（膜式・ベル式分離型）

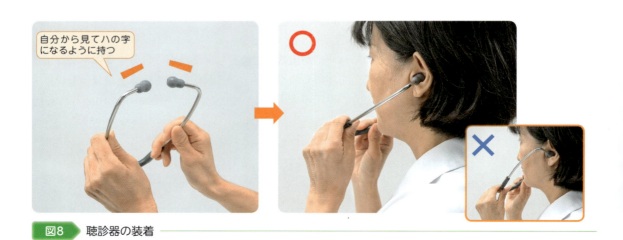

図8　聴診器の装着

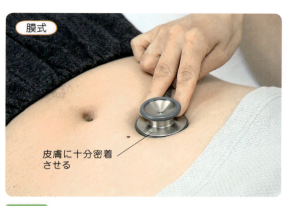
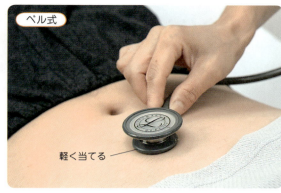

図9　膜式とベル式

聴診のポイント

1. **イヤーピースを正しくフィットさせる**：イヤーピースは，自分からみて最適な"ハの字"の形になるように耳に着けます（図8）．
2. **膜式とベル式とを使い分ける**：高調な音（呼吸音，腸蠕動音，正常心音）を聴くときは膜式，低調な音（異常心音など）を聴くときはベル式という具合に使い分けます（図9）．膜式のときは聴診器の膜を皮膚に十分密着させます．逆に，ベル式のときは軽く当てるのがポイントです．また，最近では膜式とベル式が一つの面で使い分けられる一体型の聴診器がほとんどですが，この場合は強く押しつければ膜式，軽く当てるとベル式になります．
3. **患者さんに当てる部分は温めておく**：不快感を与えないよう，患者さんに当てる側のチェストピースは事前に温めておきます．
4. **静かな環境で行う**：聴診する際には，正確に音を聴き取らなければならないので，できるだけ静かな場所で行います．

・・・

　フィジカルイグザミネーションで最も大切なことは，どの技術を用いるにせよ，**常に対象者の安全・安楽に留意する**ということです．声をかけ，ていねいに説明し，患者さんが不快な思いをしないように注意しながら行うのを忘れないでくださいね．

5 身体測定

対象者の身体に関する基本的な情報の一つとして，**身長・体重・腹囲**があります．健診では必ず測定する項目でもありますので，以下にポイントを説明します．

1 身　長

個人差が大きいですが，対象者の年齢の正常範囲内にあるかどうかが評価のポイントです．特に小児では身体の成長・発達を反映する項目ですので，その点を確認しましょう．また，60歳以降の高齢者では，椎間板が薄くなることや個々の椎骨が短くなることにより脊柱が短縮されることや，膝関節，股関節の屈曲の影響など，加齢の影響で身長が縮みます．

身長計測のポイント

1. **姿勢**：対象者に，靴を脱ぎ素足で身長計の目盛りに背を向け，まっすぐに立ってもらいます．あごを軽く引き，まっすぐ前を向くように指示をします．測定バーを頭頂部の上までおろし，目盛りを読みます（自動で測定バーが動き、測定できる身長計もあります）．

2 体　重

体重は，身長とともに栄養状態の評価や薬物，造影剤などの投与量の算定に必須の情報です．また，浮腫のある患者さんでは，毎日の体重の変化で体内の水分貯留量の変化をみていくため，正しい測定値を得ることが重要です．

体重測定のポイント

1. **測定条件をそろえる**：日々の体重の変化をみていく場合は，同じ体重計，同じ時刻，同じ軽装着で測定します．
2. **器具の重量を除外する**：膀胱留置カテーテルやドレーン類を装着している場合は，排尿バッグやドレーンの排液が計測値に入らないように注意します．
3. **履物の重量を除外する**：立位で体重を測定する場合は，靴を脱いで体重計に乗ってもらいます．身長と同時に測定できる計測器もあります．

3 BMI（Body Mass Index）

身長と体重から計算する**体格の指数**ですが，肥満や低栄養の重要な指標ですので，計算式と基準値を理解しておきましょう．

〈計算式〉　BMI＝体重（kg）／（身長m）²
〈判定基準〉

BMI値	18.5未満	18.5〜24.9	25.0〜29.9	30.0〜34.9	35.0〜39.9	40.0以上
日本肥満学会による判定	やせ	ふつう	肥満1度	肥満2度	肥満3度	肥満4度

❹ 腹　囲

腹囲の測定は，腹水貯留の患者さんや妊娠期の患者さんで，腹囲の増加の程度を確認する場合もありますが，最近では，**特定健診***で**内臓脂肪**の推定のために腹囲測定が必須になりましたので，健診受診者で測定することが多いと思います．

腹囲測定のポイント

1. 可能であれば仰臥位で膝関節を伸ばしてもらいます．健診時は立位で測定する場合もあります．
2. 測定場所：臍の位置にメジャーを水平に巻きます．
3. 対象者に普通に呼吸をしてもらい，呼気の最後に目盛りを読みます．

〈基準値〉

性別	基準値
男性	〜84.9cm
女性	〜89.9cm

*特定健診：日本人の死亡原因の約6割を占める生活習慣病の予防のために，40〜74歳を対象に2008年4月に始まった，メタボリックシンドロームに着目した健診．メタボリックシンドロームとは，内臓脂肪症候群とも呼ばれ，内臓脂肪の多い状態に，高血圧，高血糖，脂肪の代謝異常が加わった状態のことであり，この状態が続くと心臓病，脳血管疾患などの動脈硬化性疾患が起きやすいといわれている．メタボリックシンドロームの診断基準は，腹囲が男性は85cm以上，女性は90cm以上が必須項目であり，これに加えて，以下の条件のうち2つを満たしている場合に診断される．
・高トリグリセリド血症かつ/または低HDLコレステロール血症
・収縮期血圧：130mmHg以上かつ/または拡張期血圧：85mmHg以上
・空腹時血糖値が110mg/dL以上

❻ ADLの評価

看護は日常生活の援助ともいわれており，対象者のADLの評価は，看護援助を行ううえで大変重要です．ADLに関わる筋骨格系，脳・神経系のフィジカルアセスメントについては第7章，第8章を参照していただきたいですが，ここではADL評価の代表的な尺度を2つ紹介します．

❶ バーセルインデックス（Barthel Index：BI）

食事，移動，整容，トイレ動作，入浴，歩行，階段昇降，着替え，排便コントロール，排尿コントロールの**10項目**からなる尺度で，100点満点で採点します（**表3**）．

表3 バーセルインデックス（Barthel Index）

1	食事	10：自立，自助具などの装着可，標準的時間内に食べ終える 5：部分介助（たとえば，おかずを切って細かくしてもらう） 0：全介助
2	車椅子から ベッドへの移動	15：自立，ブレーキ，フットレストの操作も含む（歩行自立も含む） 10：軽度の部分介助または監視を要する 5：座ることは可能であるがほぼ全介助 0：全介助または不可能
3	整容	5：自立（洗面，整髪，歯磨き，ひげ剃り） 0：部分介助または不可能
4	トイレ動作	10：自立（衣類の操作，後始末を含む，ポータブル便器などを使用している場合はその洗浄も含む） 5：部分介助，体を支える，衣服，後始末に介助を要する 0：全介助または不可能
5	入浴	5：自立 0：部分介助または不可能
6	歩行	15：45m以上の歩行，補装具（車椅子，歩行器は除く）の使用の有無は問わず 10：45m以上の介助歩行，歩行器の使用を含む 5：歩行不能の場合，車椅子にて45m以上の操作可能 0：上記以外
7	階段昇降	10：自立，手すりなどの使用の有無は問わない 5：介助または監視を要する 0：不能
8	着替え	10：自立，靴，ファスナー，装具の着脱を含む 5：部分介助，標準的な時間内，半分以上は自分で行える 0：上記以外
9	排便コントロール	10：失禁なし，浣腸，坐薬の取り扱いも可能 5：ときに失禁あり，浣腸，坐薬の取り扱いに介助を要する者も含む 0：上記以外
10	排尿コントロール	10：失禁なし，収尿器の取り扱いも可能 5：ときに失禁あり，収尿器の取り扱いに介助を要する者も含む 0：上記以外

合計点0～100

❷ 機能的自立度評価表（FIM）

　FIMは，**機能的自立度評価表（Functional Independence Measure）**の略で，1983年に開発されたADL評価表です．特に介護負担度の評価が可能であり，リハビリの分野などで活用されています．食事や移動などの運動ADL13項目と，認知ADL5項目から構成されています（表4）．

表4 機能的自立度評価表（FIM）

（レベル）			（評価項目および内容）
介助者なし	自立	7．完全自立 （時間，安全性含めて）	**セルフケア** ①食事：咀嚼，嚥下を含めた食事動作 ②整容：口腔ケア，整髪，手洗い，洗顔など ③入浴：風呂，シャワーなどで首から下（背中以外）を洗う ④更衣（上半身）：腰より上の更衣および義肢装具の装着 ⑤更衣（下半身）：腰より下の更衣および義肢装具の装着 ⑥トイレ動作：衣服の着脱，排泄後の清潔，生理用具の使用
		6．修正自立 （補助具などを使用）	
介助者あり	部分介助	5．監視または準備	**排泄管理** ⑦排尿：排尿コントロール，器具や薬剤の使用を含む ⑧排便：排便コントロール，器具や薬剤の使用を含む
		4．最小介助 （患者自身で75％以上）	**移乗** ⑨ベッド，椅子，車椅子：それぞれの間の移乗，起立動作を含む ⑩トイレ：便器へ（から）の移乗 ⑪風呂，シャワー：浴槽，シャワー室へ（から）の移乗
		3．中等度介助 （患者自身で50％以上）	**移動** ⑫歩行，車椅子：屋内での歩行，または車椅子移動 ⑬階段：12～14段の階段昇降
	完全介助	2．最大介助 （患者自身で25％以上）	**コミュニケーション** ⑭理解：聴覚または視覚によるコミュニケーションの理解 ⑮表出：言語的または非言語的表現
		1．全介助 （患者自身で25％未満）	**社会的認知** ⑯社会的交流：他患者，スタッフなどとの交流，社会的状況への順応 ⑰問題解決：日常生活上での問題解決，適切な決断能力 ⑱記憶：日常生活に必要な情報の記憶

> **この章のまとめ**
> - フィジカルアセスメントとは何か，自分の言葉で説明してみましょう．
> - 視診・触診・打診・聴診について，それぞれ何をみるのか，また技術のポイントをまとめてみましょう．
> - BMIの意味と基準値，計算式，腹囲の基準値を確認しておきましょう．
> - ADLの主な評価尺度を確認してみましょう．

第1章 バイタルサインのアセスメント

lesson1

この章でまなぶこと

- ☑ 看護師がバイタルサインの測定・評価を行う意義，重要性について理解しよう．
- ☑ 意識状態の正しい観察方法，評価について理解しよう．
- ☑ 呼吸の正しい観察方法，評価について理解しよう．
- ☑ 脈拍の正しい触診方法，評価について理解しよう．
- ☑ 血圧の正しい測定方法，評価について理解しよう．
- ☑ 体温の正しい測定方法，評価について理解しよう．

　対象者の「身体状態をみる」こと，すなわちフィジカルアセスメントの目的は何でしょうか？一つに，対象者の「異常の早期発見」があると思います．私たち看護師がまず心にとめておかなくてはいけないことは，対象者の「生命を救う」ことですよね．そのための最も基本となる身体に関する情報が「バイタルサイン」です．

　そこで第1章では，看護師にとって最も基本的な技術の一つである「バイタルサインのみかた」からお話しします．学生読者の方は，バイタルサインについては，看護師国家試験にもよく出題されますので，ぜひ基本の知識を理解し，実習でも的確に実施できるように技術も身に付けていただきたいと思います．

1 バイタルサインとは？

1 バイタルサインの定義

　バイタルサインとは，英語の"vital signs"をそのまま呼んでいるものです．言葉そのものの意味としては，「生命徴候＝人間の生きている状態を示すしるし」とでもいえるでしょう．

　このバイタルサインの項目としては，**意識状態・呼吸・脈拍・血圧・体温**の5つが代表的であり，これら5項目の情報があれば対象者のおよその身体状態，生命の危険性の有無が判断できます．このように，徴候として一つではないので，英語では"signs"と複数形になっているのですが，通常日本語では「バイタルサイン」と呼んでいます．

2 バイタルサインをみる意義・目的

● 対象者の生命の危険の有無を判断すること

　バイタルサイン ―― つまり意識状態・呼吸・脈拍・血圧・体温は，患者さんの

生命徴候，いわば生命のカギを握るサインです．ですから，臨床現場で患者さんと最も身近に接し，観察する機会の多い看護師がバイタルサインを正しく観察し，評価できるかどうかが，患者さんの生死を左右する可能性もあります．バイタルサインの観察・評価は看護師にとってまさに必須の技術だといえるのです．

● 対象者の現在の身体状態を把握し，看護に活かすこと

必ずしも生命の危険がない場合でも，バイタルサインは患者さんのその時々の，身体の全体的な機能の状態を表す大切な指標であるため，対象者の状態や目的に応じてバイタルサインの観察・測定・評価を行い，対象者にとって必要な看護や治療に活かしていくことが大切です．ですから学生といえども，正確なバイタルサインの観察・測定を行い，評価できることが求められます．

● バイタルサインを評価するうえでの留意点

バイタルサインをみるときに忘れてはならないのは，**1つの値のみで判断するのではなく，他の値も含めて総合的に判断する**という視点です．たとえば，発熱したときは身体の代謝が亢進するため，呼吸数が多くなり，脈拍や血圧も上昇しますよね．このように，1つの値だけが正常か異常かということだけで判断するのではなく，常に相互の関係性をみることを忘れないようにしてください．

❸ バイタルサインを正しく観察・測定・評価するために

バイタルサインを正しく測定・評価するためのポイントは下記の4点です．

❶ **熟練した観察・測定技術をもつ** —— 観察や測定は，簡単なようですが経験を要する技術です．看護師の技術の熟達度が直接，測定値に影響するので，十分に練習を積む必要があります．

❷ **器具が正常にはたらく** —— 血圧の測定には血圧計，体温の測定には体温計といった具合に器具を使います．このとき，この測定器具に欠陥があっては正確な値が得られません．使う前に破損していないかどうか，正しく測定できるかどうかを確かめます．

❸ **観察・測定のタイミングが的確である** —— たとえば，入浴や運動の直後では，平常時に対し，すべての値が変化します．正しく評価するために，適切なタイミングで観察・測定しましょう．

❹ **観察・測定の方法が患者に適している** —— たとえば，意識状態の悪い患者さんの体温を測定するときに，口腔検温は危険で行えません．また，子どもは安静を保つことが難しいため，大人より測定時間が短くて済む方法や器具を用います．このように，その患者さんの状況に応じて適切な方法や測定器具を選択するようにします．

では，次にそれぞれの項目の詳細を説明します．

2 意識状態のアセスメント

1 意識とは

　意識（consciousness）という言葉の定義は，精神・心理領域や哲学領域まで含めると非常に幅広いものですが，バイタルサインにおける意識の定義は，「外界で起こっている現象や，自分の心の中の現象に気がついていること」[1]です．そのとらえ方は，覚醒状態のような「量」の側面と，意識・認識内容といった「質」の側面とに分けられます．

　意識を保つメカニズムには，**上行性網様体賦活系**が関与しています（図1-1）．上行性網様体賦活系は，視床・中脳・橋・延髄に存在し，末梢からの感覚や，内臓，深部知覚などからの情報を様々に処理し，大脳皮質を刺激するはたらきをもっています．ヒトはこのはたらきによって，覚醒時に大脳全体が正常な機能を維持できるのです．この上行性網様体賦活系のはたらきは睡眠時には抑制されますが，正常な睡眠であれば，刺激することですぐに覚醒します．

2 意識状態を観察する意義

　意識が正常に保たれている状態に対し，意識状態に何らかの問題がある場合を「意識障害」と呼びますが，なぜ意識状態を観察することが，バイタルサインにおいて大切なのでしょうか．

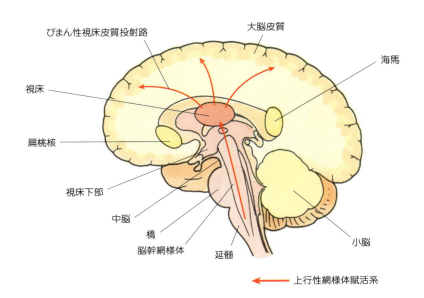

図1-1　上行性網様体賦活系

意識を保つメカニズムとして上行性網様体賦活系をあげましたが，意識障害はこの上行性網様体賦活系の障害や大脳皮質の広範囲な障害によって生じることが多いのです．上行性網様体賦活系が存在する視床や脳幹部には，生命維持にかかわる重要な中枢が多く存在するため，意識障害とは視床や脳幹部の障害，つまり生命の維持が脅かされている状態を意味するのです．脳の内部をアセスメントするにはCTやMRIなどの検査が必要ですが，外部から生命維持に関わる脳内部の状況を推察する手段として意識状態の観察があげられます．ですから，患者さんの意識状態を正確に観察・評価することは，たいへん重要なのです．

3 意識障害のみかた

意識障害のレベルを客観的に評価するのは非常に難しいものですが，現在，日本では客観的な評価指標として以下の2つのみかたが多く使われています．

● ジャパンコーマスケール

ジャパンコーマスケール（Japan Coma Scale；JCS，表1-1）は日本で多く用いられている分類です．覚醒を示す最も典型的な状態を「開眼していること」とし，刺激による開眼状態を基本尺度としています．大きく3つのレベルに分かれ，それぞれがさらに3つのレベルに分かれているので「3-3-9度方式」とも呼ばれます．得点が大きいほど意識障害の程度が重症であることを意味します．開眼できない状態でも指示に従う，あるいは言葉で応答ができれば覚醒状態と考えます．

表1-1 ジャパンコーマスケール

	Ⅰ　刺激しないでも覚醒している状態 （delirium, confusion, senselessness）
1	大体意識清明だが，今ひとつはっきりしない
2	見当識障害がある
3	自分の名前，生年月日が言えない
	Ⅱ　刺激すると覚醒する状態（刺激をやめると眠り込む） （stupor, lethargy, hypersomnia, somnolence, drowsiness）
10	普通の呼びかけで容易に開眼する ※合目的的な運動（たとえば右手を握れ，離せ）をするし言葉も出るが，間違いが多い
20	大きな声または身体を揺さぶることにより開眼する ※簡単な命令（たとえば離握手）に応じる
30	痛み刺激を加えつつ呼びかけを繰り返すとかろうじて開眼する
	Ⅲ　刺激をしても覚醒しない状態 （deep coma, coma, semicoma）
100	痛み刺激に対し，払いのけるような動作をする
200	痛み刺激で少し手足を動かしたり，顔をしかめる
300	痛み刺激に反応しない
注	不穏状態：R（restlessness），失禁状態：I（incontinence） 無動性無言症，失外套状態：A（akinetic mutism, apallic state）

表1-2 グラスゴーコーマスケール

Ⅰ　開眼（E：eye opening）	
自発的に可	E4
呼びかけに応じて	E3
痛み刺激に対して	E2
なし	E1
Ⅱ　発語（V：verbal response）	
オリエンテーションよし	V5
混乱	V4
不適当な発語	V3
発音のみ	V2
なし	V1
Ⅲ　最良の運動機能（M：motor response）	
命令に応じて可	M6
局所的にある	M5
逃避反応として	M4
異常な屈曲運動	M3
伸展反射	M2
なし	M1

※E，V，Mの値の合計で判定する（最重症は3，健常は15）

さらにこの得点のほかに，不穏状態（restlessness；R），失禁状態（incontinence；I），無動性無言症*（akinetic mutism；A），失外套状態*（apallic state；A）などがあればそれも加え，たとえば，痛み刺激に対して払いのけるような動作をし，不穏状態がみられれば「100-R」と表現することもあります．

●グラスゴーコーマスケール

グラスゴーコーマスケール（Glasgow Coma Scale；GCS，表1-2）は，欧米で広く用いられている分類です．開眼，言語反応，運動機能の3要素から意識を評価するもので，各要素の合計点で全体の意識状態を表します．こちらはジャパンコーマスケールとは逆に，合計点が小さいほど重症となります．

4　意識状態の観察

では，実際の意識状態の観察方法についてみていきましょう．

---

*無動性無言（症）：特殊な意識障害の一型で，まったく無言で身体を動かさないが，眼は開けて物を追う動きを示す状態をいう．睡眠と覚醒のリズムは保たれているが，摂食はできず，尿便は失禁する[2]．

*失外套状態：大脳皮質（外套）と脳幹その他の中枢との連絡が機能的に断たれた状態で，重篤な頭部外傷，全脳脳炎，重篤な動脈硬化症などでみられる．睡眠・覚醒のリズムは保たれているが，精神的反応はまったくみられず，無言，無動で受動的な体位を保つ[3]．

意識状態の観察のポイント (図1-2)

1 呼びかけ刺激：まず呼びかけ刺激を行います（図1-3）．**最初は普通の声**で患者さんの名前を呼び，**反応がなければさらに大きな声**で呼びかけます．このとき，**言葉による反応がなくても，患者さんが口を動かす，眼をこちらに向けるといった反応がないかどうかにも注意**してください．

また，「はい」などと反応があっても，返答するまでの時間や内容の正確さにも気をつけましょう．患者さんがしっかり今の状況を認識しているかどうか，見当識障害*はないかどうかを確認します．また，「はい」という返事ばかりが続く場合も意識レベルの低下を疑います．さらに刺激（声かけ）がないと眠ってしまう場合もあるので，その鑑別も必要となります．

2 痛み刺激：呼びかけ刺激による反応がなければ痛み刺激を与えます．ただし，この痛み刺激のしかたには注意が必要です．**痛み刺激は安全かつ確実で危害を加えない方法**を選択しなくてはいけません．そこで，爪床部刺激法や眼窩上縁内側部圧迫法，両側耳下部圧迫法などが用いられます（図1-4）．

---

*見当識障害（失見当識）：見当識とは，時間や場所，およびこれに関連して周囲を正しく認識する能力のことをいい，これらが失われた状態を見当識障害という．時間見当識，場所的見当識，人に関する見当識，状況に関する見当識などが様々な形で障害される[4]．

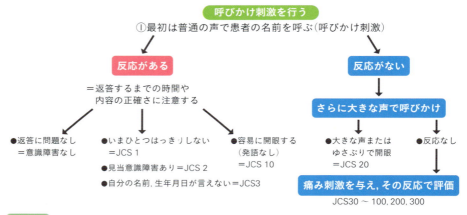

図1-2　意識状態の観察方法

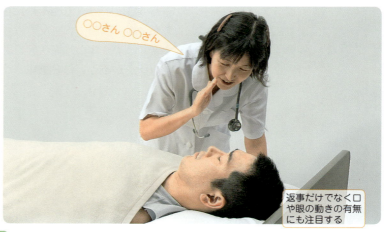

図1-3　呼びかけ刺激

hajimete no physical assessment

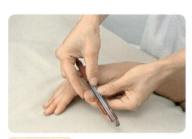
爪床部刺激法
患者さんの母指の爪の付け根にペンなどを押しつける

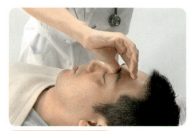
眼窩上縁内側部圧迫法
眼窩の上縁内側部を母指の先で圧迫する．眼球を圧迫しないよう注意

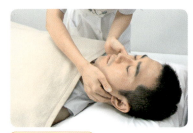
両側耳下部圧迫法
両側の耳下のくぼみを同時に強く圧迫する

図1-4 痛み刺激の方法

　患者さんの意識状態を把握する手段として，ジャパンコーマスケールやグラスゴーコーマスケールを用いるのはとても大切なことです．しかし，これらスケールと合わせ，常に他のバイタルサイン症状（呼吸・脈拍・血圧・体温）を観察することを忘れないでください．さらに，瞳孔の大きさや左右差，対光反射の有無など神経学的な症状の観察も大切です（これらについては，第8章「脳・神経系のアセスメント」（p.179）で詳しく説明しています）．

3 呼吸のアセスメント

1 呼吸とは

　私たち人間が生命を維持するためには，常に栄養素を燃焼し，その物質代謝によって得られるエネルギーを利用する必要があります．その栄養素の燃焼に欠かせないのが酸素です．呼吸とは，**酸素を取り入れ，燃焼の結果生じた，生体には不要な二酸化炭素を外に出すことであり，ガス交換**ともいいます．
　呼吸は「外呼吸」と「内呼吸」の2つに分けられます．外呼吸は，外気を吸い込んで肺胞内に取り入れた空気と肺胞内を流れる血液との間で行われるガス交換であり，内呼吸は全身の細胞組織とそこを流れる血液との間で行われるガス交換です．通常，バイタルサインで観察する呼吸は外呼吸に当たります．

2 呼吸のメカニズム

　呼吸のメカニズムを理解するためのキーワードは，①**換気**（かんき），②**拡散**（かくさん），③**肺循環**（はいじゅんかん）の3つです（図1-5）．まずこれらについて説明していきましょう．

● 換　気

　「換気」とは，気道を中心として肺に出入りする空気の移動のことであり，肺の

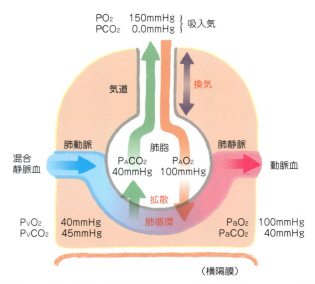

※ P_AO_2：肺胞気酸素分圧，P_ACO_2：肺胞気二酸化炭素分圧，P_vO_2：静脈血酸素分圧，P_vCO_2：静脈血二酸化炭素分圧，P_aO_2：動脈血酸素分圧，P_aCO_2：動脈血二酸化炭素分圧

図1-5 呼吸のメカニズム

（磨田裕編：基礎から学ぶ呼吸療法．メヂカルフレンド社，2001．p.13 より引用改変）

中に空気が流入する**吸気**と，空気が肺の外へ移動する**呼気**という2つの過程からなります．この換気の状態をみることが，バイタルサインで呼吸の状態を観察する意義なので，換気のメカニズムを理解することはとても大切です．

解剖生理学の授業で学習したと思いますが，肺自体は膨らんだりしぼんだりしません．呼吸運動によって胸郭が広がり，胸腔内が強い陰圧になるのに伴って肺は膨らむのです．呼吸運動は，延髄にある呼吸中枢や橋にある呼吸調節中枢によってコントロールされており，この動きに大きく関係するのが，**横隔膜**，**外肋間筋**といった**呼吸筋**です．

吸気時は横隔膜が収縮して下降するとともに，外肋間筋も収縮することで肋骨が挙上し，胸郭が広がります．特に**吸気の60〜70％は横隔膜のはたらきによるもの**です．

一方，呼気は受動運動です．横隔膜や外肋間筋の収縮がゆるむことで，肺も自らの弾性で自然に縮もうとします．このとき肺胞内や気管支腔内は陽圧となり，外気圧（1気圧）を超えるので，肺胞内から外に向かって空気が吐き出されるのです．

● 拡　散

ガスは圧の高いところから低いほうへ移動するという性質をもっています．このガスの分圧差によって行われるガス交換を「拡散」といいます．

肺胞内の酸素（O_2）は，分圧100mmHgの肺胞気中から40mmHgの静脈血中のほうへ拡散します（図1-5）．その結果，動脈血中の酸素分圧はおよそ100mmHgとなります．一方，二酸化炭素（CO_2）は分圧45mmHgの静脈血中から40mmHgの

肺胞気中へと，わずか5mmHgの差で拡散します．
　二酸化炭素は拡散能力が非常に高いため，5mmHgの差でも拡散が可能ですが，それに比べて酸素は拡散能力があまり高くなく，有効に拡散が行われるためには，**十分なガス分圧差**，**肺胞膜の厚さ**，**肺胞表面積**などが関係してきます．
　血液中に入った酸素と組織とのガス交換も拡散によるものです．酸素は主にヘモグロビンと結合することによって末梢の組織に移動し，拡散によって血中から組織へ移行します．二酸化炭素もまた組織から血液中へと移行します．

● 肺循環

　右心室から拍出された静脈血は，肺動脈を通って肺毛細血管へ送られ，ここで動脈血に変わって肺静脈を経て左心房に達します．この過程が「肺循環」です．
　肺循環は**心臓のポンプ作用に影響される**ので，心不全など心臓の異常は呼吸の異常にもつながるのです．

● 呼吸の調節

　呼吸の調節はかなり複雑に行われていますが，最も基本的なことのみを述べると，延髄にある呼吸中枢は，脊髄運動神経を介して横隔膜や外肋間筋などの呼吸筋を支配しており，呼吸のリズムをコントロールしています．また化学因子である血中の二酸化炭素と酸素の量，pHが，呼吸の数や深さを変える因子として非常に重要です．これらの詳細については，解剖生理学，病態学などで調べてみましょう．

3 呼吸の観察

● 呼吸の観察で何をみるのか

　呼吸の意義はガス交換だとお話ししましたが，外部からの観察でわかるのは呼吸のメカニズムのうち，換気の部分のみです．つまり，**呼吸を観察する＝換気の効率をみる**ことだといえます．換気の効率は**肺胞換気量**によって規定されますが，通常，以下の式で1分間あたりの分時肺胞換気量を求め，換気の効率をみます．

$$\text{分時肺胞換気量} = (1回換気量 － 死腔量) \times 呼吸数/分$$

　私たちが息を吸ったとき，すべての吸気が肺胞まで到達するわけではありません．すなわち，吸気の入り口である鼻や口から肺胞に到達するまでの間の，ガス交換にはあずからない部分（**死腔**(しくう)）が生じます．その量は成人でおよそ150mLです．また，通常の呼吸で1回に吸入・呼出される量を**1回換気量**といい，成人の場合，正常では400〜500mL前後とされます．たとえば1分間の呼吸数を14回とし，この式にあてはめると分時肺胞換気量は，

$$(450\text{mL} － 150\text{mL}) \times 14回/分 = 4,200\text{mL}$$

となります．正常な分時肺胞換気量は4,000〜5,000mLなので，この例は「呼吸に異常なし」ということになりますね．このことから，バイタルサイン測定時に呼吸の数を数えるのは，**分時肺胞換気量を推定するため**だということがわかると思います．

ところで呼吸の観察とは，呼吸数のみを数えればよいのでしょうか？　たとえば目の前にいる患者さんの呼吸数が40回/分だとし，上記の式にあてはめると，(450mL－150mL)×40＝12,000mL です．これは正常値を上回っていますから，この患者さんは非常に換気効率がよいということなのでしょうか？　考えてみてください．

1分間に40回もの呼吸は浅くて速い呼吸ですよね．このような浅い呼吸では肺胞まで十分に吸気が届かず，むしろ換気効率が悪い呼吸です．このように，肺胞換気量を推定するためには，呼吸の数だけでなく深さも観察することが重要なのです（表1-3）．

● 呼吸の観察のポイント

患者さんの呼吸の様子の全体を観察してから呼吸数を測定します．ただし，皆さん自身も経験があるように，呼吸は意識して止めたり速くしたりすることが可能ですよね．つまりバイタルサインの中で唯一，自分でコントロールできるのです．また感情にも左右されます．ですから，患者さんが緊張したり恐怖心を覚えないよう，リラックスした状態になるように声かけをし，さらに患者さんに呼吸数を測定していることを意識されないように，脈拍を測定した後，指を橈骨動脈に置いたまま胸郭や腹部の動きを数えます．

では，実際の観察ポイントについてお話ししましょう．

*努力呼吸：補助呼吸筋を使って呼吸している状態をいう．通常の呼吸筋だけでは必要とされる換気量を得られない状態を示し，呼吸不全を示すサインといえる．吸気補助呼吸筋には，胸鎖乳突筋，斜角筋，僧帽筋．呼気補助呼吸筋には腹直筋，腹斜筋がある．

呼吸の観察のポイント

1. **どんな呼吸をしているか**：いきなり患者さんの呼吸数を数えるのではなく，まず患者さんが楽な呼吸をしているかどうか，努力呼吸*でないかどうかを患者さんの全体の様子からつかみましょう（図1-6）．観察時の体位も大切です．喘息発作や肺うっ血がある場合，患者さんは自然に座位で呼吸するようになります．これを起座呼吸と呼びます（図1-7）．

2. **胸郭の動き**：胸郭や腹部は呼吸運動によって動きます．その様子を以下のポイントに沿って観察しましょう．

   ❶ **呼吸の型** ── 呼吸の型には，胸式・胸腹式・腹式の3とおりがあります．子どもや男性では腹式呼吸が多くみられ，女性では胸式もしくは胸腹式が多くみられます．子どもは，肋骨が成人と比較して水平方向に走行し，胸郭の拡大能力が小さく，横隔膜の動きが主体となるため腹式呼吸になります．また妊婦や腹部を圧迫する着物を着ている女性では，横隔膜の可動制限があるため胸式呼吸になることも覚えておきましょう（どの型の呼吸かによって，どの部分の動きをみればいいのかが変わってきます）．

   換気効率という点では，横隔膜を使う腹式呼吸が最も効率のよい呼吸です．呼吸不全の患者さんに腹式呼吸を指導するのはそのためです．

   ❷ **胸郭の動きが左右均等か** ── 正常では，胸郭は左右均等に動いています．どちらかの動きが悪い不均等な状態は，呼吸運動の異常を意味しています．

   ❸ **呼吸のリズム** ── 正常な呼吸は規則的であり，吸気・呼気・休息期の割合がほぼ1：1.5：1となっています．

   ❹ **呼吸の深さ** ── 先にお話ししたように，呼吸の深さの観察は「肺胞換気量」を推定するうえで重要です．そのためにも正常な呼吸の深さをよく知っておいてください．

表1-3 呼吸のパターン

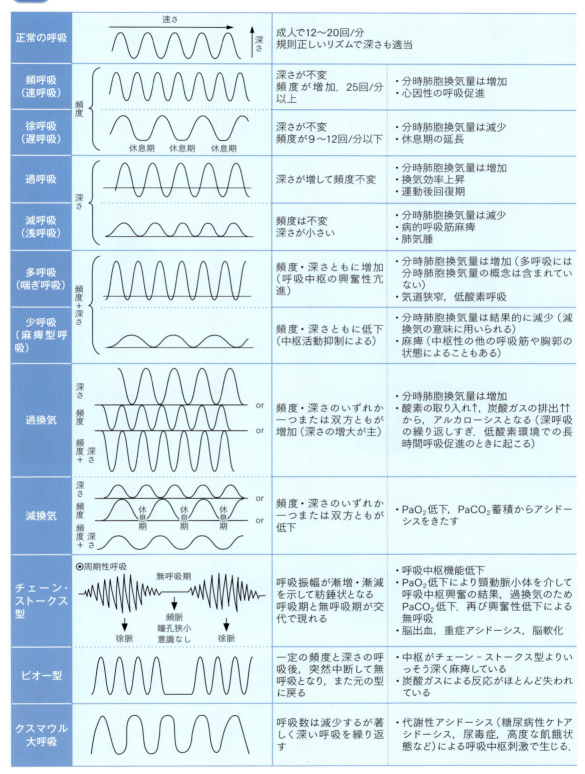

＊**鼻翼呼吸**：換気量維持のため，吸気時に鼻翼が拡がる律動的な運動のみられる呼吸のこと．激しい運動後などには健常者にもみられる．

＊**下顎呼吸**：特徴的な下顎の動きを伴う呼吸．瀕死時にみられる．

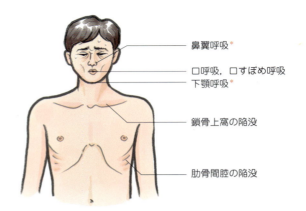

図1-6　努力呼吸の徴候

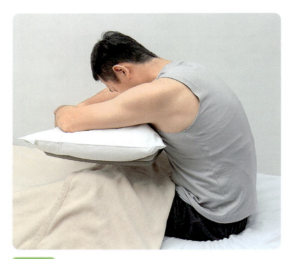

図1-7　起座呼吸

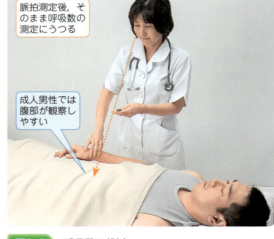

図1-8　呼吸数の測定

表1-4　正常な呼吸数（安静時の目安）

成　人	12～20回/分
10歳	15～20回/分
就学前	20～25回/分
1歳	25～35回/分
新生児	35～70回/分

3 **呼吸数**：脈拍を測定した後，手を橈骨動脈においたまま胸郭や腹部の動きを数えます（図1-8）．安静時の成人の呼吸数は**12～20回/分**であり，乳幼児はより多く，高齢者では少なくなります（表1-4）．正常な場合は30秒間測定した値を2倍してもよいですが，**リズムの異常があるときや，1分間に10回以下の徐呼吸のときは1分間測定しましょう**．15秒間の測定値を4倍する人もいますが，これは誤差が大きいため不適切です．少なくとも30秒は観察しましょう．

hajimete no physical assessment

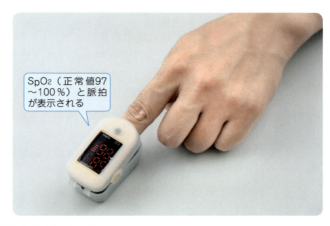

SpO₂（正常値97〜100％）と脈拍が表示される

図1-9　パルスオキシメーター

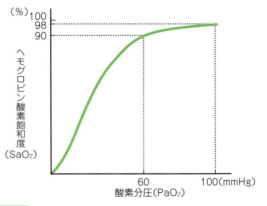

図1-10　ヘモグロビンの酸素解離曲線

第1章　バイタルサインのアセスメント

*SpO₂：観血的に得られた酸素飽和度をSaO₂と呼ぶのに対し，パルスオキシメーターを用いて測定した値をSpO₂（経皮的動脈血酸素飽和度）と呼んで区別する.

4 動脈血酸素飽和度：ここまでは外から観察することについてお話ししてきましたが，動脈血中の酸素量がわかれば，呼吸の状態をより客観的に知ることができます．最近ではベッドサイドでパルスオキシメーター（図1-9）という機器を用い，簡便に動脈血酸素飽和度（SpO₂*）を測定できるようになり，呼吸不全のある患者さんの場合，バイタルサインの一環としてこれを測定することが多くなりました．

　動脈血酸素飽和度は，血液中の総ヘモグロビンに対する酸化ヘモグロビン（酸素を結合しているヘモグロビン）の割合のことで，SaO₂ 100％で動脈血酸素分圧（PaO₂）は100 mmHg以上ですが，SaO₂ 90％ではPaO₂ 60 mmHg以下となってしまいます（図1-10）．これ以下だと酸素吸入が必要な呼吸不全の状態です．その患者さんの呼吸状態に合わせ，何％以上のSpO2を保つ必要があるのかを知ったうえで観察しましょう．

29

●呼吸に影響する要因

①運動 ── 運動時は酸素消費量が増大し，呼吸数が増加します．

②入浴 ── 代謝亢進により呼吸数は増加し，深さも増大します．その一方で，湯船に身体をつけると"静水圧"の影響により，腹部，胸部が圧迫され，横隔膜や胸郭の運動が抑制され，換気が抑制されます．

③環境（外気） ── 外気温が高くなると末梢血管の拡張，組織の代謝亢進によって呼吸数が増加します．外気温が低くなるとこの逆の現象が起こりますが，寒冷刺激を受けると，体温保持のために酸素を多く必要とし，呼吸が促進します．

④精神的興奮 ── 大脳皮質の随意支配により呼吸中枢を興奮させ，呼吸を促進します．

⑤痛み ── 強い痛みは筋肉を緊張させ，交感神経を刺激し，代謝を更新させるために呼吸数が増加します．また痛みにより呼吸運動が妨げられ，換気が抑制されることもあります．

・・・

その他の観察ポイントとして，患者さんの口唇や爪の色，呼吸音の聴取などもありますが，ここでは通常のバイタルサイン測定における呼吸の観察の内容にとどめ，その他の観察ポイントについては，第4章「胸部・呼吸器系のアセスメント」（p.85）で詳しくお話しすることにします．

脈拍・血圧のアセスメント

1 循環系とは

脈拍・血圧は，解剖生理学では「循環系」と呼ばれます．では，循環系は私たち人間にとって，どのような意義をもっているのでしょうか．

●循環系の意義

私たち人間にとっての循環系の意義は，一言で言うと「輸送・運搬」だといえます．循環系は，**人間の生命維持に必要な酸素や栄養素を身体の各組織・細胞に運搬する役割**と，**不要になった二酸化炭素や老廃物を運ぶ役割**を担っています．そのほか，恒常性の維持や体温調節にも関連しています．つまり，私たち人間が生命を維持するうえで不可欠な機能であるだけに，バイタルサインの要素となるのです．

●循環系の構成要素と機能

循環系は**心臓**と**血管系**，**リンパ系**からなります．

心臓の機能は「ポンプ機能」です．心臓は私たちの胸郭内に位置する握りこぶしほどの大きさしかない器官ですが，このポンプ機能によって，生命維持に必要な酸素や栄養素，また不要な老廃物の運搬が行われているのです．

酸素，栄養素，老廃物の運搬にあたって「輸送管」の役割を担うのが，血管系で

ある動脈，静脈です．大動脈は心臓から拍出された高い圧の血液を受け入れ，その弾性によって血液は管内を流れて末梢の動脈，さらには毛細血管へと続きます．したがって動脈の構造上の特徴として，血管壁が厚く弾力性・伸縮性に富んでいることがあげられます．

　一方静脈は，動脈と比較すると，圧は必要ではないものの容量が必要なため，動脈とは逆に，壁は薄く径が太いという特徴をもっています．ちなみに，この特徴から静脈は「容量血管」ともいわれます．

●脈拍・血圧を測定・評価する意義

　私たちの循環状態を示す指標としては，**心拍出量（cardiac output）**があります．これは1分間に心臓から拍出される血液の量のことであり，

$$心拍出量（CO）＝1回拍出量×心拍数/分$$

という式で求めることができます．成人の1回あたりの拍出量は約60〜80mL，心拍数は60〜80回/分ですから，上記の式に当てはめると，正常な心拍出量は約4〜6Lとなりますね．

　実際に心拍出量を測定するには心臓内にカテーテルを入れれば可能なのですが，すべての患者さんにそれを行うわけにはいきません．そこで簡便な推定法として1分間の脈拍数を測定するのです．呼吸の観察と同様，数だけでなく**1回拍出量を推定するためにも，脈拍の強さ（大きさ）をみる必要があります**．

　一方，**血圧（blood pressure）**は，

$$血圧（Bp）＝心拍出量（CO）×末梢血管抵抗（PVR）$$

という式で表され，心拍出量によって規定されることから，循環動態を表わしています．

2 脈拍測定

●脈拍とは

　「脈拍」とは，心臓の周期的な収縮によって血液が駆出されたときに，弾力性のある動脈が膨らむことによって波動する波（脈波）が動脈壁に沿って末梢に伝播したものを体表面から感知するものです．ですから，どの動脈でも触れられるというわけではなく，体表面に近い浅側頭動脈，総頸動脈，上腕動脈，橈骨動脈，尺骨動脈，大腿動脈，膝窩動脈，後脛骨動脈，足背動脈などで触れることができます（図1-11）．

　なかでも，バイタルサインの測定時に最もよく用いられるのは**橈骨動脈**です．これは服を脱ぐ必要がなく測定しやすいからでしょう．ただし，ショック状態で血圧も低下している状況では，橈骨動脈ではなく，より心臓に近い総頸動脈を触知する必要がありますし，下肢の動脈の血行状態をみるには，足背動脈や大腿動脈などを触れる必要がありますので，これらの脈拍触知部位をよく理解し，いざというときにはすぐに確認できるようにしておいてください．

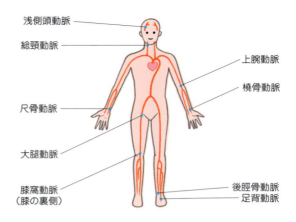

図1-11　脈拍の触知部位

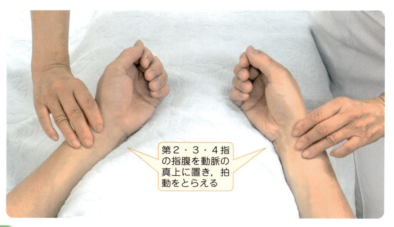

第2・3・4指の指腹を動脈の真上に置き，拍動をとらえる

図1-12　両橈骨動脈での脈拍測定

● 測定方法と観察のポイント

　脈拍測定は，利き手の第2・3・4指を動脈に対して直角で，3指の指腹が動脈の真上にくるようにします．そして，この3つの指のどれかに拍動が伝わるように圧迫します（図1-12）．母指（第1指）の動脈は比較的太いため自分自身の拍動を感じやすく，患者さんの拍動と混同しやすいため，脈拍測定には使いません．なお，脈拍は様々な生理的要因で変動するので，患者さんには安静な状態でリラックスしてもらい，p.33に示すポイントに沿って測定・評価します．

● 脈拍に影響する要因

　脈拍は，心臓の拍動数，心拍出量を反映するため，心臓への影響要因を考慮する必要があります．心臓の拍動数や心拍出量を支配している神経は，自律神経（交感神経と副交感神経（迷走神経））です．交感神経の緊張によって心拍数の増加と収縮力の増強がみられるため，脈拍数は増加し，脈の触れ方も強くなります．反対に，副交感神経の緊張では心拍数が減少するため，脈拍数も減少します．

❶ **食事** ── 代謝が亢進し，交感神経系も刺激されるため脈拍数は増加します．
❷ **運動** ── 代謝が亢進し酸素の需要が高まり二酸化炭素の排出を増加させるため心拍数(脈拍数)が増加します．
❸ **精神的緊張** ── 過度な緊張（ストレス）は，交感神経を刺激するため脈拍数は増加します．
❹ **発熱** ── 代謝が亢進するため脈拍数は増加します．
❺ **貧血** ── 組織への酸素供給低下を補うため，代償的に心拍数が増加し，脈拍数も増加します．

脈拍の観察のポイント

1 脈拍数：1分間の拍動数を測定します．正常では成人で**60〜80回/分**程度で，高齢者ではより遅くなります．新生児や乳児は比較的速く，新生児では正常でも120〜140回/分程度です（表1-5）．

　リズム不整がなく，60〜80回/分程度であれば30秒間測定し，その値を2倍して1分間の値とすればよいでしょう．15秒間測定した値を4倍してもよいとされることもありますが，初学者の皆さんは，**少なくとも30秒間**測定してください．また，**徐脈時（60回/分以下）**や**頻脈時（100回/分以上）**，あるいは**リズム不整があるときは1分間**測定するようにしましょう．

　なお，新生児や乳児は心拍数が多く，脈拍測定では正確な値が得られないため，通常では聴診器を用いて心拍数を測定することを覚えておいてください．

2 リズム：正常では，心臓の洞結節からの規則的な心臓収縮による「整」のリズムが感じられます．異常としては期外収縮＊が最も多く，脈拍欠損（結滞＊）として観察されます．脈拍欠損がある場合は，1分間の脈拍数を測定しながら，何回脈が抜けたかを数えます．記録には，たとえば脈拍数が72回/分で4回抜けた場合は，「脈拍（P）＝72/4回欠/分」のように欠損数も記入します．

　脈拍にまったく規則性がなくバラバラに乱れているときは心房細動＊が考えられます．脈拍測定時にリズム不整があるときは，単に不整があるというだけではなく，どのような不整なのかを正しく観察することが必要です．

3 強さ：心拍出量を反映するのが脈拍の強さです．表1-6のように0〜3＋で表現するとよいでしょう．強さを判断するには，日頃から正常な脈拍の強さをよく知っておくことが必要です．まずは自分の脈拍に触れ，その強さ（正常ならば2＋）に慣れておきましょう．運動直後には正常でも強さが増し，3＋になります．

4 左右の差：正常では脈拍に左右差はありませんが，動脈の閉塞があると左右差が認められます．特に初めてバイタルサインを測定する患者さんや，脈拍が弱い場合，動脈の閉塞が疑われる場合には，図1-12のように左右同時に測定しながら左右差の有無を確認するようにしましょう．

＊**期外収縮**：心室内に血液が十分に充満しないうちに収縮してしまい，血液が十分に拍出できず，空打ちの状態となって脈拍が欠けるもの．

＊**結滞（結代）**：脈拍が1拍脱落して触れないこと．心臓の収縮自体が脱落しているのではなく，期外収縮の発生で生じることが多い．

＊**心房細動**：洞結節による規則的な歩調とりではなく，心房内の不規則な刺激に対して心室が不規則に反応する状態．心房から心室への刺激の伝達はまったく不規則であり，心拍数と脈拍数の間には明らかな差がある．絶対性不整脈ともいう．

表1-5 正常な脈拍数の目安

高齢者	50〜70回/分
成　人	60〜80回/分
学　童	70〜90回/分
乳幼児	100〜120回/分
新生児	120〜140回/分

表1-6 脈拍の強さの分類

強さ	特　徴
0	まったく触知できない
1+	非常に弱く触知困難，すぐに消える
2+	正常．簡単に触知できる，強く押さえると消える
3+	強い．指にはね返るように触れ，かなり強く押しても消えない

3 血圧測定

● 血圧とは

「血圧」とは，血管を流れる血液が血管壁に及ぼす圧力のことです．心臓が収縮したときに動脈壁にかかる圧力を**収縮期血圧**（**最高血圧**），拡張したときに動脈壁にかかる圧力を**拡張期血圧**（**最低血圧**）といいます．前述のように［血圧＝心拍出量×末梢血管抵抗］で求められることから，血圧を規定する因子は心拍出量と末梢血管抵抗であることがわかるでしょう．つまり心拍出量が増加した状態，たとえば運動時や輸血をして循環血液量が増加した場合では血圧上昇が，逆に大量出血などで循環血液量が減少した場合は血圧低下が起こります．

また，動脈硬化などで血管壁の弾力性が低下すると，末梢血管抵抗が増加するため血圧は上昇します．血圧の値を評価するときは，これらの規定因子と合わせて評価するようにしましょう．なお，現在の高血圧治療ガイドライン（日本高血圧学会，2019）の血圧値の分類は表1-7のとおりです．

● 平均血圧・脈圧とは

平均血圧とは，持続的に動脈壁にかかる圧力のことをいいます．平均血圧が高いということは心臓への負担が大きいことを意味し，以下の式で求められます．

$$平均血圧＝脈圧（収縮期血圧－拡張期血圧）/ 3 ＋拡張期血圧$$

平均血圧の基準値は成人男性で90～110mmHg，成人女性で80～100mmHgです．**脈圧**は収縮期血圧と拡張期血圧の差のことであり，その基準値は40～50mmHgです．脈圧は心臓の1回拍出量や動脈の弾力性に左右されます．

● 血圧値に影響する要因

血圧は，脈拍と同様に心臓への影響要因である自律神経の影響を受けます．**交感神経の緊張により心拍数が増加し，心臓の収縮力も増強するため血圧は上昇**します．また**交感神経は末梢血管を収縮させるため，末梢血管抵抗を増強させることでも血**

表1-7 成人における血圧値の分類（mmHg）

分類	診察室血圧（mmHg） 収縮期血圧		拡張期血圧	家庭血圧（mmHg） 収縮期血圧		拡張期血圧
正常血圧	<120	かつ	<80	<115	かつ	<75
正常高値血圧	120～129	かつ	<80	115～124	かつ	<75
高値血圧	130～139	かつ/または	80～89	125～134	かつ/または	75～84
Ⅰ度高血圧	140～159	かつ/または	90～99	135～144	かつ/または	85～89
Ⅱ度高血圧	160～179	かつ/または	100～109	145～159	かつ/または	90～99
Ⅲ度高血圧	≧180	かつ/または	≧110	≧160	かつ/または	≧100
（孤立性）収縮期高血圧	≧140	かつ	<90	≧135	かつ	<85

（日本高血圧学会高血圧治療ガイドライン作成委員会編：高血圧治療ガイドライン2019．ライフサイエンス出版．2019．p.18）

圧を上昇させます．逆に，**副交感神経の緊張は心拍数や末梢血管抵抗を減少させるため，血圧は低下**します．

このほか，以下のような生理的影響因子がありますので，血圧値のアセスメントに活かしましょう．

❶ **体位** —— ポイントは「重力の影響による静脈還流量の変化」です．収縮期血圧は立位＜座位＜臥位の順に高くなりますが，健常者では血圧調節反射がはたらき30秒〜1分以内に元に戻ります．長期臥床患者ではこの調節反射のはたらきが低下するため，「起立性低血圧」を起こしやすいので注意が必要です．

❷ **運動，入浴，食事など** —— 運動，入浴，食事などにより代謝が亢進すると血圧は上がります．入浴時は静水圧による影響（静脈還流の増加），血管収縮・拡張による影響を考えることも重要です．

❸ **ストレス，痛み，精神的緊張など** —— 通常，これらによって交感神経が刺激され，血圧は上昇します．

❹ **嗜好，習慣** —— カフェインやニコチン，アルコールは，血管の収縮・拡張に影響し，血圧を変動させます．たとえばニコチンは末梢血管収縮，心臓の収縮力増強，心拍数増加をきたし血圧を上昇させます．

❺ **塩分（ナトリウム）摂取** —— 血液中のナトリウム濃度の上昇は，血管内の浸透圧を高めて水分を引き込んで循環血液量を増加させ，心拍出量の増加につながるため血圧が上昇します．

● **血圧測定の方法とポイント**

最近では自動血圧計が家庭や臨床現場でも普及してきましたが，WHO（世界保健機関）は，**コロトコフ音***の読み取りによる測定方法を推奨しています．現在，自動血圧計でない場合は通常「アネロイド式血圧計」（図1-13）が用いられていますが，アネロイド式血圧計による血圧計測定の場合，コロトコフ音という血管音の変化を聴き分ける必要があります．

生理学者のスワンは，コロトコフ音を5相に分類しています（図1-14）．これら

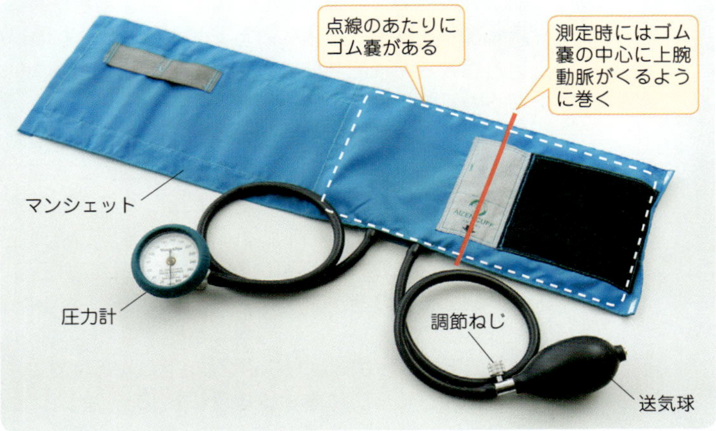

*コロトコフ音：血圧測定の際，マンシェットで動脈を締めつけることで発生する血管音．圧力がかかった動脈内で血液が乱流することで雑音が生じ，これを聴診器で聴取する．

図1-13　アネロイド式血圧計

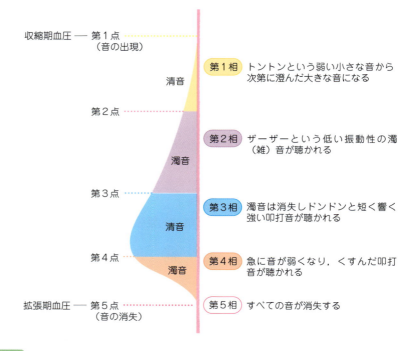

図1-14 血管音の相（スワンによる分類）

の音の聴き分けと血圧測定の手順を習得するためには十分な訓練が必要なので，実際に患者さんの測定を行う前にしっかり練習してください．

 血圧測定のポイント

1. **血圧計の準備**：測定前に**圧力計の目盛りが0mmHgを示している**ことを確認します．
2. **マンシェット（カフ）の選択**：測定値はマンシェットの幅によって変化します．対象者の腕の太さに対して，幅が広すぎると低めの値が，狭すぎると高めの値が現れます．通常，**成人では12〜14cm幅**のものが使われますが，非常にやせている患者さんや肥満の患者さんでは，幅を変えないと正確に測定できない場合もあるので注意します．
3. **体位**：通常は座位あるいは仰臥位で測定しますが，気をつけなくてはいけないのが腕の位置です．**腕は必ず心臓の高さ**にします．血圧計の位置は心臓の高さでなくてもよいのですが，測定値を正しく読み取るために，目盛りは測定者の目の高さに合わせるとよいでしょう．脈拍と同じく血圧の値も様々な要因で変動するので，測定前の患者さんにはリラックスしてもらうことが必要です．
4. **マンシェットの巻き方**：測定する腕は露出し，上腕動脈を均等に圧迫するために，**上腕動脈の真上にゴム嚢の中心がくるようにマンシェットを巻きます**．マンシェットの下縁が肘関節より1〜2cm上にくる位置で，きつくもゆるくもなく**指が1〜2本入るくらい**に巻きます（図1-15）．マンシェットの巻き方によって血圧の測定値に影響があり，きつすぎると測定値は低く，ゆるいと測定値は高くなります．

hajimete no physical assessment

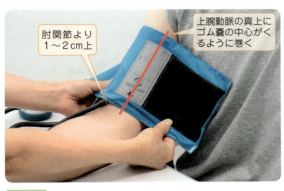

図1-15 マンシェットの巻き方

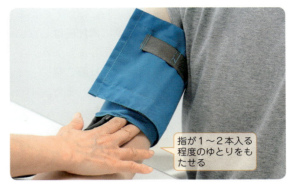

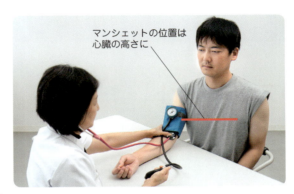

図1-16 アネロイド式血圧計による血圧測定

5 **聴診器の当て方**：聴診器の膜式を上腕動脈上に確実に当てます（図1-16）．確実に当たっていないとコロトコフ音の聴き分けができないので注意しましょう．

6 **加　圧**：加圧時は空気の送りを速めにします．通常の血圧値より20～30mmHg程度上まで水銀の目盛りを上げます．この速度が遅すぎると患者さんは苦痛に感じます．

7 **減　圧**：減圧はネジをゆっくりと開き，1秒間に2～4mm（1秒あたり1～2目盛り）の速度で目盛りを下げます．速すぎると測定値を読み取れませんし，遅すぎても対象者に苦痛を与えるだけではなく正確な値を読み取れません．適度なスピードで減圧できるようになるために，十分に練習を積んでください．一度ネジをゆるめても最後まで同じスピードで減圧されるとは限らないため，常にネジに指を置き目盛りを見ながら減圧スピードをコントロールすることが必要です．

8 **測定値の読み取り**：初めに聞こえた血管音が収縮期血圧で，トントンと清明な音がします．目盛りを下げていくと図1-14のように，第2相から第3相へと変化していき，第5相で音が消失します．音が消えた瞬間が拡張期血圧です．第4相で音が急に弱くなったのを音の「消失＝拡張期圧」と読み間違えないように注意しましょう．音が完全に消失する点が拡張期血圧です．

9 **測定後**：長時間の圧迫は患者さんにとって苦痛となるので，拡張期血圧を読み取ったら，すぐにマンシェット内の空気を抜いてはずします．問題がなければ測定値を患者さんにも伝えましょう．

血圧測定時には以下のことにも注意してください．
- **測定中に再加圧はしない** ── 必ずいったん目盛りを 0 mmHg まで下げてから再度加圧しましょう．
- **何度もやり直さない** ── 測定できずやり直す場合も，2〜3回くらいまでにしましょう．また，1回ごとに腕を挙上してうっ血を除きましょう．

また，血管音が聴こえにくい場合は次のような工夫をしてみるとよいでしょう．
- **手掌を10〜15回握ってもらう** ── 末梢動脈の緊張が低下し，聴こえにくい場合に有効です．
- **加圧時に腕をあげる** ── 測定時にマンシェットを巻いた腕を挙上したまま加圧し，加圧が終わってから腕を心臓の高さに下げて測定してみてください．前腕の血液量を少なくすることで圧差が大きくなり，コロトコフ音が聴き取りやすくなります．

5 体温のアセスメント

1 体温とは

　体温測定は，家庭でも一般的に行われていますから，バイタルサインのなかでも皆さんにとって最も身近に感じられると思います．しかしながら，その意義や正しい測定方法については，意外に知られていない部分が多いようです．皆さんは看護専門職者として，これらをきちんと理解したうえで行えるようになってください．

● 体温の意義

　私たち人間が生命を維持するために必要なエネルギーは，栄養素の**代謝**によって得られます．代謝活動は，多くの化学反応とその速さを調節する役目をもつ酵素によって支えられており，平常の体温である37℃前後が，これらの酵素が活動する至適温度（活動に最も適した温度）とされています．つまり私たちの身体は，体温を一定範囲のなかで変動させ，代謝が円滑に行われるようにしているのです．
　哺乳類や鳥類は，外界の温度に関係なく体温を一定に維持する能力をもっているため**恒温動物**と呼ばれますが，哺乳類のなかでも特にその能力が発達しているのが私たち人間です．

● 体温と深部体温

　体温（body temperature） とは身体内部の温度のことですが，部位によってその温度は様々です．たとえば脳や肝臓，腎臓，消化器系の器官は常に活動しており，代謝が盛んで熱の産生が多く，放散は少ないため高温ですが，皮膚などは熱の産生が少なく，放散が多いため低温です[5]．
　では，体温測定ではどの部分の温度を測定するべきでしょうか．
　理論的には心臓の左心室から送り出される大動脈内の血液が**深部体温**を反映して

いるといわれますが，この温度を日常的に測定するのは不可能ですよね．そこで，腋窩，口腔，鼓膜，直腸などの温度で代用しているのです．

2 体温維持のメカニズム

私たちの体温は，図1-17のように，熱の産生と放散のバランスをとることで維持されています．このように，体温を一定に保つしくみのことを**体温調節機構**といい，視床下部にある体温調節中枢によってコントロールされています（図1-18）．

自律神経系，内分泌系，体性神経系のはたらきによって体温が上昇すると，皮膚血管の拡張など熱の放散が促進され，体温が下降するようにはたらきます．一方，体温が低下すると，血管収縮，ふるえ（shivering）などが起こり，体熱の産生が促され，体温が上昇するようにはたらくというわけです．

● 体熱の産生

体熱そのものは摂取した栄養素（糖質，脂質，たんぱく質）の代謝によってつくられています．成人の基礎代謝は約1,500kcalですが，その熱量の約1/3が脳，心臓などの臓器が活動するためのエネルギーとして使われ，残る2/3が筋組織などで体熱を維持するために使われます[6]．

また，筋肉運動（ふるえ）も熱の産生に大きくかかわっています．私たちは寒さを感じると，ふるえが起こりますが，これは筋肉を動かすことで熱を産生しようとする体温調節機構の一つです．そのほか，甲状腺ホルモンの作用やアドレナリンの作用，体温の上昇そのものも体熱の産生に関与しています．

● 体熱の放散

私たちは，**輻射・伝導・対流・蒸発**という4つの物理的なしくみによって一定の体温を維持しています（図1-19）．

❶ **輻　射**── 身体と物体の間を熱が赤外線や電磁波（光と同じ速度で空間を伝

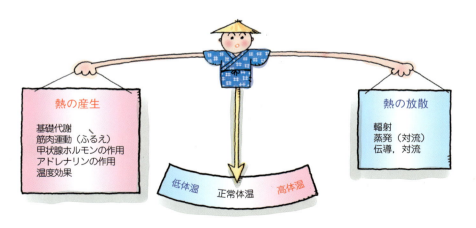

図1-17　体温の調節

わっていく電気振動の波）として移動する現象をいい，熱放散の約60％を占めます．熱い飲みものを入れたコップが温かく感じられるのは，コップから赤外線が放射されているからです．これと同様に，私たちの身体表面からも赤外線が放射されています．ただしこれは外気温が皮膚温より低い場合であり，その温度差が大きいほど輻射によって失われる熱量は大きくなります．

❷ **伝　導** ── 身体と接している物体との間で行われる熱の移動のことです．たとえば，図1-19のように椅子に座っていると，椅子をとおして，さらに空気をとおして熱は逃げていきます．輻射と同じく，皮膚温と接している物体との温度差が大きいほど，また接触面積が大きいほど失われる熱量は大きくなります．

❸ **対　流** ── 冬，暖房をつけると温かい空気が上昇するという現象を体験しますよね．これと同じように，皮膚に接する空気が温まると，対流によってその空気が上昇します．その空気の流れが起こった後，皮膚は再び冷たい空気に接して体表面から熱が奪われるしくみです．対流は伝導と協力して熱の放散を促します．

❹ **蒸　発** ── 皮膚の表面から水分が蒸発するときに熱を奪う現象で，**不感蒸泄**と**発汗**の2つがあります．私たちの身体は，皮膚や気道から水分が蒸発することで熱を放散します．このような，汗として感じない水分の蒸発が不感蒸泄です．不感蒸泄によって正常でも約800〜1,000mL/日の水分が失われ，これに伴う熱放散量は約700kcalにのぼります．発汗はご存じのとおり，気温が上昇し汗が出ることで，水分が蒸発し，熱の放散が促されるものです．

● ● ●

体温に関する基本的な事がらを多く説明してきましたが，根拠ある看護ケアを行うためには基本的な原理を知ることが大切です．発熱している患者さんをケアする際にこれらのメカニズムを利用し，どうしたら体熱の放散を促すことができるか工夫してみてください．

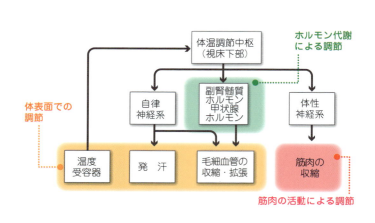

図1-18　体温調節機能

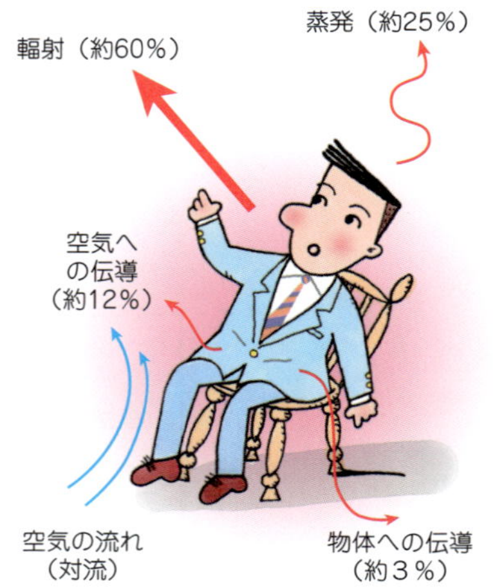

図1-19　体熱の放散

（阿部正和：看護生理学：生理学よりみた基礎看護，メヂカルフレンド社，1985．p.13より引用改変）

3 体温測定のポイント

皆さんは，今までに何度も体温測定を行っていると思いますが，正確な測定と評価は意外に難しいものです．看護専門職者として以下の事項を理解してください．

● 体温の生理的変動因子

体温は，病的な要因以外に以下の生理的因子によっても変化します．これらを理解したうえで，体温の評価を行うことが必要です．

① **年　齢**── 一般に新生児や小児の体温は高く，10歳頃に成人並みになります．一方，高齢者は基礎代謝が低下するため，平常の体温も低下します．

② **日内変動**── 体温は一日のうちでも午前2～6時が最も低く，午後3～8時が最も高くなります．正常ではその差は1℃未満なので，それ以上の差がある場合は病的だといえます．

③ **活動・運動**── 運動や食事の後では体温は上昇します．入浴後は，皮膚の末梢血管が拡張して血流量が増加し，放散が促されることで体温が低下します．

④ **女性の性周期**── 健康で妊娠可能な女性では，性周期によって体温が変動します．排卵前は低温期，排卵後は高温期となります．

⑤ **個人差**── 体温は個人差があり，平熱も人によって違います．測定結果を評価する際は，平熱を聞いたうえで評価することが大切です．

● 測定部位と測定方法

最初に述べたように，真の体温は深部体温ですが，その部位を測定することは一般的には難しいため，それに代わる部位で測定していますが，どの部位で測定するときにも共通するポイントは，最も高い温度が得られるように測定するということです．体温計も測定部位に合わせて様々なものがあります（図1-20）．

また部位によって，測定される体温の差があることも理解しておきましょう．一般に，直腸温＞鼓膜温・口腔温＞腋窩温です．

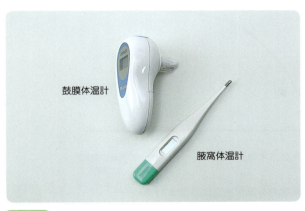

図1-20　電子体温計

4 体温測定

● 腋窩検温

腋窩検温は最も一般的な方法ですが，もともと測定値が最も低いため，注意が必要です．できるだけ高い温度を測定できるよう，下記のポイントに注意しましょう．

> **腋窩検温のポイント**
>
> 1. **あらかじめ腋窩を閉じておく**：腋窩を開放しておくと，一定の温度に達するまでに時間がかかり，正確に測定できません（図1-21）．特に予測式体温計＊では誤差が大きくなるので注意しましょう．
> 2. **汗を拭いてから行う**：発汗しているときは，体温計が汗によって密着しないように汗を拭き取ってから行います．汗に限らず，水滴などが付着しているときも同様です．
> 3. **腋窩の最深部に挿入する**：腋窩といっても部位によって温度は様々です（図1-22）．体温計を挿入する際は，腋窩動脈付近の最深部に密着するよう前下方から後上方に向かって挿入しましょう．（図1-23）
> 4. **測定時間を守る**：一定の温度に達するまでは時間がかかるので（図1-21），十分に時間をかけて測定しましょう．
> 5. **健側で測定する**：一般に麻痺側は循環が悪く体温が低いものです．麻痺のある患者さんの場合は健側で測定します．
> 6. **常に同一側で測定する**：左右差があるため常に同一側で測定します．また側臥位時は，下側の血管が収縮し，上側の血管は拡張して体温が高くなるため，上側で測定しましょう．

＊**予測式体温計**：体温測定は，測定部位の温度が完全に上がり，温度変化が起こらなくなった温度（平衡温）を測定する必要があるが，体温計内の電子回路によって，短時間で平衡温を予測して表示するものが予測式である．これに対し，実際の平衡温を測定するものを実測式（直示式）という．

● 口腔検温

口腔は基礎体温を測定する際に用いられる部位です．ただし，乳幼児や意識障害

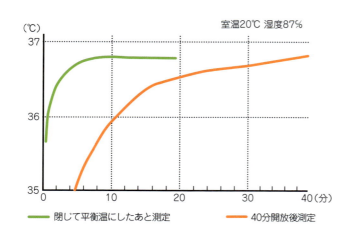

図1-21 腋窩開放の有無が検温に及ぼす影響

（真島英信：生理学，改訂18版，文光堂，2000, p.511より引用）

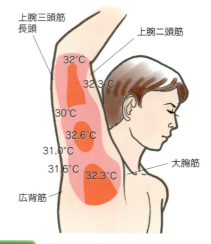

図1-22 腋窩の皮膚温の分布

（阿部正和：看護生理学；生理学よりみた基礎看護，メヂカルフレンド社，1985, p.4より引用改変）

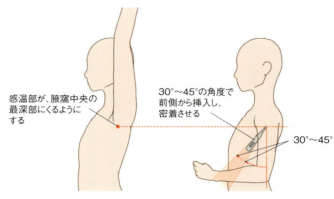

図1-23 体温計の挿入の仕方

のある患者さん，呼吸困難のある患者さんの場合は危険を伴うので適していません．

口腔検温のポイント

1 **舌の中央に挿入する**：体温計は舌小帯(ぜっしょうたい)を避けて舌下中央部に挿入し，しっかりと口を閉じてもらいましょう（図1-24）．
2 **飲食しない，話さない**：口腔内の温度は環境温度や飲食物に影響されやすいので，測定前の準備として測定前10分は飲食物をとらず，また，話もしないように伝えましょう．

● **鼓膜（耳孔）検温**

鼓膜（耳孔(じこう)）検温は，最近普及してきた方法です．短時間で測定できるため，特に乳幼児の検温に適していますが，測定方法を誤ると正確な値が得られないため注意が必要です．

鼓膜検温のポイント

1 **プローブカバーをつけておく**：清潔保持のためにプローブカバーをつけた状態で測定しましょう（ディスポーザブルのプローブカバーは使用後は捨て，新しいカバーをつけておくのがよいでしょう）．カバーがないものは使用後に消毒します．
2 **正しい測定部位で測る**：プローブの先端が正しく外耳道(がいじどう)に挿入されるように，耳介を後上方や外側に引き上げ，外耳道が直線になるようにした状態で挿入します（図1-25）．

5 体温の評価

体温の異常は正常より体温が高い**高体温**と，正常より低い**低体温**に大別されます．最初に説明したように，私たちの身体は至適体温を一定に保つように視床下部にある体温調節中枢でコントロールされており，その体温の基準値（セットポイント）が設定されています．

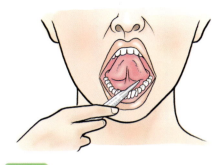

図1-24 口腔での検温部位

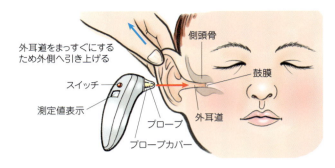

図1-25 鼓膜検温

●高体温（発熱とうつ熱）

高体温には**発熱**と**うつ熱**という2つの場合があります．

発熱は，感染症，悪性腫瘍や薬剤，アレルギー，また脳障害による体温調節中枢自体の異常など**様々な原因によって体温の基準値（セットポイント）が高値に置き換えられてしまうもの**と考えられています（図1-26）．上昇したセットポイントまで体温が上昇しない限り，悪寒を感じ体内では熱産生が促進します．感染症などでは，特徴的な発熱パターン（熱型）がみられるものがあります．図1-27に代表的なものを示します．

一方，うつ熱は，環境温度が異常に高かったり激しい運動をすることで，**体熱放散の限界を超えて熱が産生され，体内に熱が蓄積された状態です．このときの体温の基準値（セットポイント）は正常で，変化していません．**

うつ熱の代表的なものは熱射病，日射病です．ともに手当てが遅れると生命にかかわります．熱の放散を促すことが第一なので，風通しのよい涼しい所に運び，冷たい水でしぼったタオルで全身を拭くなどして熱を下げる工夫をしましょう．セッ

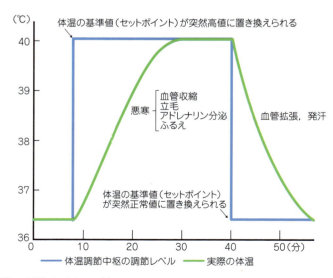

図1-26 発熱・解熱のメカニズム

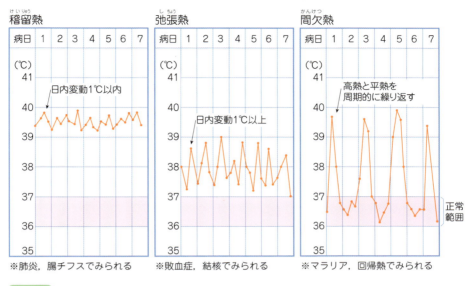

図1-27 代表的な熱型

トポイントの異常は関係しないので，解熱剤は効果ありません．

● 低体温

低体温とは深部体温（直腸温など）が35℃未満の場合をいいます．この状態が一定以上続くと生命に危険が及びます．

雪山などで遭難した場合にはこの状態になり，一刻も早い処置が必要となります．一方，このような異常の場合以外に，心臓の外科的手術のときなどに人工的に低体温の状態にして手術を行う場合もあります（低体温法）．

* * *

ここまで，バイタルサインについての基本的な知識，測定時のポイントについて説明してきました．どのような場合でも，対象となる患者さんやクライエントのバイタルサインを正しく測定・評価することは看護師にとって基本となる技術です．正しい知識，そして技術を身につけてください．

> **この章のまとめ**
> - ジャパンコーマスケールについて，レベルと内容を言ってみましょう．
> - 身近な人を対象に，呼吸の「観察のポイント」に沿って呼吸状態の観察・評価をしてみましょう．
> - 身近な人を対象に，脈拍の「観察のポイント」に沿って脈拍の測定・評価をしてみましょう．
> - 身近な人を対象に，アネロイド式血圧計での血圧測定を正しく行いましょう．その際，正確に測定するための留意点を説明しながら行ってみましょう．
> - 腋窩検温を正しく行うためのポイントをあげてみましょう．

事例動画 1 ： バイタルサイン測定の流れ

バイタルサイン測定の流れを事例動画で観てみましょう．

事例 糖尿病の教育入院目的で入院してきたばかりの患者．
これから受け持ち看護師として最初のバイタルサイン測定を行う．

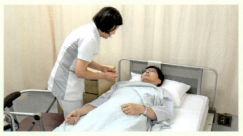

● 本事例でのバイタルサイン測定の流れ
1. 患者確認後，患者へ説明し，同意を得る．測定のタイミングが適切であるかの確認
2. バイタルサイン測定
    ❶ 体温測定：体温計を左側の腋窩に入れてもらい，正しい位置（腋窩の最深部）に挿入されているか確認する．
    ❷ 脈拍測定・観察：患者の許可を得て椅子に座って行う．右手の橈骨動脈を触診する．
    ❸ 呼吸の観察：脈拍測定30秒後（異常時は1分間観察），呼吸を意識されないようにそのまま30秒間，呼吸の観察（異常呼吸があれば1分間観察する）．
    ❹ 体温の確認，評価，値のフィードバック：体温計を出し値を確認する．患者に値をフィードバックする．平熱と比較して評価する．
    ❺ 酸素飽和度の測定・評価，値のフィードバック
    ❻ 血圧測定：まず普段の血圧値を聞いてから測定を実施し，値をフィードバックする．
3. 患者の状態確認，環境整備，退室

● 本事例のポイント
　バイタルサインの測定・評価は，対象者の状態に応じて目的，内容・方法（順序）が異なります．本事例は，入院直後であり普段の値がわからないため平熱や普段の血圧値については，測定前に対象者本人に確認する必要があること，また現在は特に身体症状がないため，測定順序は効率性を考慮したものとなっていることがポイントです．

> 第2章を開くまえに

フィジカルアセスメントの基本の考え方

　次章からは身体系統別に，全身のフィジカルアセスメントについて説明していきますが，ページをめくるまえに，フィジカルアセスメントを行う際の4つの基本について，ここで確認しておきましょう．これらを意識しながら行うのとそうでないのとでは，フィジカルイグザミネーション技術の身につき方も，得られる情報の精度も変わってきます．ぜひ，これら4つのポイントをいつも心にとめて実施してください．

1 フィジカルアセスメントをする際，対象となる人に「今から何をするのか，何をみるのか」を説明してから身体に触れること．必要時，その結果を説明すること

　皆さんも，自分が患者さん・クライエントの立場だったら，何も言わずに触れられたり，突然打診されたら，不快に思いますよね．また目的がわからないと不安ですよね．ですから，どの部分のフィジカルアセスメントを行う場合にも，必ず最初に目的・方法を説明しましょう．もちろんこれは，看護の技術全般に共通することですね．

2 対象者の身体をみる時には，内部の臓器，身体構造をイメージしながらアセスメントすること

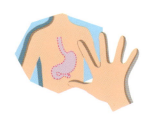

　実際には，患者さん・クライエントを目の前にした時，表面の皮膚しか見えませんが，その奥にあるだろう臓器，内部構造——たとえば胸部だったら，"ここは右肺の上葉"，腹部なら"横行結腸付近だな"などとイメージしながら視診・触診・打診・聴診を行い，その結果を判断することが大切です．第2章からは，章の最初に各部位の「基本的構造と機能」を記していますので，まず正常な人体の解剖生理をしっかりと復習してから実際のフィジカルアセスメントを学ぶようにしましょう．

3 まず「問診」から始め，現在の問題，気になる症状の有無，内容を確認すること

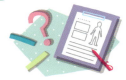

　より正確なフィジカルアセスメントを行うためにも，いきなり身体をみるのではなく，まずは自覚症状，経過について対象者本人から聞きましょう．そして客観的情報を得て，総合的にアセスメントしていきます．本書では，各部位の基本的な問診内容を掲載していますので，これらを参考にして行ってみましょう．

4 「正常」をよく知っておくこと

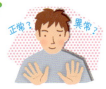

　何か問題がある＝「異常」かどうかを判断するためには，「正常」の状態を知っておくことが必要です．人間の正常の状態は，個人差が大きいということもあります．初学者である皆さんは，最初は自分の身体や家族の身体をよくみて，正常の状態に慣れておくことがフィジカルアセスメント習得の第一歩です．

> それではさっそく系統別のフィジカルアセスメントについてみていきましょう！

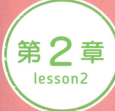

第2章 頭部・顔面・頸部のアセスメント

この章でまなぶこと

- ☑ 頭部・顔面・頸部の基本的な構造と機能を確認しよう．
- ☑ 頭部のアセスメントについて，何をみるのか，そのポイントと正常所見，主な異常所見を理解しよう．
- ☑ 顔面のアセスメントについて，何をみるのか，そのポイントと正常所見，主な異常所見を理解しよう．
- ☑ 頸部のアセスメントについて，何をみるのか，そのポイントと正常所見，主な異常所見を理解しよう．

　アメリカでよく行われている「Head to Toe：頭からつま先まで」の全身のフィジカルイグザミネーションの場合，最初にみるところが，本章の「頭部・顔面・頸部」です．

　日本の場合は看護職がいつでも対象者の全身状態をくまなくフィジカルアセスメントする機会は少ないと思いますが，対象者の状況に応じて，たとえば，視聴覚系に関係する「眼，耳」のアセスメントや，頸部のリンパ節などのアセスメントが必要な場面はありますので，必要時，必要なアセスメントができるように，基本的な内容をご説明したいと思います．

1 頭部・顔面・頸部の基本的構造と機能

1 頭部の基本的構造と機能

　頭部は，前頭骨，頭頂骨，後頭骨，側頭骨，蝶形骨，篩骨の6種8個の頭蓋骨により覆われています（図2-1）．頭蓋骨は，内部にある重要な組織（脳，神経系）を保護する役割を果たしています．正常では，円形，左右対称であり，表面は滑らかで陥没などはありません．

2 顔面の基本的構造と機能

　顔面の骨格は，鼻骨，涙骨，頬骨，上顎骨，下顎骨（図2-1），鋤骨，下鼻甲介，口蓋骨，舌骨という9種15個の骨からなり，さらに表情筋，咀嚼筋などの筋肉で覆われています．

　正常では，顔面の表情，構造はともに左右対称です．

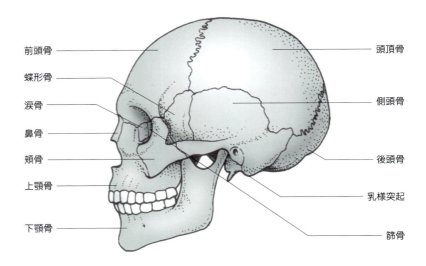

図2-1 頭部・顔面の主な骨

3 頸部の基本的構造と機能

頸部には，気管，食道，脳を栄養する大血管，頸髄などの重要な器官が多くあります．また，頭部と頸部を支える2大筋肉である胸鎖乳突筋，僧帽筋があり（図2-2），頸の屈曲，伸展，回転などの運動に大きく関与しています．胸鎖乳突筋は，胸骨上部と鎖骨から始まり，上部が耳後部の乳様突起に付着していることからこの名が付いています．このように名前の由来から覚えるのも，筋肉の位置を理解するのに役立ちます．

さらに，人体最大の内分泌器官である甲状腺が頸部のほぼ中心に位置しています（図2-3）．甲状腺は右葉と左葉に分かれており，それらが峡部につながっていることで，ちょうど蝶が羽を広げたような形をしています．甲状軟骨（成人男性では「の

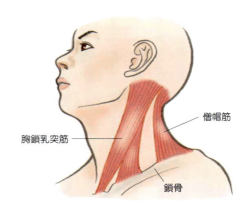

図2-2 頸部の筋肉

hajimete no physical assessment

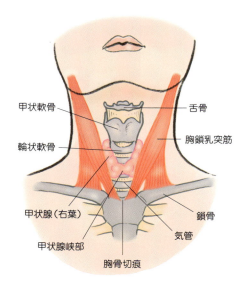

図2-3　甲状腺とその周囲の構造

どぼとけ」として触れる部位）の下部，輪状軟骨(りんじょうなんこつ)のすぐ下に位置しています．

　甲状腺の右葉と左葉は，大部分が胸鎖乳突筋に覆われています．正常では触診で触れることはありませんが，バセドウ病（甲状腺機能亢進症）などでは触診や視診によって甲状腺の肥大がわかります．

4　頭部・頸部のリンパ節の基本的構造と機能

　リンパ系は，リンパ（液），リンパを輸送するリンパ管，リンパ組織を含む器官から構成され，私たちの全身に広く分布しています．リンパ系の主な機能は，①余分な間質液を血液中に戻す，②消化管からの脂肪と脂溶性ビタミンの吸収と輸送，③生体防御機能，の3つです．生体防御機能としては，リンパ節や他のリンパ器官がリンパ中に侵入してきた細菌・毒素などの有害物質を濾過(ろか)して異物を取り除くはたらきをします．リンパ節は円形，卵形，あるいは豆形であり，部位によって大きさは様々です．特に頭部，頸部にはリンパ節が多く集まっています．リンパ節は，正常ではほとんど触れることはありませんが，頭部・頸部リンパ節は体表に近く炎症時に触れやすいため，リンパ系のアセスメントでは大切な部位です．図2-4でその位置をよく確認してください．

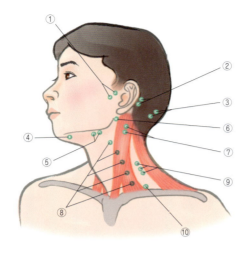

① 耳介前リンパ節：耳の前
② 耳介後リンパ節：乳様突起の表面
③ 後頭リンパ節：頭蓋後方の最も低い部分
④ おとがいリンパ節：下顎角の先端より2〜3cm後
⑤ 顎下リンパ節：下顎角と顎の先端との中間の位置
⑥ 扁桃リンパ節：下顎角
⑦ 浅頸リンパ節：胸鎖乳突筋の表面
⑧ 深頸リンパ節：胸鎖乳突筋の深部
⑨ 後頸リンパ節：僧帽筋の前方側沿い
⑩ 鎖骨上リンパ節：鎖骨と胸鎖乳突筋で囲まれた角の深部

図2-4　頭部・頸部リンパ節

2 頭部・顔面・頸部のフィジカルアセスメント

頭部・顔面・頸部に関する問診

1 頭部・顔面に関する問診

「フィジカルアセスメントの基本の考え方」（p.47）でもお伝えしたとおり，通常フィジカルイグザミネーションを行う前には，患者さんの訴え，何を問題と感じているのかについて，問診（インタビュー）を行います．頭部・顔面に関する問診では主に，これらの部位の症状について話を聞きます．

 頭部・顔面に関する問診のポイント

1 **頭痛の有無・内容**：頭痛の原因は様々ですが，もし通常より頻回の場合やひどい頭痛がある場合には，いつから始まったか，どのような痛みなのか，どこが痛むのかについて．
2 **めまいの有無**：めまいの有無．あればその強さ，めまいの具体的な症状，発現頻度について．
3 **頭部外傷の有無**：あれば詳しい内容．
4 **既往歴**：頭部・顔面に関する疾患，外科的治療経験の有無を尋ねる．あれば詳しい内容について．

2 頸部に関する問診

頸部についても，主に症状の有無，既往歴について，以下のポイントを参考に患者さんに話を聞きます．

頸部に関する問診のポイント

1. **頸部の痛みの有無**：あればいつから起こったのか，痛む部位，痛みに関連した症状の有無，痛みを助長する因子の有無など．
2. **頸部の腫瘤，腫脹，発赤の有無**：自覚している症状があるかどうか．
3. **既往歴**：頸部（気管，甲状腺）に関する過去の疾患・治療の有無，あればその内容について．

頭部・顔面のフィジカルイグザミネーション

1 頭部の視診・触診

頭部の視診・触診では，大きさと形状，頭皮・毛髪の状態についてみていきます．

頭部の視診・触診のポイント

1. **大きさと形状**：左右対称性と表面の形状がポイントです．大きさは個人差がありますが，異常に小さい，あるいは大きすぎることなく，左右対称で表面が滑らかであれば正常です．目で見るだけでなく，触診で表面の腫瘤，陥没の有無なども確かめましょう（図2-5a）．なお触診時は，分泌物によって手が汚染されないように手袋（ディスポーザブル手袋）を忘れずに装着しましょう．正常では，表面が滑らかで変形，陥没，分泌物などなく，圧痛もありません．
   - 異常所見　頭部の左右非対称，変形(骨折の疑いがある)，陥没，腫瘤，腫脹など．触診時の圧痛．
2. **頭皮・毛髪の状態**：頭皮の病変の有無や寄生虫の有無，毛髪の状態も観察しましょう（図2-5b）．毛髪は個人差がありますが，つやがあり性質の変化がなければ，正常だと判断してよいでしょう．
   - 異常所見　頭皮の乾燥，皮疹，発赤，腫瘤などの皮膚の異常，瘙痒感や異臭．
   　毛髪に白いものが付着：シラミの可能性あり（フケとの鑑別が必要）．
   　毛髪のつやがなく，脱毛が多い；栄養障害，精神的ストレスの可能性あり．

a．大きさと形状の触診

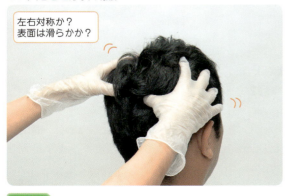

b．頭皮・毛髪の状態の触診

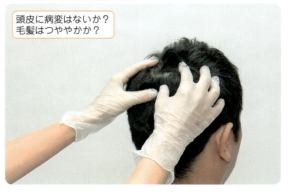

図2-5 頭部の触診

*パーキンソン病：中脳の黒質神経細胞の変性を主体とする進行性の脳変性疾患．振戦（ふるえ）や筋固縮，姿勢・歩行障害などの主症状のほか，顔の表情の変化が乏しくなる仮面様顔貌などの症状を呈する．

*クッシング症候群：副腎皮質の腫瘍などによる副腎皮質過形成により，コルチゾール（糖質コルチコイド）が過剰に分泌される病態をいう．中心性肥満やムーンフェイス，皮膚線条，耐糖能異常など特徴的な症状を呈する．

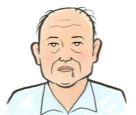
パーキンソン病*
（仮面様顔貌）

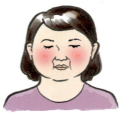
クッシング症候群*
（ムーンフェイス）

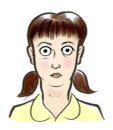
バセドウ病
（眼球突出，甲状腺腫脹）

図2-6 病的顔貌の例

2 顔面の視診

顔面の視診は，以下のポイントを参考に行いましょう．

顔面の視診のポイント

1. **左右対称性**：正面から見た際の左右対称性に気をつけて観察しましょう．これは，左右の口角の位置が同じ高さにあるかどうかで判断するとよいでしょう．顔面神経麻痺があると，左右が非対称になります．
2. **病的顔貌の有無**：疾患によっては特有の顔貌になるので（図2-6），その有無を確認することも顔面の観察ポイントの一つです．

頸部のフィジカルイグザミネーション

1 気管の位置の視診・触診

気管は正常では頸部の中心（正中）に位置します．気管の外縁から左右の胸鎖乳突筋までの距離が同じであるかどうかで，正中にあることを確認しましょう（図2-7）．

2 頸部リンパ節の触診

両手の第2・3指で柔らかく探るように，左右の頸部のリンパ節を触診し，リンパ節の腫脹の有無を確認します（図2-8a）．おとがいリンパ節は1か所なので，片手で行います（図2-8b）．

触診の順序に決まりはありませんが，見落としがないように行うために，図2-4（p.52）に示した順序で上から下に向かって行うのも一つの方法です．まず自分なりの方法を決めて，毎回同じ順序でみるようにしましょう．

リンパ節は正常では触れませんが，触れたときは，大きさ，位置，圧痛の有無，輪郭の形状，硬さ，可動性（リンパ節が動くかどうか）を確認します．触れても1

hajimete no physical assessment

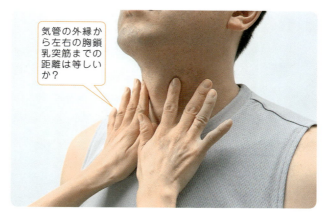

図2-7 気管の位置の視診・触診

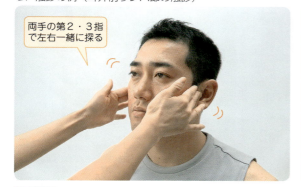

a．触診の例（耳介前リンパ節の触診）

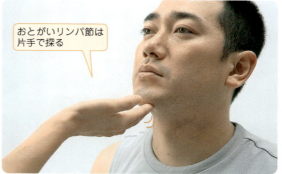

b．おとがいリンパ節の触診

図2-8 頸部リンパ節の触診

第2章 頭部・顔面・頸部のアセスメント

cm以下で，**可動性があり，圧痛がなければ正常です**．リンパ節の腫脹は様々な病態により起こりますが，たとえば急性感染の場合は，圧痛があり，硬く可動性があります．癌性のリンパ節は，一側性で硬く，圧痛，可動性はありません．

3 甲状腺の視診・触診

●甲状腺の視診

まずは視診で甲状腺の肥大・腫大がないかどうか確認しましょう．甲状腺の位置（図2-3）をイメージしながら，患者さんの頸部を正面からみます．甲状腺は**正常では正中に位置し，左右差はありません**．嚥下によって甲状軟骨，輪状軟骨が上下するのと同時に甲状腺も上下するので，観察時に患者さんに嚥下してもらうとより確認しやすくなります（可能であればコップ1杯の水を用意し，嚥下してもらうとよいでしょう）．嚥下に伴う動きの左右差の有無も確認します（図2-9）．

55

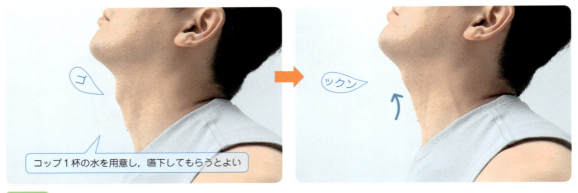

図2-9 甲状腺の視診

a．正面からの触診

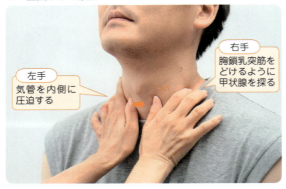

b．背後からの触診

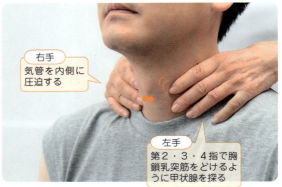

図2-10 甲状腺の触診（左葉の触診の場合）

● 甲状腺の触診

　甲状腺の触診は、患者さんの正面から行う方法と背後から行う方法があります（図2-10）．正面からの触診は、嚥下に伴う甲状腺の動きを視診で確認しながら行うことができますが、初心者には第2・3・4指を使って触診できる背後からの触診のほうがより触れやすいといわれます．まずは両方のやり方を試し、自分がやりやすい方法で練習を重ねてください．

 甲状腺の触診のポイント

1. **正面からの方法**：患者さんの正面に立ち、母指で触れます（図2-10a）．右指で触診する場合（患者さんの甲状腺左葉の触診）は、左手で気管を右側に圧迫しながら右母指で胸鎖乳突筋をどけるようにして、その下の甲状腺を触診するイメージです．患者さんに嚥下してもらいながら行います．
2. **背後からの方法**：患者さんの背後に立ち、両手で軽く頸部を押さえるように手を置きます（図2-10b）．背後からの場合は第2・3・4指の3本で触診します．

左葉を触診する場合，右手の指で気管を内側に押しながら，左手の第2・3・4指で胸鎖乳突筋をどけるようにし，その下の甲状腺に触れるイメージです．やはり嚥下してもらいながら行います．

正常では，甲状腺に触れることはありません．触れる場合は，その大きさ，左右差の有無，腫脹・結節の有無，圧痛の有無を確認しましょう．

異常所見 よくみられるものに，若い女性に多いバセドウ病（甲状腺機能亢進症）がある（この場合は視診でも甲状腺の肥大・腫大が確認できる）．

この章のまとめ

- 頭部・顔面・頸部のアセスメントでみるポイントと正常所見についてまとめましょう．
- 頸部リンパ節の位置，名称を自分の頸部リンパ節を触りながら確認しましょう．

第2章 頭部・顔面・頸部のアセスメント

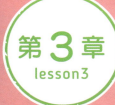

第3章 眼・耳・鼻・口腔，皮膚のアセスメント

lesson3

この章でまなぶこと

- ☑ 眼・耳・鼻・口腔の基本的な構造と機能を確認しよう．
- ☑ 眼のアセスメントについて，何をみるのか，そのポイントと正常所見，主な異常所見を理解しよう．
- ☑ 耳・鼻のアセスメントについて，何をみるのか，そのポイントと正常所見，主な異常所見を理解しよう．
- ☑ 眼底鏡・耳鏡・鼻鏡などの器具について，使い方と使用上の留意点を確認しよう．
- ☑ 腔のアセスメントについて，何をみるのか，そのポイントと正常所見，主な異常所見を理解しよう．
- ☑ 皮膚のアセスメントについて，何をみるのか，そのポイントと正常所見，主な異常所見を理解しよう．

　この章では，人間が日常生活を営むうえで視聴覚系として重要な意義を果たしている眼・耳，また，呼吸や摂食・嚥下に関係する鼻・咽喉・口腔，保護作用をもつ皮膚のアセスメントについて説明していきます．

　特に看護師は，意識障害のある患者さんやセルフケアができない患者さんの口腔ケアなどで口腔内を観察することがとても重要です．「口から安全に食べる」ためにも口腔ケアは大切ですが，そのためには知識に基づいた的確なアセスメントが基本となります．また通常は衣服の下に隠され見落としやすい皮膚の観察も，看護師にとって非常に重要であり，褥瘡予防につながります．本章で基本の知識を学び，日々の看護実践に活かしていきましょう．

眼・耳・鼻・口腔・皮膚の基本的構造と機能

1 眼の基本的構造と機能

　人間にとって眼（eye）は視覚の器官であり，日常生活を営むうえで非常に重要な機能です．視覚の機能には視神経などの脳神経が関係しており，眼は視覚の受容器となっています．

　眼は眼窩（眼球をおさめる頭蓋骨のくぼみ）によって守られた構造になっており，表面にはその1/6程度が現れているに過ぎません．さらに，眼を補助し，損傷から守る付属器官として，眉毛，眼瞼（上眼瞼，下眼瞼），睫毛（図3-1），涙器官（図3-2），外眼筋があります．涙器官は結膜と角膜を常に湿潤させ，時には異物を洗い流す役目を担っています．

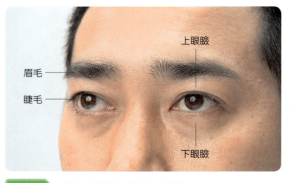
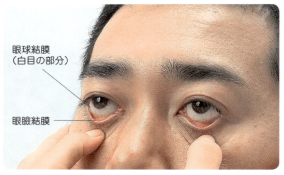

図3-1 　眉毛・眼瞼・睫毛・結膜

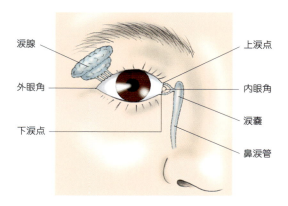

図3-2 　涙器官

　結膜は眼瞼と前眼部を覆っており，**眼瞼結膜**と**眼球結膜**とに分けられます（図3-1）．眼瞼結膜は血管に富んでいてピンク色に見え，眼球結膜は白く見えます．いわゆる白目の部分ですが，これは強膜の白さによるものです．

　一方，黒目部分は角膜に包まれています．中心部分には**瞳孔**が開き，その周囲を**虹彩**（茶色の部分）が囲んでいます．虹彩はカメラに例えると「絞り」の役割であり，眼に入る光の量を調節しています．

　角膜と前眼房の下には**水晶体**があります（図3-3）．外からの光は，角膜→眼房水→水晶体→**硝子体**を通って光を感知する**網膜**に到達します．網膜は眼球の最も奥にあり，視覚刺激を受けて，その像を脳に伝えて情報処理をします．

　正常では水晶体も硝子体も透明なので，後述する眼底鏡を用いて瞳孔から眼の内部をのぞき込んで観察することで，眼球の後面（眼底）を直接観察することができます．**眼底はその表面を走行している血管を肉眼で確認できる身体唯一の場所であり，観察意義が高いといえます**．網膜血管は，透明な細動脈を含む4つの部分に分けられます．網膜細動脈は網膜静脈より細く，色はより明るいです．乳頭部から遠ざかるにつれて網膜細動静脈はより細くなり，交叉します．視神経乳頭は網膜鼻側部にあり，約1.5mmの円形（卵円形）の領域です（図3-16参照）．

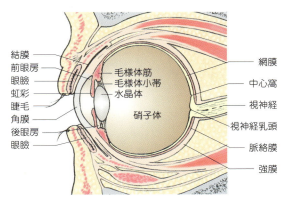

図3-3 眼瞼と眼球の構造

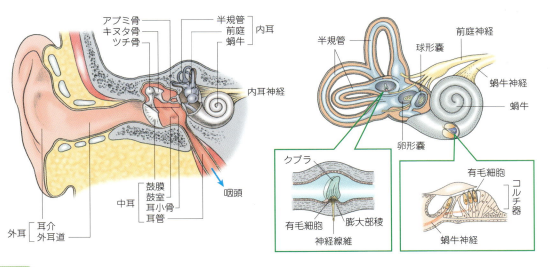

図3-4 耳の構造

2 耳の基本的構造と機能

耳（ear）は聴覚とともに平衡感覚に関係する感覚器官です．その構造は大まかに，**外耳**，**中耳**，**内耳**の3つに分けることができます（図3-4）．

● 外　耳

外耳（図3-5）は**耳介**と**外耳道**からなります．外耳道には腺組織があり，耳垢の元となる分泌物を分泌しています．

● 中　耳

中耳は鼓膜と骨壁の間にある小さな腔で，**鼓膜**，**鼓室**，**耳小骨**（ツチ骨・キヌタ骨・アブミ骨），**耳管**から構成されています．鼓膜は正常では真珠のような光沢のある灰白色をしています．また，鼓膜に向かって光を入れるとその反射（光錐）が

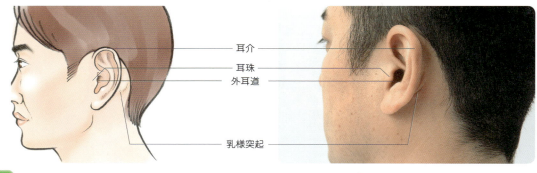

図3-5 外　耳

見られます（図3-20参照）．

中耳の主な機能には，
1. 鼓膜からの振動を内耳に伝える
2. 強い音の振幅を減少させることによって内耳を保護する
3. 鼓膜が破裂しないように鼓膜の内外の空気圧を均等にする

の3つがあります．

● 内　耳

内耳は，聴覚と平衡感覚の両方に関与します．内耳のうち，蝸牛の中には聴覚の受容器であるコルチ器があります（図3-4）．音の刺激がコルチ器を介し，延髄から視床を経て側頭葉の聴覚野に達することで，私たちは音を感じることができるのです．

音波は空気伝導と骨伝導の2つによって内耳に伝わりますが，主となるのは空気伝導です．骨伝導では頭蓋骨を介して内耳に音波が伝わりますが，2000Hz以上でないと起こらず，伝わり方としては弱いためです．

聴覚の障害として難聴があります．難聴は，伝音性難聴と感音性難聴とに大別されます．伝音性難聴は外耳から中耳の病変によって起こり，低音の空気伝導が障害されますが，骨伝導は保たれます．感音性難聴は，内耳−蝸牛−感覚中枢の間の障害で，高音が聞こえなくなるのが特徴です（表3-1）．

3 鼻の基本的構造と機能

鼻（nose）は感覚器として嗅覚に関与していますが，呼吸器系の最初の器官で

表3-1 難　聴

種　類	病　態	主な原因
伝音性難聴	外耳〜中耳の障害 （低音が聴こえにくい）	外耳炎，中耳炎，耳硬化症，など
感音性難聴	内耳−蝸牛−感覚中枢の間の障害 （高音が聴こえにくい）	メニエール病，突発性難聴，老人性難聴，音響外傷，など

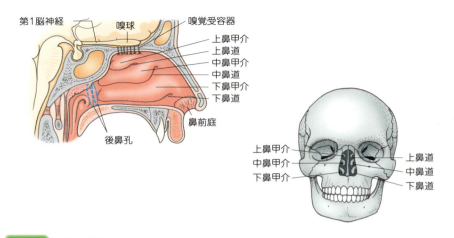

図3-6 鼻の構造

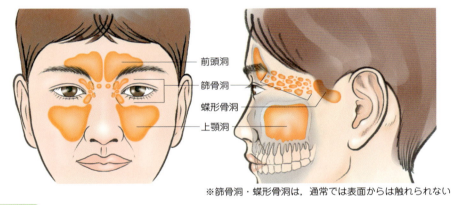

※篩骨洞・蝶形骨洞は，通常では表面からは触れられない

図3-7 副鼻腔の位置

もあり，吸入された空気を温め，加湿し，また異物を除去するフィルターとしての役割も担っています．

鼻は**外鼻**と**鼻腔**からなり，鼻腔は，鼻中隔で2つに区切られています．この鼻中隔が鼻腔内側壁を形成し，鼻腔外側壁は下鼻甲介，中鼻甲介，上鼻甲介の3つの甲介に分けられます（図3-6）．鼻腔は，血管が豊富な結合組織で覆われているため，出血しやすいという特徴をもっています．皆さんも子どもの頃，よく鼻血が出たという経験はありませんか？

副鼻腔は，鼻腔に連続した頭蓋骨内の空洞で，前頭骨にある**前頭洞**，上顎骨にある**上顎洞**，篩骨にある**篩骨洞**，蝶形骨にある**蝶形洞**の4つがあります（図3-7）．副鼻腔は，頭蓋骨を軽量化し，頭部のバランスを保ちやすくするという役割をもちますが，炎症時には顔面の前頭洞，上顎洞の圧痛がみられることから，副鼻腔のアセスメントも大切となります．その位置をよく理解しましょう．

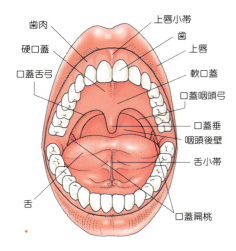

図3-8 口腔・咽頭の構造

4 口腔の基本的構造と機能

●口腔・咽頭

　口腔も鼻と同様，呼吸器系の最初の器官ですが，どちらかというと「食べる」という消化器系の最初の器官としての意義が大きいといえます．また，「話しをする」機能にも関与します．

　口腔の構造は図3-8のとおりです．口腔内は全面を粘膜で覆われています．鼻腔との境を**口蓋**とよび，前方2/3の硬い部分を**硬口蓋**，後方の柔らかい部分を**軟口蓋**とよびます．自分の舌で触ってみると，硬さの違いがわかりますね．軟口蓋の中心にある突起物は**口蓋垂**で，**正常の場合は正中に位置します**．麻痺の有無をこの位置の偏りでみる場合もありますので，正常の状態をよくみておきましょう．

　口蓋垂の左右，咽頭部には**口蓋扁桃**がありますが，これは大きい人，小さい人など個人差が大きく，見えやすさに差があります．感染時には，口蓋扁桃の発赤，腫脹，分泌物などがみられます．

●舌，歯・歯肉

　口腔内の重要な器官に**舌（tongue）**があります．舌は，粗造な表面の舌乳頭で覆われ，舌小帯によって口腔底に固定されています．**舌は食事を摂取したときに食物と唾液を混ぜ合わせ，咀嚼，嚥下をスムーズに行うのに役立っています**．味覚にも関与しています．さらに私たち人間にとって非常に重要なコミュニケーション手段である「話をする」という点でも，構音（なめらかに発声・発語すること）を助けるという役割をもっています．これらの機能を果たすためには，舌が自由に動かせる状態であることが必要ですが，麻痺時にはその動きが妨げられ，話をしたり，食事をとるという点で障害が生じます．

　歯や歯肉の状態も食事をとるうえでは重要です．正常な成人の歯は32本で，上下に16本ずつ生えています．

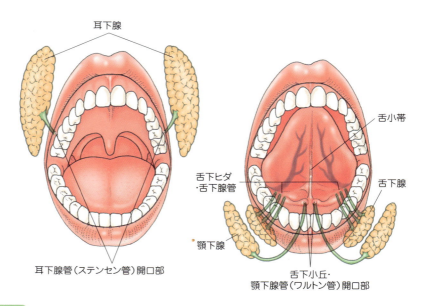

図3-9 唾液腺の位置

● 唾液腺・唾液

唾液腺には，耳下腺，舌下腺，顎下腺の3つがあります（図3-9）．
耳下腺は最も大きい唾液腺で，その開口部（ステンセン管）は，上顎第2大臼歯近くの頬粘膜にあります．舌下腺は舌下に位置し，顎下腺は，舌下腺の前部にあります．顎下腺の開口部であるワルトン管は口腔底の舌小帯の両側にあります．舌下腺は多くの小さな開口部をもち，舌下ヒダに分布しています．

唾液の分泌も正常な咀嚼，嚥下，また口腔内の清潔を保つ「自浄作用」に非常に重要です．経口摂取できない患者さんでは，唾液の分泌が減少し口腔内の汚染が目立つ場合もあります．看護師は，このような患者さんに唾液分泌を促すケアを行う必要もありますので，ぜひこれらの唾液腺の位置，開口部について理解しておきましょう．

5 皮膚・爪の基本的構造と機能

からだの表面を覆う皮膚は人体最大の器官で，体重の約16％を占めます．皮膚には付属器として，毛，爪，汗腺などがあり，皮膚とこれらを合わせて外皮ということもあります．

皮膚は，表皮，真皮，皮下組織の3種類の層でできています（図3-10）．表皮は，下から基底層，有棘層，顆粒層，淡明層，角質層の5層に分けられます．基底層の表皮細胞は常に細胞分裂を繰り返して1日に何百万個もの細胞が新たにつくられ，これらの細胞が表皮の表面に向けて順次移動していって，角質層で徐々に剥離して垢として失われてその下の細胞に置き換えられます．このサイクルは約30日です．真皮は密な線維性結合組織から構成されており，主に乳頭層と網状層からなってい

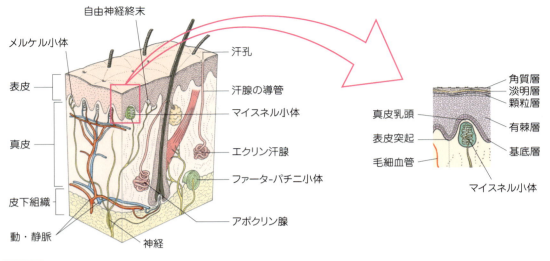

図3-10 皮膚の構造

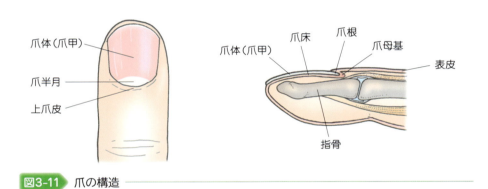

図3-11 爪の構造

ます．表皮と同様に部位によって厚さが異なり，たとえば手掌や足底では非常に厚く，眼瞼では薄いです．真皮には血管やリンパ管，感覚神経が分布しています．皮膚の機能として**感覚受容器**であることがあげられますが，接触，圧迫，振動などを知覚する機械受容器，温かさ，冷たさなどの温度を知覚する温度受容器，痛みを知覚する侵害受容器があり，分布する身体部位によってその受容点の数や閾値が異なっています．

汗腺は皮膚の全域に分泌しています．汗腺には**エクリン汗腺**と**アポクリン汗腺**の2種類がありますが，特に全身に分布しているエクリン汗腺は，体温の調節に重要な役割を果たしています．アポクリン汗腺は腋窩や会陰部に多く分布し，分泌物自体にはにおいはありませんが，皮膚表面の細菌繁殖によって不快なにおいを発生することがあります．

爪の構造は図3-11のとおりです．爪の裏には表皮の基底層が広がり**爪床（そうしょう）**を作り，その爪根側に爪母があります．爪母で爪の細胞が増殖し，やがて死んでケラチン組織に変化し爪体の方向に押し出されていきます．手指の爪は1日に約0.1mm伸び

ます．爪自体はほぼ透明・無色ですが，爪床の下の真皮層の豊富な血管を透かしてピンク色に見えています．

皮膚の機能は，保護作用，体温調節作用，知覚作用，排泄・分泌作用，経皮吸収作用，またビタミンD形成作用など多岐にわたります．

眼のフィジカルアセスメント

眼に関する問診

眼についての問診では，以下のポイントを参考に患者さんに話を聞きましょう．

> **眼に関する問診のポイント**
> 1. 視力低下，見にくさの有無：あればいつからどのように見にくいのか，進行状況，片眼のみか両目ともか．
> 2. 痛みの有無：あればその部位，発現状況，種類，程度．
> 3. 腫脹・発赤，分泌物の有無
> 4. メガネやコンタクトレンズ使用の有無
> 5. 既往歴：眼の疾患や外傷・手術の既往の有無．

眼のフィジカルイグザミネーション

眼の機能には，視神経のほか脳神経のはたらきが大きく関与しているので，脳・神経系のアセスメントの方法としても，対光反射（瞳孔反射），視野検査，外眼筋運動の検査など眼に関する検査があります．これらは第8章「脳・神経系のアセスメント」(p.169) で説明することにして，ここでは，
①外眼部の視診・触診
②眼底鏡を用いた検査
についてみていきましょう．眼底鏡を用いた眼底検査は難易度が高く熟練を要するのですが，何を目的にみるのか，正常所見はどうなのか，という知識は必要ですので，ぜひポイントを理解してください．

 外眼部の視診・触診

外眼部についての視診・触診は，以下のポイントを参考に行いましょう．

> **外眼部の視診・触診のポイント**
> 1. 外眼部の視診（図3-12）・触診：
>   ①大きさや形の左右対称性：正常では左右対称で変形などはありません．
>   ②眼瞼下垂の有無：正常では眼瞼下垂はありません．

|異常所見| 眼瞼下垂がある＝動眼神経麻痺など，動眼神経障害の存在を示唆．
❸ 浮腫・腫脹・腫瘤の有無，分泌物・炎症症状の有無：**眼瞼の浮腫は，アレルギーや感染のほか，心不全，腎不全などで全身浮腫が生じているときにも起こります**．感染を示す眼瞼縁の炎症症状，腫脹の有無もよく観察しましょう．
❹ 眼球突出の有無：側面から観察し，突出の有無を確認します．
|異常所見| 眼球の突出＝バセドウ病（甲状腺機能亢進症）の可能性．
❺ 眼瞼の触診：圧痛や腫瘤の有無を確認します．
|異常所見| 触診で眼球に抵抗を感じる場合＝甲状腺機能亢進症や眼窩内腫瘍の可能性．

2 眼瞼結膜の視診：母指で左右の下眼瞼を下方に引き，色，充血・腫脹の有無を観察しましょう（図3-13）．正常ではピンク色です．
|異常所見| 蒼白は貧血，充血や腫脹は炎症の可能性を示唆．

3 眼球結膜，角膜，強膜の視診：眼球結膜，角膜，強膜は，正常では透明で光沢があり，濁りや傷はみられません．そのことを踏まえ，色，混濁の有無，黄疸*の有無，病変の有無を観察します．

4 瞳孔・虹彩の視診：通常，**瞳孔は左右対称で同じ大きさ（2.5〜4.0mmの円形）**であり，虹彩の色調も均等です．

*黄疸：胆汁うっ滞や溶血など種々の原因により血中のビリルビン値が異常に増加した状態をいい，このために眼球結膜や皮膚が黄色くなる（黄染）．

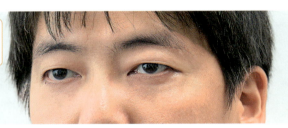

図3-12 外眼部の視診

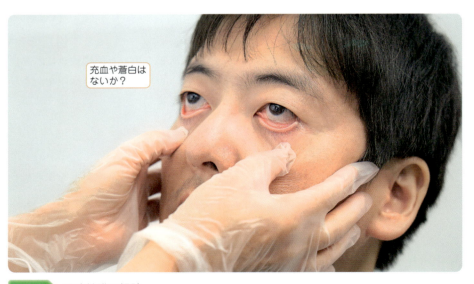

図3-13 眼瞼結膜の視診

> **異常所見** 瞳孔の大きさが左右不均等（瞳孔不同），2mm以下（縮瞳），5mm以上（散瞳）．
> 5 **涙器官の視診**：涙点の腫脹・発赤の有無をみます．正常では腫脹や発赤はみられません．

2 眼底鏡を用いた検査

　眼底鏡を用いて検査するためには，眼底鏡を使いこなすまでにかなりの練習が必要です．はじめて学ぶ人は勘違いすることが多いのですが，通常使われる眼底鏡では，眼底のごく一部しか見えず，図3-16のような全体像が見えるわけではありません．眼底の全体を見るためには，自分で眼底鏡を動かして見ていかなくてはなりません．このとき見るべきポイントは，**視神経乳頭**，**動脈**，**静脈**，**網膜の異常の有無**です．

● 眼底鏡の準備，使い方

　まずは眼底鏡（図3-14）の使い方から確認していきましょう．
　最初にスイッチを入れ，ダイヤルを回して光量を選びます（図3-15a）．光にはいくつかの種類がありますが，皆さんが眼底を見る場合は，最も大きい白い光を選択してください．
　次に，観察孔をのぞき込み自分の手掌を見つめて，もう一つのダイヤルを回しながらピントを合わせ，自分の視力に合った適切なレンズを選択します（図3-15b）．患者さん，看護師ともに視力が正常であれば0に合わせ，どちらかが近視の場合は，ダイヤルを時計回りに回転させ，赤字番号（凹レンズ）の中からはっきり見えるレンズを選択します．遠視の場合は，黒字番号（凸レンズ）のダイヤルから選択します．この作業は，患者さんの目をのぞきながらも行います．

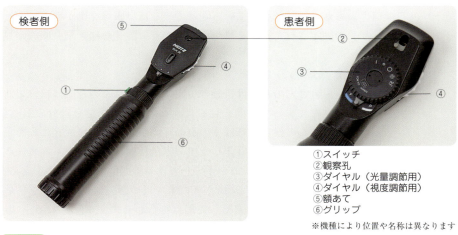

図3-14 眼底鏡

a．光量の選択

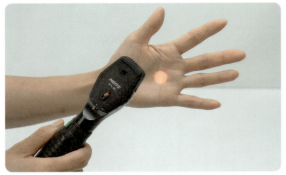

b．自分の視力に合ったレンズを選択する

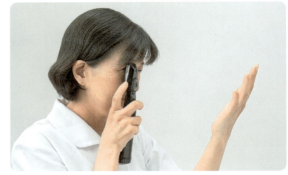

c．赤色反射を確認する

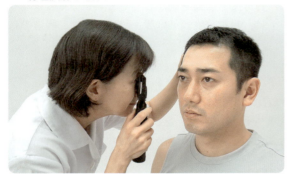

d．近づいてレンズを再度調整する

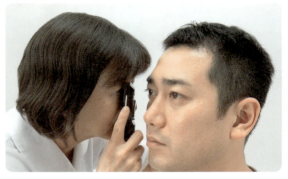

図3-15　眼底鏡の準備

●部屋，患者さんの準備

　眼底を見るためには，瞳孔が大きく開いていたほうが見やすいので，できるだけ部屋を暗くします．メガネやコンタクトレンズを使用している場合は，はずしてもらいます．

　患者さんは椅子に座り，まっすぐに前を向いて正面にある壁などを見つめていてもらい，眼底を見ている間はできるだけ眼球を動かさないように説明します．遠くの固定された物体を見つめてもらうと瞳孔が拡大し，眼底が見えやすくなります．

●眼底のみかた

　患者さんの右眼は自分の右眼で，患者さんの左眼は自分の左眼で検査します．患者さんにまっすぐ前を見るように伝え，眼底鏡を自分の眼にぴったり押し当てて，患者さんの検査するほうの眼の耳側から近づき，瞳孔に光を集め，赤く反射すること（赤色反射）を確認します（赤色反射は瞳孔にきちんと光が当たっていることを示しています）．一方の手で患者さんの頭部，または額を支えます（図3-15c）．

　患者さんの眼前5cmくらいまで近づき，血管が見えてきたら，ダイヤルを回しながらレンズを再調整して焦点を合わせます（図3-15d）．焦点が合ったら，以下のポイントを参考に，観察を進めましょう．

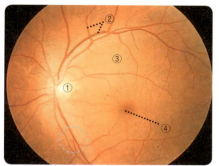

○ 実際に見える範囲
　（少しずつ眼底鏡を動かして各部を観察する）
① 視神経乳頭
② 動脈, 静脈
③ 網膜
④ 黄斑

（写真提供：蕪城俊克（東京大学医学部附属病院眼科））

図3-16 正常眼底（左眼）

a．高血圧性眼底の例

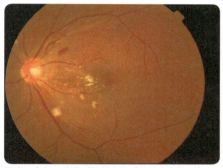

眼底に白色の病変（綿状白斑[軟性白斑]）がみられる．また，視神経乳頭の右上方には網膜出血も認められる

b．糖尿病網膜症の例

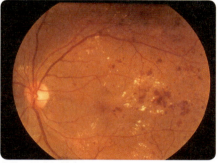

多数の網膜出血が認められる．また，aよりも小さい白斑（硬性白斑という）が多数認められる．硬性白斑は糖尿病性高血圧でもみられる

（写真提供：蕪城俊克（東京大学医学部附属病院眼科））

図3-17 眼底の異常

 眼底鏡による観察のポイント

1 **視神経乳頭**：視野のなかから乳白桃色の卵円形または円形の視神経乳頭を見つけ（図3-16），辺縁の鮮明度，出血や混濁の有無，色素沈着の有無を確認します．正常では約1.5mmの大きさの円形で，乳白色，境界鮮明であり，出血や混濁，色素沈着はみられません．視神経乳頭は光を感じないため，まずここから観察するのがよいのです．見つからない場合は，血管を中心部に向かってたどります．

2 **血　管**：4方向への血管（動脈，静脈）をたどり，色，太さ，動静脈交差の状態（狭窄の有無）を確認します．動脈は静脈より明るい色をしていますが，動脈と静脈の直径比は約2：3と動脈のほうが細く，静脈のほうが太いです．血管の状態と動静脈交差部に注目します．
　　異常所見　高血圧では動脈硬化により，動脈が細くなり色も白くなる．また動静脈交差部での血管狭窄がみられる場合がある．

3 **網　膜**：網膜全体での色調，出血，白斑，剝離の有無などに注意します．正常ではピンク色で色は均一です．

> **異常所見** 糖尿病では出血が認められることがある．高血圧時は青白い色がみられることがある（図3-17）．

　眼底鏡検査は技術を必要とし，臨床場面でもいつでも看護師が行うというわけではありませんが，肉眼で直接血管の状態を見ることができるとても有意義な検査法です．これからもっと看護師が眼底鏡を使って検査する時代がくるかもしれませんので，皆さんも検査の目的と方法のポイントを理解しておきましょう．

3　耳・鼻のフィジカルアセスメント

耳・鼻に関する問診

1 耳に関する問診

　耳についての問診では，以下のポイントを参考に患者さんに話を聞きましょう．

耳に関する問診のポイント
1. 痛みの有無：あればその部位，発現状況，程度，性質（どのような痛みか）．
2. 分泌物の有無：異常な分泌物があれば性状・量など．
3. 聴こえにくさの有無：あればいつから始まったか，突然なのか徐々に進行してきたのか，どのような聴こえにくさか，補聴器使用の有無など．
4. 耳鳴り，めまいの有無：あればその症状についてくわしく聞きます．
5. 既往歴：中耳炎など炎症の既往の有無，その他の耳疾患・外傷・手術の既往の有無．

2 鼻に関する問診

　鼻についての問診では，以下のポイントを参考に患者さんに話を聞きましょう．

鼻に関する問診のポイント
1. 鼻からの分泌物の有無：あればその量や性状．
2. 痛みの有無
3. 鼻閉感の有無
4. 鼻出血の有無
5. 嗅覚の異常の有無
6. 既往歴：アレルギー，鼻に関する疾患・治療の既往の有無．

耳・鼻のフィジカルイグザミネーション

1 耳のフィジカルイグザミネーション

耳のフィジカルイグザミネーションには，
❶耳の構造の視診・触診（外耳の視診・触診，耳鏡による耳孔内部の視診）
❷聴力検査

の2つが含まれます．耳の内部をみるときは耳鏡（図3-18）を使って検査します．実際に耳鏡を使う機会は限られるかもしれませんが，大切なので，ここではそのポイントも紹介します．聴力検査については，学生や初学者の皆さんでもすぐできる大まかな方法を紹介します．

● 外耳の視診・触診

外耳の視診・触診は，以下のポイントを参考に行いましょう．

外耳の視診・触診のポイント

1. **大きさ，形**：正常では左右の大きさはほぼ等しく，形も均等です．耳介の位置も左右対称です．
2. **耳介の皮膚の状態**：表面・裏面ともによく観察し，耳介の発赤，損傷，結節の有無など，皮膚の異常がないかどうか観察します．
3. **外耳道からの滲出液，分泌物の有無**：正常では，滲出液や分泌物はみられません．
4. **耳介の触診**：耳介や耳介裏面の乳様突起を触り，圧痛，腫脹，結節の有無を確認します．

   異常所見　圧痛があれば，耳道内の炎症の可能性を示唆．

● 耳鏡による耳孔内部の視診

耳鏡による検査は，外耳道や鼓膜の状態を直接観察できる有効な方法ですが，使

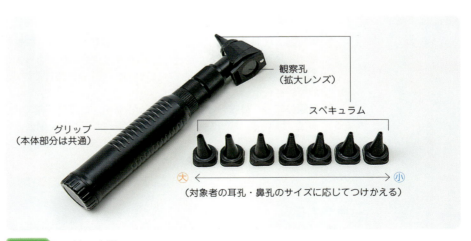

図3-18　耳鏡・鼻鏡

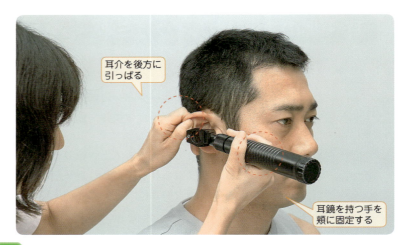

図3-19　耳鏡による視診

用中に患者さんが動くと耳道を損傷する危険性があります．検査時は患者さんに動かないよう声かけし，取り扱いには十分な注意が必要です．耳鏡の使用にあたっては，以下の点に注意してください．

❶ **スペキュラムを選択する** ── 患者さんの外耳道に適した大きさのスペキュラム（耳鏡につけるアダプタ）を選択します（図3-18）．

❷ **耳鏡を固定する** ── 患者さんが急に動くなどして外耳道を傷つけることがないように，耳鏡を持つ手を患者さんの頬にしっかりと固定します（図3-19）．挿入時や耳鏡を動かすときにも常に気をつけましょう．

❸ **挿入しやすいよう外耳を整える** ── 外耳道は彎曲しています．鼓膜までよく見えるように，耳介を後方に少し引っぱるように持ち，外耳をまっすぐにして耳鏡を挿入します（図3-19）．

これらの留意点を守って耳鏡を挿入したら，外耳道と鼓膜について以下の点を観察します．

　耳鏡による視診のポイント

1　**外耳道の状態**：皮膚の病変，発赤，腫脹，異物，浮腫の有無を確認します．また，耳垢・耳漏（外耳道からの分泌物）の性状や量の有無もみます．
　異常所見　発赤や腫脹は外耳炎の可能性，耳漏が膿性の場合は，外耳炎や中耳炎の可能性を示唆．

2　**鼓膜の状態**：鼓膜の性状・色をよくみます．鼓膜は正常では真珠のような光沢があり半透明で，耳鏡の光を入れると光錐とよばれる反射がみられます（図3-20）．
　異常所見　鼓膜がピンク色や赤っぽく見えれば，炎症を起こしている可能性がある．

● **聴力検査**

聴力検査は，難聴などの聴力異常がないかを確認するもので，片耳ずつ検査します．

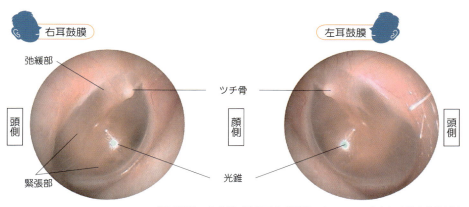

図3-20 正常鼓膜

（写真提供：笠井創（笠井耳鼻咽喉科クリニック・自由が丘診療室院長））

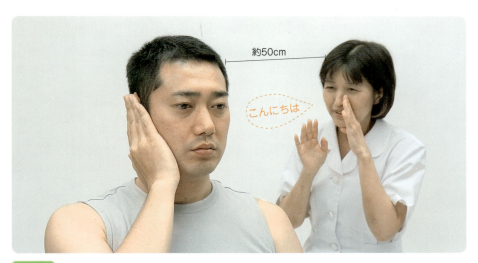

図3-21 聴力検査

　検査しないほうの耳を患者さんにふさいでもらい，看護師は，検査する側の耳の約50cmほど後方から数や簡単な言葉をささやいて，それを患者さんが聞き取れるかどうかをみます（図3-21）．

　聴力検査としては他に，音叉を使った検査が紹介されることも多いのですが，看護師が実際に行う頻度はそれほど高くありません．音叉による検査は，前述した簡便な聴力検査などで聴力障害の可能性が疑われる場合に，それが外耳－中耳間の病変による伝音性難聴なのか，内耳－蝸牛－聴覚中枢間の障害による感音性難聴なのかを判断するものです．このことを理解して検査内容をみてください．なお，第8章「脳・神経系のアセスメント」（p.182）では内耳神経のフィジカルイグザミネーションとして音叉を用いた検査を紹介していますので，確認してみてください．

2 鼻のフィジカルイグザミネーション

鼻のフィジカルイグザミネーションには，
① 鼻の構造の視診・触診（外鼻の視診・触診，鼻鏡による鼻腔内部の視診）
② 副鼻腔の触診・打診

の2つが含まれます．鼻腔の内部をみるときは鼻鏡（図3-18）を使って検査します．鼻鏡は，耳の視診で用いた耳鏡のスペキュラムの部分を，鼻のサイズに合わせて大きめのものに交換したもので，本体部分は共通です．鼻腔には血管が多く出血しやすいため，耳鏡と同様取り扱いに注意し，鼻腔内を傷つけないよう注意して行いましょう．

● 外鼻の視診・触診

外鼻の視診・触診は，以下のポイントを参考に行いましょう．

外鼻の視診・触診のポイント

1. **外鼻の視診**：鼻の形状，皮膚の状態，分泌物の有無を観察します．もし分泌物がみられれば，その性状，量を観察しましょう．正常では皮膚に異常はなく，外鼻孔は左右対称です．
2. **外鼻の触診**：鼻のつけ根（鼻根）から先端（鼻尖）にかけて触診します（図3-22）．正常では鼻骨，鼻中隔はしっかりとし，触診時の痛み（圧痛）もありません．結節や腫瘤の有無を確認しましょう．

異常所見 触診時の痛み（圧痛），結節・腫瘤など．

Column

小児での耳の検査の重要性

構造上の特徴として，小児では成人と比較して，耳管が太く，短く，かつ水平なため，咽頭や鼻の細菌が中耳に侵入しやすくなっています．また皆さんも経験があるように，小児のほうが成人より風邪をひきやすいことも合わせて，小児の中耳炎は成人より多くみられます．したがって，小児では成人以上に，耳鏡による中耳の検査はよく行われ，重要です．

この際「異常」を判断するためには，耳内部が正常の場合にはどのように見えるのかを知っておかなくてはいけません．たとえば，炎症もなく正常な場合，鼓膜がどのような色をしていて，どのように光錐が見えるのかといったことは，実際に自分の目で見ないと理解できないことです．正常を知っていれば，異常所見を見た場合「何か変だ」とわかります．そのためにも機会があれば，いろいろな人の耳内部を耳鏡で見て，正常の状態を自分の目で確認しておくことをお勧めします．

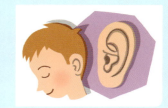

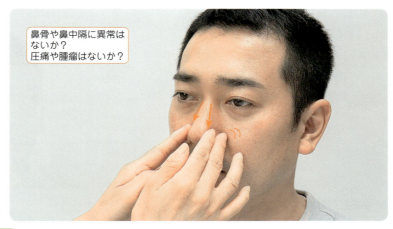

図3-22 外鼻の触診

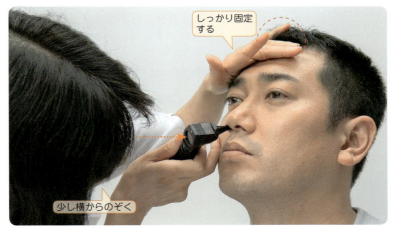

図3-23 鼻鏡による視診

● 鼻鏡による鼻腔内部の視診

鼻鏡の準備として，まずは患者さんに合わせて鼻鏡のスペキュラムのサイズを選択します（図3-18参照）．患者さんが急に動くと鼻腔粘膜を傷つけるおそれがあるので，**患者さんの額などを一方の手でしっかり固定**し，静かに挿入します（図3-23）．また，刺激で患者さんがくしゃみをすることも多いので，**分泌物が自分にかからないよう真正面からでなく少し横から行う**こともポイントです．鼻鏡による視診では以下の状態を観察しましょう．

> **鼻鏡による視診のポイント**
> 1. **鼻腔粘膜**：正常ではピンク色で，腫瘤，腫脹，粘膜の損傷，病変などはありません．腫脹，発赤，分泌物がみられるときは炎症を起こしている可能性があります．
> 2. **鼻中隔**：正常ではピンク色で，炎症所見，潰瘍，穿孔，出血などはありません．

a. 前頭洞の触診

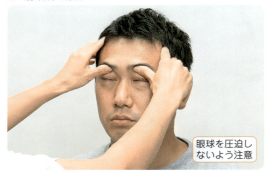

眼球を圧迫しないよう注意

b. 上顎洞の触診

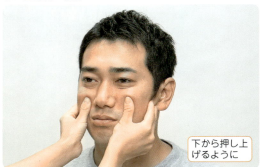

下から押し上げるように

 図3-24 副鼻腔の触診

● 副鼻腔の触診・打診

4つの副鼻腔のうち，**表面からアセスメントができるのは前頭洞，上顎洞の2つ**です（図3-7参照）．炎症があれば触診・打診で圧痛などの痛みがあります．

 副鼻腔の触診・打診のポイント

1. **前頭洞の触診・打診**：両母指を眉毛の下に当て，下から押し上げます（図3-24a）．このとき，眼球を圧迫しないように注意しましょう．打診は，同じ場所を利き手の第2・3指の先でたたいてください（これを直接打診といいます）．炎症時にはこのときに叩打痛があります．
2. **上顎洞の触診・打診**：母指を頬骨の下縁に当て，下から押し上げるように圧迫します（図3-24b）．正常では圧迫される感じはあるものの，痛みはないはずです．打診は，前頭洞と同様に直接打診で行います．正常では叩打痛はありません．

異常所見 圧痛，叩打痛がある＝炎症の可能性を示唆．

4 口腔のフィジカルアセスメント

口腔に関する問診

口腔についての問診では，以下のポイントを参考に患者さんに話を聞きましょう．

 口腔に関する問診のポイント

1. **口腔粘膜の異常の有無**：潰瘍，損傷など．
2. **歯・歯肉の異常の有無**：歯痛や腫脹，出血の有無，義歯使用の有無・使用状況．
3. **舌の異常の有無**：痛み，味覚異常など．
4. **既往歴**：口腔内の疾患，歯に関する大きな治療・処置の有無．

口腔のフィジカルイグザミネーション

口腔・咽頭のフィジカルイグザミネーションでは，看護師が直接口腔粘膜に触れる可能性が高いので，感染予防のために最初からディスポーザブル（使い捨て）手袋を装着したほうがよいでしょう．また口腔内をよく観察するために，ペンライト（懐中電灯），舌圧子を準備しましょう（図3-25）．

口腔・咽頭の視診のポイント

1. **口唇**：患者さんに口を閉じてもらって口唇を観察しましょう．正常ではピンク色，左右対称で，過度の乾燥，腫瘤などはありません．

2. **頬粘膜，口腔粘膜**：舌圧子とペンライトを使って口腔内の粘膜をよく観察しましょう．正常では，ピンク色で湿潤し，粘膜の損傷，出血などはみられません．

3. **歯・歯肉**：歯肉を見るときは下の口唇を舌圧子で少し引っ張るようにしてよく観察してください（図3-26a）．歯肉の腫脹，出血などの有無や歯の状態，欠損，咬合不全の有無について観察しましょう．
   - **異常所見** 潰瘍形成や腫脹，出血は歯周病を示唆．

4. **舌表面**：舌を突き出してもらい，表面の状態を観察しましょう（図3-26b）．正常ではピンク色で，表面には舌乳頭がありざらざらしています．
   - **異常所見** 蒼白や著しい赤色，潰瘍，結節，舌苔*など．

5. **舌の可動性**：舌を動かしてもらいましょう．正常では左右対称にスムーズに動きます．
   - **異常所見** 舌下神経障害があると，左右どちらかに偏位していたり，動きが左右非対称となる．

6. **舌下・口腔底**：舌を上げてもらい，舌下と口腔底を観察します（図3-26c）．正常ではピンク色で，潰瘍，結節，腫瘤などの粘膜病変はありません．舌小帯の両側に唾液腺の顎下腺開口部であるワルトン管が見えます．

7. **硬口蓋，軟口蓋**：硬口蓋，軟口蓋を観察するためには，患者さんに大きな口をあけてもらう必要があります．舌を下げるための方法の一つとして「アー」と甲高い声を出してもらうと，男性の場合でも舌が下がって奥までよく見えます（図3-26d）．舌圧子を用いる場合は奥まで入れると，患者さんは咽頭反射による吐き気をもよおし不快なので気をつけましょう．
   正常では硬口蓋はやや青白く，軟口蓋はピンク色で粘膜の病変はありません．発赤，蒼白がないかに気をつけて観察しましょう．
   また軟口蓋（口蓋弓＝口蓋舌弓・口蓋咽頭弓）は左右対称性に上に動きます．
   - **異常所見** 軟口蓋の片側への偏位は，舌咽神経や迷走神経の麻痺を示唆．

8. **咽頭部**：口蓋垂，口蓋扁桃に注意して観察しましょう．正常では，口蓋垂は正中に位置します．口蓋扁桃の発赤・腫脹はみられません．
   - **異常所見** 口蓋垂の偏位．
   口蓋扁桃の見え方には個人差があるが，発赤，腫脹がみられる場合は炎症を起こしている可能性がある．

*舌苔：舌乳頭の先端にある角化した上皮細胞の小突起が過成長したときにみられる苔状物で，舌表面が白や黄色っぽい苔に覆われたように見える状態．消化器疾患や自浄作用の低下，口腔ケアの不足などで生じることが多い．

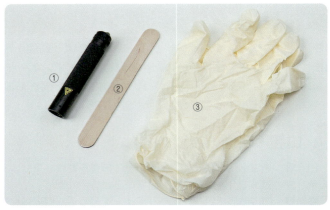

図3-25 口腔・咽頭の視診に必要な物品

①ペンライト（懐中電灯）
②舌圧子（ディスポーザブル）
③手袋（ディスポーザブル）

a．歯・歯肉の観察

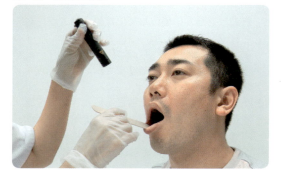

b．舌表面の観察

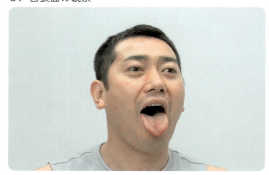

c．舌下・口腔底の観察

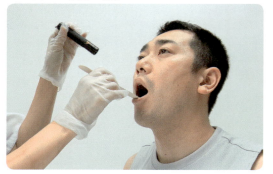

d．硬口蓋，軟口蓋の観察

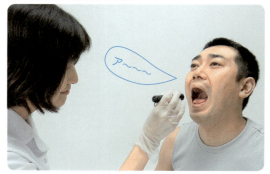

図3-26 口腔・咽頭の視診

5 皮膚のフィジカルアセスメント

皮膚に関する問診

皮膚についての問診では，以下のポイントを参考に患者さんに話を聞きましょう．

 皮膚に関する問診のポイント

1. **皮膚・爪の変化の有無**：あればその部位，発現状況，随伴症状（痛み，痒みの有無，性質，程度）を詳細に聞きます．
2. **既往歴**：アレルギー，皮膚疾患の既往の有無．
3. **服薬中の薬剤について**：薬疹の可能性もあるため，症状によっては現在服用している薬について詳しく聞きます．

皮膚のフィジカルイグザミネーション

皮膚の触診時はディスポーザブル手袋を装着しましょう（皮膚温の確認時は不要です）．

 皮膚の視診，触診のポイント

1. **視　診**：観察する皮膚を露出し，色，性状（湿潤，乾燥），清潔さ，皮膚の異常の有無（図3-27）を観察します．発赤や発疹，潰瘍などの異常が認められれば，部位，大きさ，性状，出血や浸出液の有無を観察します．特に自力で体位変換ができない臥床患者の圧迫部位（後頭部，仙骨部，肩甲骨部など）は，注意して観察しましょう（次項 褥瘡のアセスメント参照）．
   - 正常所見　皮膚色は人種によって異なり個人差もあるが，日本人では黄白色〜黄褐色．異常な乾燥はなく，発疹，発赤，腫脹などの異常がない．
   - 異常所見　異常な蒼白は貧血の可能性を示唆．口唇が青紫色の場合は，チアノーゼの可能性を示唆．発赤，発疹，潰瘍，腫脹，損傷などの皮膚の変化がみられる（図3-27）．
   （＊眼瞼結膜・眼球結膜，口腔の粘膜については眼，口のフィジカルイグザミネーションの項を参照）
2. **触　診**：皮膚の弾力性，湿潤を触診により確認します．異常な熱感や冷感の有無は，手背側で皮膚温を観察しましょう．また，皮膚の障害がある場合，触診時の痛みの有無にも注意しましょう．
   - 正常所見　適度な弾力，湿潤がある．皮膚温に左右差はなく，異常な冷感，熱感はない．
   - 異常所見　異常な乾燥，皮膚温の左右差，異常な冷感（循環障害を示唆），熱感（炎症を示唆）

爪の視診，触診のポイント

1 両手の爪の爪床色，形状，病変の有無を確認します．正常では爪床は薄いピンク色で，病変・損傷はありません．

> 異常所見 　爪床色が暗紫色の場合はチアノーゼを示唆する．ばち状指（第4章p.92参照）は呼吸不全や循環不全を示唆．

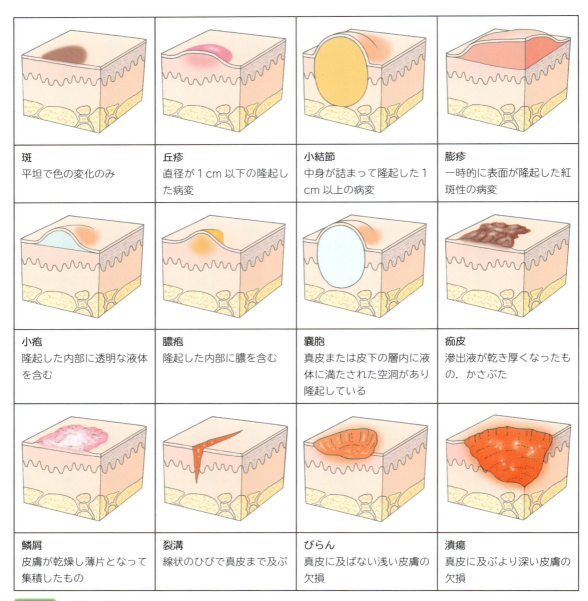

斑 平坦で色の変化のみ	丘疹 直径が1cm以下の隆起した病変	小結節 中身が詰まって隆起した1cm以上の病変	膨疹 一時的に表面が隆起した紅斑性の病変
小疱 隆起した内部に透明な液体を含む	膿疱 隆起した内部に膿を含む	嚢胞 真皮または皮下の層内に液体に満たされた空洞があり隆起している	痂皮 滲出液が乾き厚くなったもの．かさぶた
鱗屑 皮膚が乾燥し薄片となって集積したもの	裂溝 線状のひびで真皮まで及ぶ	びらん 真皮に及ばない浅い皮膚の欠損	潰瘍 真皮に及ぶより深い皮膚の欠損

図3-27　皮膚の異常

褥瘡のアセスメント

褥瘡は，皮膚の同一部に長時間持続的な圧迫が加わり，毛細血管が32mmHg以上の圧迫を受けることにより，組織の循環障害に陥り，皮膚が損傷され，やがて壊死をきたすことです．ベッド上臥床の患者さん，低栄養状態の患者さんで起きやすいため，看護で予防することが重要であり，**予防の基本は，創への不要な圧迫，ずれなどの外力を加えないことです**．また皮膚の湿潤は，皮膚に生じる摩擦係数を高くするため褥瘡発生のリスクとなるので，とくにオムツ使用の患者さんでは注意が必要です．下記の好発部位について，清潔や排泄援助の際に観察し，異常の早期発見に努めましょう．

褥瘡のアセスメントのポイント

1. **褥瘡の好発部位**：後頭部，肩甲骨部，肘頭部，仙骨部，踵骨部，耳介部，大転子部，座骨結節部などの骨の突出部位．
2. **褥瘡発生リスクの評価スケール**：日本語版ブレーデンスケール（褥瘡発生予測スケール）がよく使われています．知覚の認知，湿潤，活動性，可動性，栄養状態，摩擦とズレの6項目について4段階で評価するものです．
3. **褥瘡の分類**（図3-28）：褥瘡は，その深さによってステージⅠ～Ⅳの4段階に分類されます．早期に発見できればできるほど治癒は早いので，看護師のアセスメント力が問われます．
ステージⅠの初期段階では，皮膚の発赤と，ときに腫脹，熱感がありますが，表皮剝離はありません．発赤も図3-28にある通り，「限局された領域に消退しない発赤」とあり，「持続的な発赤」であることです．褥瘡かどうかの確認では，「指押し法」があり，発赤部分を指で3秒ほど圧迫し，白くならないかどうか確認します．発赤が圧迫すると白く消退する場合は「可逆性のある皮膚の状態（反応性充血）」であり，褥瘡ではありません．

カテゴリ/ステージⅠ：消退しない発赤 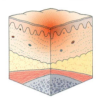	通常骨突出部に限局された領域に消退しない発赤を伴う損傷のない皮膚．色素の濃い皮膚には明白な消退は起こらないが，周囲の皮膚と色が異なることがある． 周囲の組織と比較して疼痛を伴い，硬い，柔らかい，熱感や冷感があるなどの場合がある．カテゴリⅠは皮膚の色素が濃い患者では発見が困難なことがある．「リスクのある」患者とみなされる可能性がある．
カテゴリ/ステージⅡ：部分欠損または水疱 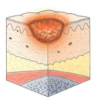	黄色壊死組織（スラフ）を伴わない，創底が薄赤色の浅い潰瘍として現れる真皮の部分層欠損．皮蓋が破れていないもしくは開放/破裂した，血清または漿液で満たされた水疱を呈することもある． スラフまたは皮下出血＊を伴わず，光沢や乾燥した浅い潰瘍を呈する．このカテゴリを，皮膚の裂傷，テープによる皮膚炎，失禁関連皮膚炎，浸軟，表皮剥離の表現に用いるべきではない． ＊皮下出血は深部組織損傷を示す．
カテゴリ/ステージⅢ：全層皮膚欠損 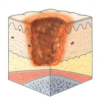	全層組織欠損．皮下脂肪は確認できるが，骨，腱，筋肉は露出していない．組織欠損の深度が分からなくなるほどではないがスラフが付着していることがある．ポケットや瘻孔が存在することもある． カテゴリ/ステージⅢの褥瘡の深さは，解剖学的位置によりさまざまである．鼻梁部，耳介部，後頭部，踝部には皮下（脂肪）組織がなく，カテゴリ/ステージⅢの褥瘡は浅くなる可能性がある．反対に脂肪層が厚い部位では，カテゴリ/ステージⅢの非常に深い褥瘡が生じる可能性がある．骨/腱は視認できず，直接触知できない．
カテゴリ/ステージⅣ：全層組織欠損 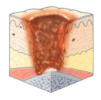	骨，腱，筋肉の露出を伴う全層組織欠損．スラフまたはエスカー（黒色壊死組織）が付着していることがある．ポケットや瘻孔を伴うことが多い． カテゴリ/ステージⅣの褥瘡の深さは解剖学的位置によりさまざまである．鼻梁部，耳介部，後頭部，踝部には皮下（脂肪）組織がなく，カテゴリ/ステージⅣの褥瘡は浅くなる可能性がある．反対に脂肪層が厚い部位では，カテゴリ/ステージⅣの非常に深い褥瘡が生じることがある．カテゴリ/ステージⅣの褥瘡は筋肉や支持組織（筋膜，腱，関節包など）に及び，骨髄炎や骨炎を生じやすくすることもある．骨/筋肉が露出し，視認することや直接触知することができる

図3-28 褥瘡の分類

（EPUAP/NPUAP著，宮地良樹ほか監訳：褥瘡の予防＆治療クイックリファレンスガイド．株式会社ケープ，2009，p.8より引用しイラストを追加）

この章のまとめ

- 自分の眼を鏡で見ながら，主な外眼部の名称と位置，正常所見を確認しましょう．
- 眼底鏡の検査の目的と，眼底鏡の使い方をまとめましょう．
- 身近で健康な人を対象に，耳鏡を用いて耳孔内部を観察し，正常所見を理解しましょう．
- 耳鏡を使うときの注意点をあげてみましょう．
- 鼻のアセスメントでみるポイントと正常所見についてまとめましょう．
- 自分の口腔・咽頭を鏡で観察し，主な部位の名称とその正常所見を確認しましょう．
- 自分の爪，全身の皮膚を観察し，正常所見を確認しましょう．

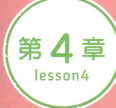

第4章 lesson4 胸部・呼吸器系のアセスメント

この章でまなぶこと
- ☑ 胸部・呼吸器系の基本的な構造と機能を確認しよう．
- ☑ 胸部・呼吸器系のアセスメントについて，何をみるのか，そのポイントと正常所見，主な異常所見を理解しよう．

第1章「バイタルサインのアセスメント」でも触れましたが，**呼吸**は人間の生命維持の基本であり，どのような疾患や症状の人をみる場合でも，呼吸状態の観察は基本のアセスメントとなります．臨床場面でも呼吸に関するフィジカルアセスメントは看護師にとって非常に重要ですので，ここでぜひ基本を身につけてください．

① 胸部・呼吸器系の基本的構造と機能

これまでも強調してきましたが，フィジカルイグザミネーションの基本の一つとして，**目の前の患者さんの皮膚の下にある気管，肺，肋骨などの身体器官・臓器をイメージしながら**，視診・触診・打診・聴診を行うことが大切です．特に胸部・肺の場合は，目印となる肋骨，椎骨などの数え方，正常な肺，気管の位置を正確に理解することが必要となります．

胸郭の構造

胸郭は12個の**胸椎**，12対の**肋骨**，**胸骨**，**横隔膜**と**肋間筋**で成り立っています．胸部・背部は大きな面積をもっているので，アセスメントした結果を他の医療者や患者さんに正しく伝えるためにも，特定の部位を示すための解剖学的な目印が必要となります．その目印となるのが肋骨，椎骨，腋窩線などですが，まずはこれらの位置を正しく知るための方法を覚えましょう．自分の身体で確認してみてください．

❶**前面の目印：肋骨の数え方** —— 首の下のくぼみ（胸骨切痕）から真下に指を滑らせてみましょう．4〜5 cmくらい下まで指をもっていくと，ゴリっとした突起に触れると思いますが，これが**胸骨角**です（図4-1）．この真横に**第2肋骨**があります（図4-2）．このように，胸骨角→第2肋骨とたどっていくのが，肋骨を最も正確に数える方法です．鎖骨から数える人もいますが，この方法では正確に数えられない場合があるので，胸骨角から第2肋骨を見つける方法をぜひ覚えてください！　臨床でよく遭遇する心電図の電極を正しい位置に貼るのにも役立ちます．ちなみに，第1肋骨は鎖骨の下にあるので触れられません．

肋骨と肋骨の間は肋間とよばれ，第2肋骨の下が第2肋間，第3肋骨の下が第3肋間……というように，上から順番に数えていきます．まず自分の身体で第10肋骨まで数えてみましょう．側胸部で触れていくとわかりやすいと思います．第11肋骨と第12肋骨は胸骨とはつながっていません．

❷ **背面の目印1：第7頸椎** —— 背面は肋骨がわかりにくいので，背中の中心にある椎骨の棘突起を数えるとよいでしょう．首を前に傾けてください．頸の後ろに突起が触れると思いますが，最初に触れる一つ目の突起が**第7頸椎棘突起**で，その下が**第1胸椎棘突起**です（図4-3）．

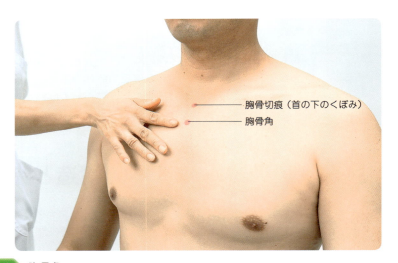

図4-1　胸骨角

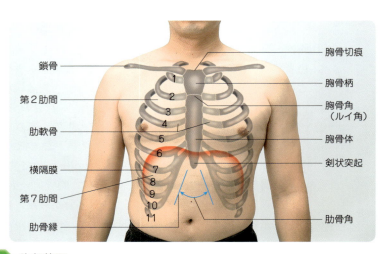

図4-2　胸郭前面

hajimete no physical assessment

❸ **背面の目印2：肩甲骨角** ── 通常では，肩甲骨の下の角（**肩甲骨角**）が第7肋骨，第7肋間または第8肋骨に位置することを覚えておきましょう（**図4-4**）．

❹ **縦のラインの目印** ── ❶～❸で紹介した目印はすべて横のラインですが，縦のラインとしては前面から見た場合，正中にある**胸骨中央線**，鎖骨の中心から下にのびる**鎖骨中央線**（鎖骨中線）が，側面（横）から見た場合は，**前腋窩線**，**中腋窩線**，**後腋窩線**が，背面から見た場合は，中心を通る**椎骨線**（脊椎中線），肩甲骨角を通る**肩甲骨線**が目印として重要です（**図4-5**）．

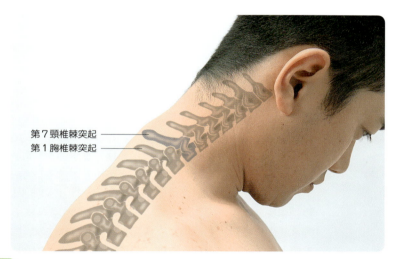

図4-3 第1胸椎棘突起

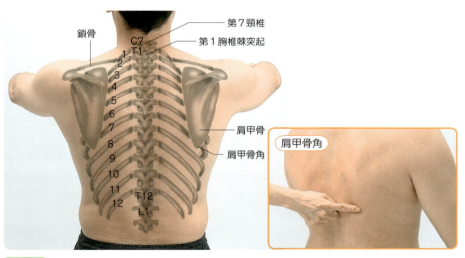

図4-4 胸郭背面と肩甲骨角（第7肋骨・肋間または第8肋骨）

第4章 胸部・呼吸器系のアセスメント

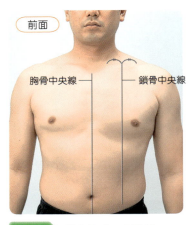
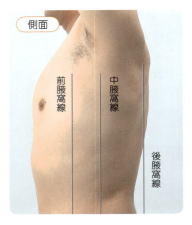
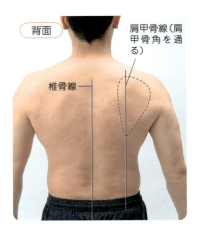

図4-5　縦のラインの目印

2 肺の正常な位置

　皆さんが解剖生理学のテキストで見る図は平面図ですが，私たちの体内にある臓器は決して平面ではありません．もちろん肺も立体的な構造をしています．フィジカルアセスメントを行うにあたっては，まず肺が胸郭内に立体的にどのように位置しているのか，ぜひ3Dでイメージができるようになってください．

　肺は前面から見た場合，その上部（肺尖部）は鎖骨上に位置し，下部（肺底部）は，鎖骨中央線上で第6肋骨（図4-6の●印），前腋窩線上で第7肋骨，中腋窩線上で第8肋骨の位置にあります．背面から見た場合では，上部は第7頸椎の位置にあり，下部は第10胸椎棘突起まで，肩甲骨線上では第10肋骨の位置に達します．また，肺は呼吸によって移動しますが，深く息を吸うと第12肋骨の位置まで下降します（図4-7）．

　肺は右肺が上葉・中葉・下葉の3葉，左肺が上葉・下葉の2葉に分かれているのは皆さんもご存じのとおりですが，それぞれが身体内でどのように位置しているかを，もう一度図4-6・7・8で確認しましょう．

　体表面から体内のおおよそのイメージをつけることはとても重要ですが，特に肺のフィジカルイグザミネーションを行ううえで知っておいてほしいことは，右肺は前面からは上葉・中葉・下葉の3葉のどの部分にもアプローチできるが，背面からでは上葉・下葉の2葉にしかアプローチできないという点です（図4-6・7）．もし中葉に明らかな炎症所見がある場合，前面から呼吸音の聴診を行わなくてはいけません．

　また下葉に関しては前面からより背面からのほうがよりアプローチしやすいことが図4-6・7・8からわかると思います．背面はほぼ下葉で占められていますよね．特に寝たきりの患者さんなどでは下肺野に炎症が起こる場合が多いので，背面からの聴診は重要であり，寝たきりで起きられない患者さんや横を向くことができない患者さんでも，下から聴診器を入れて背面の聴診を行う必要があります．つまり，呼吸音・肺の聴診を正確に行うためには，前面・側面と背面の全てを聴診しなくてはならないのです．

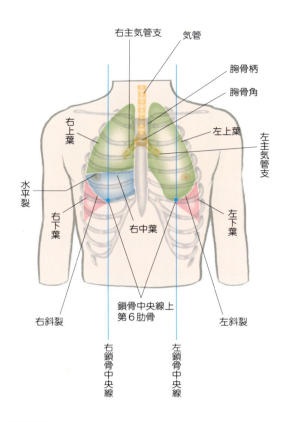

図4-6 肺・肺葉・気管分岐部の位置（前面）

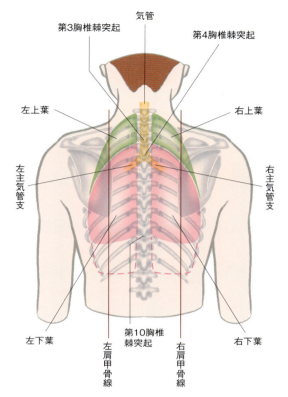

図4-7 肺・肺葉・気管分岐部の位置（背面）

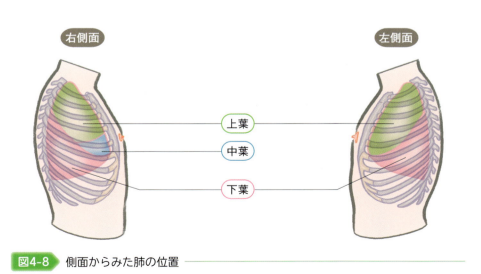

図4-8 側面からみた肺の位置

第4章 胸部・呼吸器系のアセスメント

3 気管の正常な位置

気管は，前面から見た場合，ちょうど胸骨角の高さで左右の主気管支に分岐します（図4-6）．背面からでは肩甲骨の間，第4胸椎棘突起の位置にあたります（図4-7）．この後で詳しく説明しますが，この部分は呼吸音の聴診のときに「気管支肺胞呼吸音」が聴取される部位なので，覚えておいてください．

4 呼吸器系の機能とフィジカルアセスメントの考え方

私たち人間にとっての呼吸の意義と呼吸のメカニズムの基本については第1章で説明しましたが，ここでもポイントだけ説明します．

● 呼吸の機能

私たちの生命維持に欠かせないガス交換のために呼吸器系の働きがありますが，これらを調節しているのが，延髄，橋に存在する「呼吸中枢」です．呼吸中枢は，血液ガスの情報（動脈血酸素分圧の低下とpHの低下，動脈血二酸化炭素分圧の上昇など）を感知し，横隔膜を主体とする呼吸筋に働きかけ，換気運動をコントロールします（図4-9）．

● 呼吸のフィジカルアセスメントの考え方

呼吸中枢に影響を与える血液ガス分析値や呼吸中枢である延髄，橋の状態を外部からのフィジカルアセスメントで直接観察することはできませんが，ガス交換に大きな影響を与える「換気」の状態を観察することはできます．呼吸のフィジカルアセスメントの目的は，この「換気」状態をアセスメントすることです．そのため，換気のメカニズム，換気に影響を与える呼吸筋や補助呼吸筋について，また呼吸音が意味することなどの基本的な知識を大切に，アセスメントに活かしましょう．

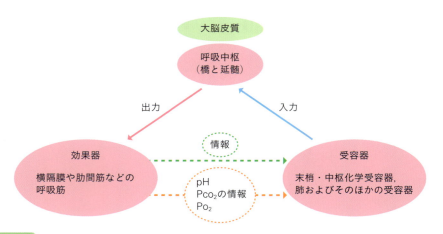

図4-9　呼吸調節系の模式図

（桑平一郎：呼吸の機能．新体系看護学全書 疾病と治療1 呼吸器．髙橋和久編．メヂカルフレンド社，2018，p11より引用）

2 胸部・呼吸器系のフィジカルアセスメント

胸部・呼吸器系に関する問診

1 問診

それでは実際のフィジカルアセスメントについてみていきましょう．胸部・肺の問診では，以下のポイントを参考に患者さんに話を聞きます．

胸部・呼吸器系に関する問診のポイント

1. **呼吸困難，息切れの有無**：呼吸困難は自覚的な症状なので，どの程度の息苦しさなのか，本人の表現で記録するとよいでしょう（たとえば「階段を上がるときに息苦しい」「早く歩くと息苦しくなる」「息が吸えない感じがする」「胸がバクバクする」など）．また，いつから起こったのか，その経過も聞きます．呼吸困難を客観的に表わした指標（ヒュー・ジョーンズの呼吸困難度；表4-1）を活用してもよいでしょう．
2. **咳嗽の有無**：咳嗽（咳）は，痰を伴わない「乾性咳嗽」と，痰を伴う「湿性咳嗽」とに分けられます．どちらの種類の咳なのか，いつから起こったのか，またどのくらいの頻度で出現するのか，出現時間（一日中起こるのか，夜間横になったときに起こるのか，など），咳に対しての薬の服用の有無などを確認します．
3. **喀痰の有無**：痰が出る場合は，性状（色，粘稠度），量についても確認します．痰は疾患の状況をよく表わすものですから，よく確認し，必要時には性状を観察するようにしましょう．
4. **胸痛の有無**：胸痛は，呼吸器系だけでなく心臓や腹部臓器の異常など様々な原因で起こりますが，胸痛がある場合は，痛みの性質や痛みの部位，いつから起こったのか，痛みの持続時間，痛みの誘因の有無などについて確認します．
5. **既往歴**：アレルギー，呼吸器系の疾患の既往，治療の経験の有無を確認します．
6. **喫煙歴**：呼吸器疾患と喫煙の関係は重要です．喫煙歴がある場合には1日にどのくらいの本数を何年吸っていたかを確認します．喫煙の指標*は，「1日に吸う本数×喫煙年数」で計算されます．
7. **生活・職場環境**：数年前には「アスベスト」が話題になりましたが，生活環境や職場の環境が呼吸器系に影響を及ぼすことも多いため，必要時には環境に関しても聴取を行います．

*喫煙の指標：「1日に吸う本数×喫煙年数」で算出される数字を喫煙指数（ブリンクマン指数）といい，喫煙指数400以上では非喫煙者より有意に肺がんのリスクが高まるとされている．その他，値が大きいほど呼吸器をはじめとした種々の疾患に罹患するリスクが高くなるとされる．

表4-1 ヒュー・ジョーンズの呼吸困難度

Ⅰ度	同年齢の健常者と同様の労作ができる（正常）
Ⅱ度	平地では同年齢の健常者と同様に歩行ができるが，坂道や階段では息切れする（軽度）
Ⅲ度	平地歩行も健常者並みにはできないが，自分のペースならば1.6km以上歩ける（中等度）
Ⅳ度	平地も休み休みでなければ50m以上歩けない（高度）
Ⅴ度	会話や衣服の着脱など，身の回りのことをするにも息切れを自覚する．息切れのために外出もできない（きわめて高度）

2 呼吸器系で大切な客観的指標

胸部や肺の観察以外にも，呼吸器系の状態を知るための手がかりとなる客観的な指標があります．アセスメントの精度をより高めるためにも必要となる大切な指標ですので，忘れずに確認してください．

❶ **ばち状指・チアノーゼの有無** ── 正常では爪の角度は160°以内ですが，慢性呼吸不全や循環器疾患では，図4-10のような**ばち状指**（指先が太鼓のバチのような形に膨れて，180°以上の角度がある状態）となる場合があります．このため爪の観察も必要です．また，チアノーゼ*の有無も爪床の色で見る場合が多いので，特に呼吸器系のアセスメントでは爪の観察が重要です．チアノーゼは必ずしも呼吸器系の疾患，病態のみで起こるものではありませんが，多くの呼吸器系疾患でみられる重要な症状の一つですので，その意味をよく理解しましょう（表4-2）．

❷ **胸部X線像** ── 患者さんの肺がどのような状態にあるのか，炎症の有無や位置，胸水貯留がある場合はどの部位にどの程度あるのか，という情報を得ることにより，患者さんの呼吸状態を客観的に推察することができます．打診や呼吸音聴診などのフィジカルイグザミネーションの結果も，この胸部X線像と併せて評価することが可能になるので，積極的に確認しましょう．

❸ **動脈血酸素飽和度（SaO_2，SpO_2）** ── SaO_2は総ヘモグロビンに対する酸化ヘモグロビンの割合のことでしたね．第1章（p.29）ですでに説明したように，最近ではベッドサイドで簡便にこの値を測定できるパルスオキシメーターとい

*チアノーゼ：毛細血管内の還元ヘモグロビン（酸素を放出したヘモグロビン）濃度が5g/dl以上になった時に出現する，皮膚・粘膜が暗紫色・暗赤色になる状態．口唇と爪床に著明に現れる．原因には，肺もしくは心臓の機能不全による中枢性と，末梢血管における循環障害による末梢性がある．チアノーゼの発現は還元ヘモグロビンの絶対量により規定されるので，貧血のある患者では元来ヘモグロビン総量が低下しているため出現しにくく，逆に多血症の患者では出現しやすいことに注意が必要である．

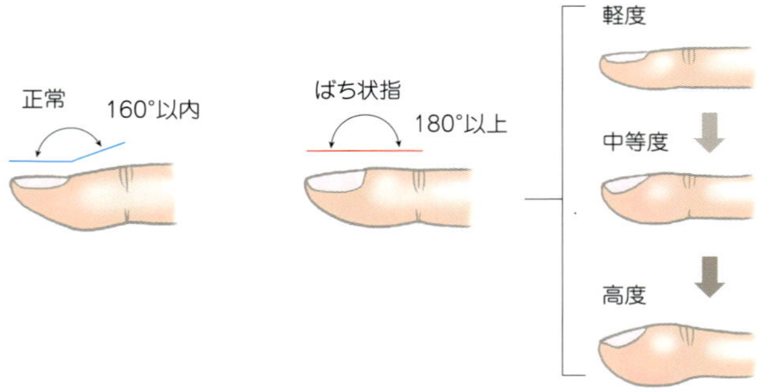

図4-10 ばち状指

表4-2 チアノーゼの分類と基礎病態

中心性チアノーゼ	動脈血の酸素化が十分に行われないため，動脈血酸素含量が低下した結果，還元ヘモグロビンが増加して発現する．口唇や頬部粘膜で最もよく観察できる．	換気血流比不均等を生じる肺疾患（肺炎，肺がんの進展例，高度COPD，肺高血圧，肺血栓塞栓症，間質性肺炎，気管支喘息，ARDS）
		右左シャントを伴う疾患（肺動静脈瘻，ファロー四徴症，心房中隔欠損症）
		急性心不全（肺水腫）
末梢性チアノーゼ	動脈血酸素含量は正常，あるいは低下しても僅少．四肢末梢，顔面などに限局して発症する．	ショックや末梢血管障害による末梢循環障害
		局所静脈還流障害：上大静脈症候群（SCV症候群），末梢静脈瘤，レイノー症候群，トレンデレンブルグ位，痙瘡，寒冷曝露

（十合晋作：チアノーゼ，新体系看護学全書 疾病と治療1 呼吸器，高橋和久編，メヂカルフレンド社，2018，p49 より引用）

う器具も普及しています．このパルスオキシメーターで測定した値をSpO2とよび，動脈血から直接得られた値（SaO_2）とは区別していますが，患者さんの呼吸状態を客観的に示す指標としては欠かせません．呼吸状態の観察と併せて測定してください．

胸部・呼吸器系のフィジカルイグザミネーション

1 視　診

呼吸器系のアセスメントの基本は，第1章「バイタルサインのアセスメント」でみたように，患者さんの呼吸状態の観察です．どのような場合でも，まずは呼吸状態を確認しましょう．

胸部・呼吸器系の視診のポイント

1. **呼吸状態**：呼吸状態の観察項目は，全体の様子，1分間の呼吸数，呼吸の型，リズム，深さ，などです（第1章 p.26参照）．これらの観察は呼吸に関するフィジカルイグザミネーションの基本であり，対象者の換気状態の基本情報となりますので，どのような場合でも最初に必ず行います．正常所見について，もう一度復習しておきましょう．
2. **皮膚の状態**：基本的に上半身の着衣はすべて脱ぎ，肌を露出してもらいます．そのため，室温，患者さんの安楽には特に配慮してください．そのうえで皮膚の色，皮膚の異常（瘢痕や潰瘍）の有無を観察します（図4-11）．
3. **胸郭の形状**：正常では，鎖骨，肋骨は左右対称です．鎖骨，肋骨の左右対称性に注意し，また胸郭の形態に異常がないかを観察します．
   〈異常所見〉鳩胸，漏斗胸，脊柱側彎，脊柱後彎など（図4-12）．※重症な胸郭の変形がある場合は，胸郭の拡張が制限されるため換気に影響する．
4. **胸郭の前後径と横径の比**：図4-13のように前後径と横径のおよその比を，手を使って比べましょう．正常では前後径：横径＝約1：2です．ただし，前後径は加齢とともに厚くなる傾向にあります．
   〈異常所見〉肺気腫などでは，肺の過膨張に伴い前後径が大きくなり「ビア樽状胸」とよばれる典型的な状態を呈する（図4-12ｂ）．

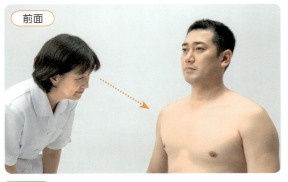
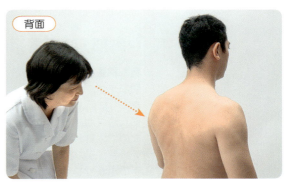

図4-11 胸部皮膚の視診

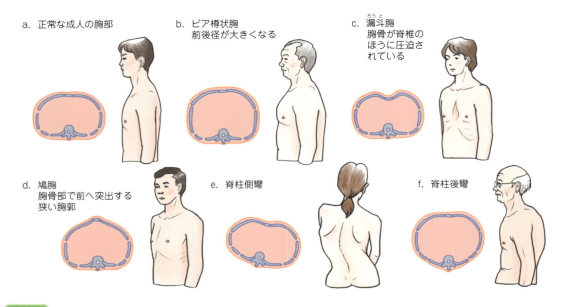

図4-12 胸郭の形状

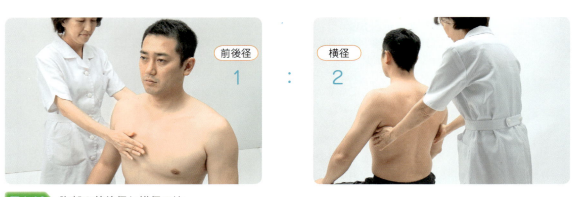

図4-13 胸郭の前後径と横径の比

2 触診

 胸部・呼吸器系の触診のポイント

1 **胸郭拡張**：呼吸状態の観察（視診）で胸郭の広がりの左右対称性をみることも大切ですが，手を添えることでよりはっきりと胸郭の広がりや左右対称性を確認できます．前面からの場合，手は肋骨弓の下付近に（図4-14a），背面からでは肺の下部，第10肋骨付近に軽く添えます（図4-14b）．肩甲骨角の位置が第7～8肋骨なので，第10肋骨はその少し下と覚えましょう．どちらの場合でも，手はごく軽く患者さんの身体に添え，大きめの呼吸をしてもらい，その呼吸に合わせて自分の手の広がりを観察します．見るべきポイントは，広がりの左右差の有無と広がりの大きさです．正常では，左右の母指が対称性に3cm程度広がります（図4-14）．

> **異常所見** 片側に肺炎や胸膜炎，気胸，無気肺がある場合には，患側の胸郭の広がりが制限される．また，肺気腫などでは広がりが異常に小さくなる．
>
> **2 声音振盪音（音声伝導）**：患者さんの胸壁に手を置き，患者さんに低めの声で「ひとーつ，ひとーつ」と発声してもらい，その声の響きを触診することで胸腔内の状態を観察する方法です．声音振盪音は大きめの振動として触れることから，指先ではなく図4-15のように指の付け根で（序章図4（p.7）参照），上から下へ左右対称に触れていきます．片手で触れても，また両手で左右一緒に触れてもかまいません．**正常では，響きが左右対称に触れ，上のほうで強く，下にいくほど弱くなり，横隔膜下では触れません**．また，やせた人で響きやすく，肥満の人や筋肉質の人では響きにくい傾向があります．
>
> **異常所見** 左右非対称．肺炎などの炎症がある部位ではその部位の音の伝導がよくなるため強く触れ，逆に肺気腫，気胸，胸水などでは音の伝導が妨げられるため弱く触れる．
>
> **3 胸壁全体の触診**：指先で胸壁全体を触れ，圧痛や皮膚の異常の有無を確認します．
>
> **4 皮下気腫**：気胸や気管切開，胸腔ドレーン挿入後などに，胸腔内に漏れた空気が皮下組織に入ったものです．空気は上方に貯留するため，鎖骨上窩で触れることが多いです．指腹を皮膚に押し付けると「ブチブチ」と泡がつぶれたような感触があるものです．正常ではみられません．

a．前面

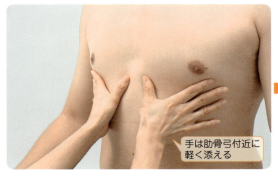 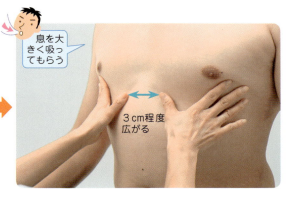

b．背面

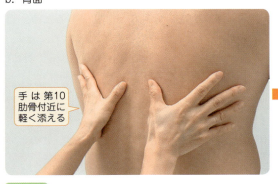 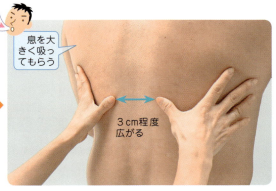

図4-14　胸郭拡張

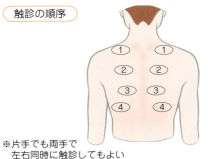
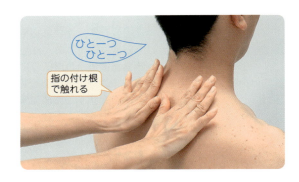
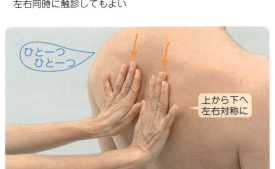
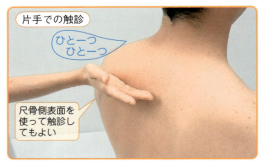

図4-15 声音振盪音の触れ方と順序

3 打 診

　胸郭上（背面を含む）の皮膚をたたき，その打診音で胸郭内部の状態を推察する方法です．胸部の打診には，

❶肺野全体の打診
❷横隔膜の位置の確認，横隔膜の動きの評価

の2つがあります．
　横隔膜の動きの評価では特に，患者さんに息を止めてもらう必要があるため，患者さんに負担がかからないように，短時間で行えるようにしなくてはいけません．そのためにも，確実に打診音を判別できるまで練習が必要です．序章（p.8, 表2・図6）を参照し，打診音についてもう一度確認しておきましょう．

 胸部・呼吸器系の打診のポイント

1 **肺野全体の打診**：図4-16のように，上から下へ，左右対称に打診します．このとき，肩甲骨は打診せず，肋骨をよけて肋間をたたいていきます．**正常では，肺野では共鳴音（清音）となり，肩甲骨や肋骨など骨の部分では濁音となります**．また肝臓などの内臓上でも濁音となります（図4-16）．ただし，打診結果も患者さんの体格（やせ型，肥満体型）で違ってきます．その人にとって正常かどうかを判断するためには「左右対称」に打診することが最も大切です．

異常所見 肺気腫では肺の過膨張が起こるため，過共鳴音（共鳴音が亢進した状態）となり，肺炎，胸水貯留，腫瘍，無気肺では濁音となる．正常な肺野で濁音が聴かれたら，このような異常の可能性があるが，打診結果だけで判断せず，聴診を行い，より正確なアセスメントにつなげる必要がある．

2 **肺の下界（横隔膜の位置）の決定**：肺野全体の打診は上から左右対称に行いますが，横隔膜の濁音界を決定するときは，肩甲骨のやや下から，肋間を下方へ打診していきます．すると共鳴音から濁音に変化する部位があり，ここが横隔膜の位置（肺の下界）となります．普通呼吸時には第10肋骨付近に位置し，左右差はほとんどありません（ただし肝臓があるため右側がやや高いことがあります）．このような簡単な検査ですが，患者さんの「呼吸面積」が推定できるという意義があります．

異常所見 胸水貯留や無気肺がある場合には肺の下界が上昇することがある．また肺気腫では，肺の過膨張のために肺下界が下がる．

3 **横隔膜の動きの評価**：患者さんに息を完全に吐き出してもらい，呼吸を止めてもらったところで上から下に打診し，濁音に変わった位置に印をつけます．この位置は，横隔膜が最も高い位置となります（図4-17a）．次に，大きく息を吸ったところで止めてもらい，印より下方で濁音に変わったところに印をつけます．この位置が，肺が膨張し，横隔膜が最も下がった位置です（図4-17b）．そしてこの2つの印の距離を定規で測ります．正常では3〜5cmで，左右差はありません．この検査によって，横隔膜の動きが制限されていないかどうかが推定できます．

異常所見 胸水貯留や肺底部の無気肺では，動きの制限や左右差が認められることがある．

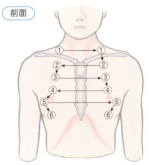
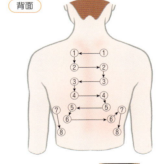

打診の順序　前面　背面

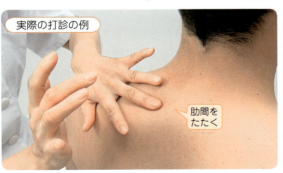
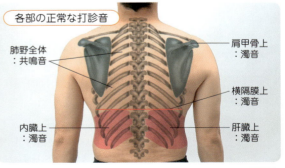

実際の打診の例　肋間をたたく

各部の正常な打診音　肺野全体：共鳴音　肩甲骨上：濁音　横隔膜上：濁音　内臓上：濁音　肝臓上：濁音

図4-16　肺野全体の打診方法と順序，正常な打診音

a．呼気時
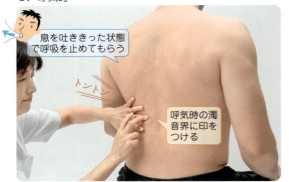

b．吸気時
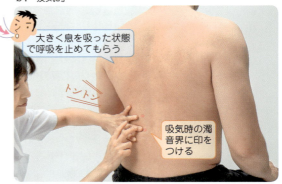

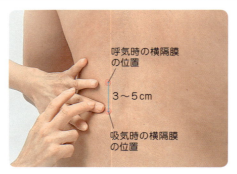

図4-17　横隔膜の動きの評価

4 聴　診

　呼吸音の聴診は，胸壁に置いた聴診器から，吸気・呼気に伴う気道内の空気の流れを直接聴く技術です．呼吸音は，何らかの原因による気管・気管支の狭窄や閉塞，肺実質，胸膜などの病変により変化するので，呼吸音を聴診することで非常に重要な情報が得られます．したがって，呼吸器系のフィジカルイグザミネーションにおいては，触診，打診は省略しても，聴診は必ず行うべきものです．患者さんの換気状態を最も反映するのが聴診だからですが，音の聴き分けは難しく，経験を積むことが何より大切です．皆さんはまず正しい聴診方法を身につけ，臨床場面で積極的に活用してください．

●正常な呼吸音とは

　聴診の目的は，呼吸音が正常かどうかを判断することです．そのためには，まず「正常」の状態を理解しておく必要があります．
　正常な呼吸音には①肺胞呼吸音，②気管支肺胞呼吸音，③気管（支）呼吸音の3つがありますが，それぞれ聴くことができる部位が決まっています（図4-18）．
　❶肺胞呼吸音──肺野全体で聴取される音であり（図4-19a），その特徴として，

吸気：呼気の割合が約3：1と，吸気がよく聴かれ，柔らかい低い音質です．
- ❷ **気管支肺胞呼吸音** ── 気管分岐部付近で聴取される音で（図4-19b），吸気：呼気の割合は約1：1，音質は肺胞呼吸音よりやや高めです．
- ❸ **気管（支）呼吸音** ── 頸部の太い気管部位で聴かれる音で（図4-19c），吸気：呼気は約2：3と呼気のほうがよく聴かれ，高調な粗い音です．また吸気と呼気の間にはっきりとした切れ目があるのも特徴です．

　これらの音を聴き分けるためにも，**聴診時には，吸気と呼気の両方を聴き**，その割合，吸気と呼気の間の切れ目があるかどうかに注意してください．**本来，肺胞呼吸音を聴くことができる肺野で，気管支肺胞呼吸音や気管（支）呼吸音が聴かれる場合は異常です**．このような場合は，聴診部位の肺野に炎症が起きている可能性があります．炎症部位では音の伝導がよくなり，気管や気管支からの音が肺野に伝わりやすくなるためです．

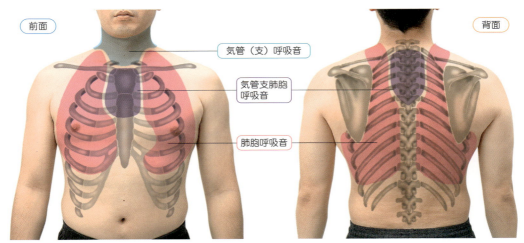

図4-18 正常聴診音

a．肺野：肺胞呼吸音が聴かれる　　b．気管分岐部：気管支肺胞呼吸音が聴かれる　　c．頸部気管上：気管（支）呼吸音が聴かれる

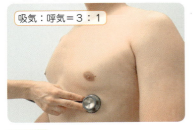 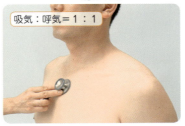 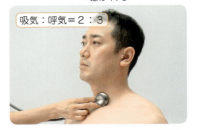

図4-19 呼吸音の聴診

胸部・呼吸器系の聴診のポイント

1. **患者の体位**：聴診は基本的に前面と背面の両方で行う必要があります．前面の聴診は座位または仰臥位で行い，背面の聴診は座位または側臥位で行うのがよいでしょう（図4-20）．
2. **聴診器の使い方**：聴診器の膜式をできるだけ皮膚に密着させましょう．やせた人には，小児用の聴診器を使ったほうがよいでしょう．
3. **聴き方**：口呼吸のほうが呼吸音を聴きやすいため，可能であれば患者さんに大きめの口呼吸をしてもらいます（図4-21）．また必ず1か所で呼吸の1サイクル＝吸気と呼気の両方を聴くようにします．
4. **聴診部位と順序**：図4-22のように上から下へ左右対称に，打診と同様，肩甲骨や肋骨などの骨を避けて聴診します．肺野全体を聴診するために，図4-6，7，8をイメージしながら聴診しましょう．

   聴診で聴くべきポイント：正常では左右差はなく，呼吸音の減弱，増強はありません．また聴取した部位で聴かれるべき音以外は聴かれないということをよく理解しましょう．つまり肺野全体では肺胞呼吸音しか聴かれず，気管分岐部のみで気管支肺胞呼吸音，気管部で気管呼吸音が聴取されるということです．また正常では副雑音は聴取されません．これらのことを頭に入れながら，左右対称に聴診器を当て，1か所で必ず吸気，呼気の最低1サイクルを聴き，左右差がないかどうか，聴取部位で聴かれるべき音であるかどうか，副雑音がないかどうかに注意しながら，呼吸音の聴診を行います．

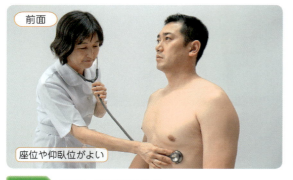
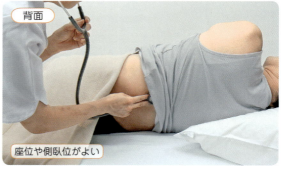

図4-20 胸部・肺の聴診体位

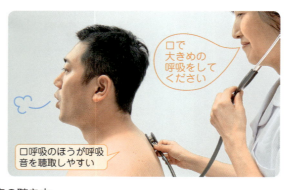

図4-21 呼吸音の聴き方

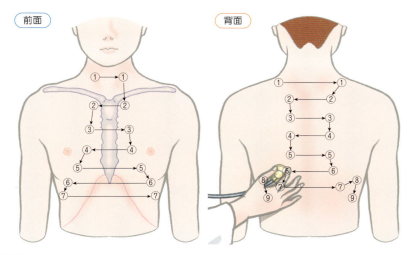

図4-22 聴診部位と順序

● 呼吸音の聴診

実際の聴診では，表4-3に示したポイントに沿って聴きましょう．呼吸音の異常には，

❶呼吸音の減弱・消失
❷呼吸音の増強
❸呼気延長
❹気管支呼吸音化
❺副雑音

表4-3 呼吸音の聴診のポイント

	聴診のポイント	正常所見	異常所見
正常な呼吸音かどうか	・聴取部位と聴取される呼吸音との関係	気管部：気管（支）呼吸音 気管分岐部：気管支肺胞呼吸音 肺野全体：肺胞呼吸音	肺野で気管（支）呼吸音や気管支肺胞呼吸音が聴取される →炎症を示唆
	・呼吸音の減弱・消失の有無，左右対称性	呼吸音は左右対称に聴取され，減弱・消失はない	左右差，減弱・消失部位がある →無気肺，胸水貯留時，気胸など
	・呼吸音の増強の有無，左右対称性	呼吸音は左右対称に聴取され，増強はない	左右差，増強部位がある →肺炎，肺線維症など呼吸困難時換気量が増大→呼吸音増加 腫瘍など気管支閉塞→閉塞側で減弱・消失，健側で代償性に増大
	・呼気延長の有無	吸気：呼気の割合は聴取部位により一定であり，呼気延長はない	正常の割合より呼気が延長している →気管支喘息，COPD
副雑音の有無	あれば ・部位 ・吸気・呼気時のどちらに聴かれるのか ・連続性か断続性か （高音か低音か） （音の性質）	正常では，副雑音が聴取されることはない．どのようなときでも，副雑音が聴取されれば何らかの異常を示している（表4-4参照）	連続性副雑音 ・低音性＝類鼾音（いびき音） ・高音性＝笛声音（ウィーズ）（wheeze） 断続性副雑音（クラックル）（crackle） ・細かい＝捻髪音 ・粗い＝水泡音

があります．何度も強調しているように，一口に「正常」といっても個人差が大きいので，左右対称に聴くことでその差を確認し，異常を発見できるようになってください．

副雑音は，正常では聴かれない音なので，これが聴かれた場合は明らかに異常といえます．その種類は表4-4のとおりで，その原因疾患には様々なものがあります．

表4-4 副雑音の種類

	副雑音の種類	音の特徴	原因疾患・病態
連続性副雑音	・低音性連続性副雑音 （類鼾音，いびき音， ロンカイ rhonchi）	低調な連続性副雑音 いびきに似ている音 ※主に呼気時に聴かれる	比較的太い気管支の一部に狭窄がみられるとき →痰などの分泌物貯留 　腫瘍などによる気管，気管支狭窄
連続性副雑音	・高音性連続性副雑音 （笛声音，wheeze） ウィーズ	ピーピーという高調な連続性副雑音 ※主に呼気時に聴かれる	細い気管支の狭窄があるとき →気管支喘息（代表例） 　腫瘍による気管，気管支狭窄， 　肺気腫
断続性副雑音	・細かい断続性副雑音 （捻髪音， ファインクラックル fine crackle）	細かい，比較的高調な断続性副雑音．髪の毛を耳の前でこすり合わせたようなパリパリとした音 ※吸気時に聴かれるのが特徴	呼気時に液体で満たされた肺胞が吸気時に気流が開放され，プツプツはじけるような音がする →うっ血性心不全初期，肺炎初期，肺水腫初期
断続性副雑音	・粗い断続性副雑音 （水泡音， コースクラックル coarse crackle）	低調で粗い断続性副雑音 ブクブク，ブツブツという音 ※吸気時に著明に聴かれる	液体の中を通過する空気の動きにより，粗いはじけるような音がする →肺水腫，うっ血性心不全， 　肺炎，痰の貯留時

・　・　・

呼吸に関するフィジカルアセスメントは，呼吸器系疾患の患者さんに限らず様々な場面で要求されるものです．しかし，その方法を知ったからといって，すぐに活用できるわけではありません．初学者の皆さんは，機会のあるごとに実際の患者さんの呼吸音を積極的に聴取し，経験を積んでいきましょう！

この章のまとめ

- 身近で健康な人を対象に，胸部・肺のフィジカルイグザミネーション（視診・触診・打診・聴診）をひととおり実施し，その結果を記録し，正常か異常かの判別をしてみましょう．
- 自分の技術，態度について，患者役の人にフィードバックをもらいましょう．

hajimete no physical assessment

事例動画 2 ： 呼吸のフィジカルアセスメント

呼吸のフィジカルアセスメントの流れを事例動画で観てみましょう．

事例 肺炎で入院中の患者
体動時呼吸困難，痰がからむ咳が時々出る．
呼吸が楽なようにファーラー位で臥床中．
受け持ち看護師として，バイタルサインの測定と共に呼吸器系のフィジカルアセスメントを行う．

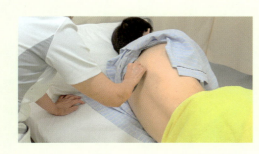

●本事例での呼吸のアセスメントの流れ

1. 患者への説明，測定・アセスメントのタイミングが適切であるかの確認
2. **主観的情報収集**：患者の疾患，病態に応じた主観的情報を問診で確認する
   今回の事例では，呼吸困難感，咳や痰の状態についての確認．
3. バイタルサイン測定・呼吸に関するフィジカルイグザミネーション
   ❶爪床部・口唇の観察：チアノーゼの有無，ばち状指の有無の確認．
   ❷酸素飽和度の測定：測定結果を評価し，患者にフィードバックする．
   ❸体温測定：効率的なバイタルサイン測定のため，時間がかかる体温測定から行う．
   ❹脈拍測定・観察：橈骨動脈の触診．
   ❺呼吸の観察：脈拍測定に続いて呼吸の様子，呼吸数，呼吸の深さ，リズムの観察を行う．
   ❻体温の確認：体温計を出し，値を確認・評価後患者にフィードバックする．
   ❼血圧測定
   ❽呼吸音の聴診：聴診器の膜型を直接皮膚に当て，前面，背部の両方から全肺野の聴診を行う．
   痰の貯留による気管支閉塞の有無，その部位に注意する．
4. 患者の状態確認，環境整備，退室

●本事例のポイント

呼吸のフィジカルイグザミネーションは，視診，触診，打診，聴診の4つの技術で様々な情報得る技術ですが，臨床場面では対象者の疾患や病態，症状に応じてこれらの技術を取捨選択し，目的に応じたアセスメントを行う必要があります．今回は呼吸困難，痰がからむ咳を訴えている例ですので，まずは問診により主観的情報を得てから，爪の観察や酸素飽和度の測定を行います．そして呼吸状態，換気状態のアセスメントのための視診，分泌物貯留による気管支閉塞の有無を確認するための聴診が必須の項目です．最終的にすべての情報を統合し，現在の患者の呼吸に関してのアセスメントを行いましょう．さらに聴診結果で分泌物の有無，部位を確認したら，痰の喀出を促すための看護ケアに活かし，再度の聴診で評価しましょう．

第4章　胸部・呼吸器系のアセスメント

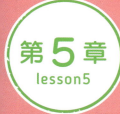

第5章 心臓・循環系のアセスメント

この章でまなぶこと

- ☑ 心臓・循環系の基本的な構造と機能を確認しよう．
- ☑ 末梢循環系（上肢・下肢）のアセスメントについて，何をみるのか，そのポイントと正常所見，主な異常所見を理解しよう．
- ☑ 頸部の血管のアセスメントについて，何をみるのか，そのポイントと正常所見，主な異常所見を理解しよう．
- ☑ 心臓のアセスメントについて，何をみるのか，そのポイントと正常所見，主な異常所見を理解しよう．

　第1章「バイタルサインのアセスメント」でも触れましたが，**循環**は人間の生命維持の基本です．皆さんも循環系のフィジカルアセスメントを行う機会は多いと思いますので，ぜひ解剖生理などの基本知識を理解したうえで，目的をもって患者さんをアセスメントできるようになってください．

1 心臓・循環系の基本的構造と機能

　第1章内の「脈拍・血圧のアセスメント」（p.30）の節でもお話ししましたが，まずは循環系のフィジカルアセスメントを行ううえで必要となる基本知識を復習しましょう．

　循環系の役割を一言で言うと「運搬系」といえます．循環系には，①ポンプの役割をもつ心臓，②経路となる動脈・静脈の血管系，③リンパ管，が含まれますが，ここでは臨床でもよく行われる①の心臓と②の血管系のフィジカルアセスメントを行うのに必要となる知識を中心に説明します．

1 心臓の基本的構造と機能

　心臓（heart） は握りこぶし大の大きさの臓器で，胸部のほぼ正中部，第2肋間～第5肋間付近に位置しています（**図5-1**）．心臓の上部を**心基部**，下部を**心尖部**とよぶことを覚えておきましょう（肺では上側を「肺尖部」といい，混乱しやすいので注意しましょう）．

　繰り返し強調しますが，フィジカルアセスメントを行う際は，目の前の患者さんの胸郭内にある心臓の位置や大きさ，弁，血管の位置を3Dでイメージしながら（実際には皮膚しか見えないのですが）行うことが大切です．そのためにも**図5-1**に示す構造の理解を大切にしてください．

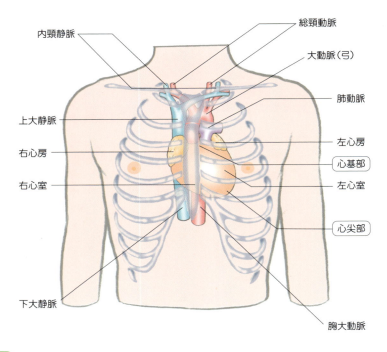

図5-1 心臓と主な血管の位置

　心臓の役割はただ１つ，「ポンプ機能」であり，心臓のアセスメントはこのポンプ機能を推定するために行います．

　心臓は２心房，２心室に分かれていますが，**ポンプ機能は心室**が担っています．また右心系，左心系の２つにも分けられ，**右心系が肺循環**＊，**左心系が体循環**＊を担っています．ですから血液を身体の隅々まで送らなくてはいけない**左心室のほうが，より強力なポンプ力を必要とする**ことは想像できますよね．実際に比較してみると，左心室の心筋の壁は右心室より厚くなっています（解剖学実習の機会があれば，ぜひ自分の目で確認してみてください！）．

　心臓には４つの弁があります．右心房と右心室の間の**三尖弁**，左心房と左心室の間の**僧帽弁**，右心室と肺動脈の間の**肺動脈弁**，左心室と大動脈の間の**大動脈弁**です（図5-2）．

　弁のはたらきは，血液の逆流などを防ぎ，**血液が一方向（心房→心室→動脈）のみに流れるように調整する**ことです．したがって「心臓の疾患」とは弁の問題であることが多く，弁の閉鎖不全，弁の狭窄がその主な原因です．たとえば僧帽弁閉鎖不全があると，左心室から左心房への血液の逆流が起こり，その結果心臓は正常より多くの血液を駆出しなくてはならず，これが続くことでポンプ機能の不全＝心不全という病態になるのです．

＊**肺循環**：小循環ともいう．右心室から肺動脈（静脈血が流れる）→肺（炭酸ガスと酸素の交換が行われる）→肺静脈（動脈血が流れる）を経て左心房に還る循環経路のことで，血液の酸素化を行う役割をもつ．p.25参照．

＊**体循環**：大循環ともいう．左心室から大動脈→組織→大静脈を経て右心房に還る循環経路のことで，全身に血液を供給する役割をもつ．

hajimete no physical assessment

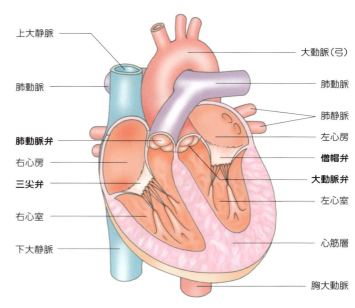

図5-2　心臓の内部，各弁の位置

● 心周期

　心臓は、収縮と拡張を繰り返す臓器ですが，1回の拍動で，心房と心室が収縮してから拡張するまでの過程を**心周期（cardiac cycle）**とよびます（図5-3）．

　拡張期には心室は弛緩して，房室弁*（三尖弁，僧帽弁）が開放して心室に血液が充満します．拡張期は心周期の約2/3を占めます．

　引き続いて心室の収縮が始まります．心室内圧の上昇に伴い，房室弁が閉鎖し，左心室内の圧量が大動脈圧を超えると，動脈弁*（肺動脈弁，大動脈弁）が開放し，左心室の血液が大動脈へ，右心室の血液が肺動脈へ駆出されます．心室内圧が大動脈圧，肺動脈圧より低くなると動脈弁が閉鎖します．収縮期は拡張期より短く，心周期の約1/3です．

　心臓のアセスメントのポイントの一つは心音聴取ですが，正常心音にはⅠ音とⅡ音の2つがあり，Ⅰ音が房室弁（三尖弁，僧帽弁）の閉鎖に伴う音，Ⅱ音が動脈弁（肺動脈弁，大動脈弁）閉鎖に伴う音です（図5-3）．「心臓のフィジカルアセスメント」の項で詳しく後述しますが，心音聴診では，このⅠ音，Ⅱ音の聴き分けが大切になります．このときに，先に説明した収縮期，拡張期の長さの違い（収縮期のほうが短い）も聴き分け方のポイントになるので，よく覚えておいてください．

　また，心音聴取のときに，各弁の閉鎖と血液の流れをよくイメージすることが大切なので，図5-3をしっかり理解してくださいね．

*房室弁：心房と心室を隔てる弁のことで，三尖弁と僧帽弁の総称．

*動脈弁：心室と動脈を隔てる弁のことで，大動脈弁と肺動脈弁の総称．3枚の半月形の弁が合わさったように形成されていることから，半月弁ともいわれる．

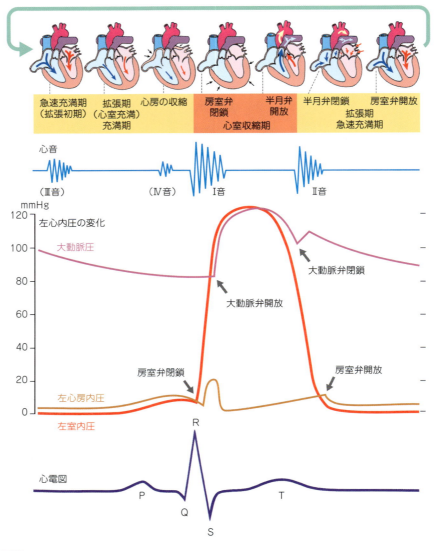

図5-3　心周期

2 血管系の基本的構造と機能

　循環系の役割は「運搬」であるとお話ししましたが，心臓のポンプ作用により身体の末梢組織にまで酸素，栄養素を行き渡らせ，不要な二酸化炭素や老廃物を運び出す「道路」の役割をするのが血管系（動脈，静脈）です．

　心臓から大動脈に駆出された血液は，次々に枝分かれする中・小・細動脈を経て毛細血管に至り，毛細血管で組織細胞との物質交換が行われます．動脈は心臓から駆出された血液が直接流れ込み，高い圧を受け止める必要があるため，構造上の特徴として，壁は厚く弾力性に富んでいます（p.30参照）．

組織細胞との間で物質交換を終えた血液は，細静脈を通り，徐々に太くなる静脈を通過し，上・下静脈から右心房に，4本の肺静脈から左心房にそれぞれ流入します．静脈の内圧は低いので静脈壁は薄い構造ですが，内腔は動脈より大きく，心臓への還流を助けるために太い静脈では弁（静脈弁）がついているのが特徴です．

静脈は動脈と比較して血流の速度も遅く，停滞を起こしやすいため，このような弁や筋肉ポンプ*のメカニズムもありますが，それでも血液量の増加による静脈内圧の上昇や弁の障害，血栓などによって静脈瘤*ができることがあります．特に下肢では多くみられるので，その観察が末梢循環系のフィジカルアセスメントのポイントの一つとなります．

*筋肉ポンプ：筋肉が収縮する際に，静脈を圧迫して血液を押し上げる作用のことをいう．
*静脈瘤：静脈弁の脆弱性や静脈内圧の上昇などが原因で血液がうっ滞し，静脈壁が部分的に拡張した状態をいう．下肢静脈に好発する．

3 頸部の血管

動脈，静脈のフィジカルアセスメントでは，末梢循環系のアセスメントとして四肢（上肢・下肢）の動脈，静脈のアセスメントを行います．しかし頸部の動脈，静脈は心臓に最も近く，他の血管系より心臓の状態をよく反映することから，観察する意義が特に大きいため，四肢（末梢）とは別にアセスメントを行います．

頸部で重要な血管は，動脈では頸動脈（左・右総頸動脈），静脈では内頸静脈，外頸静脈です（図5-4）．

● 頸動脈

頸動脈は，気管と胸鎖乳突筋の間の深い場所に位置しています．循環系のフィジカルアセスメントの目的の一つは心臓のポンプ力の推定だとお話ししましたが，脈拍のなかでも心臓に最も近い頸動脈を触診することは，この心臓のポンプ力の推定に非常に大切です．ですから皆さんにもいざという時すぐに頸動脈の触診を行えるようになってほしいのですが，そのためにも知っておくべき注意点が2つあります．

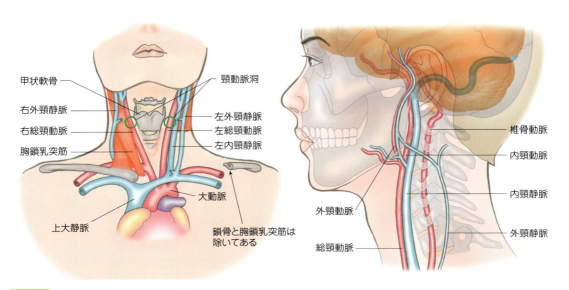

図5-4 頸部の血管

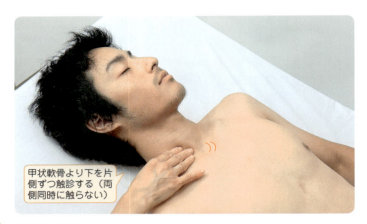

図5-5 頸動脈の触診

❶ **頸動脈洞を避ける** ── 総頸動脈は甲状軟骨の高さ付近で内頸動脈と外頸動脈に分岐します．内頸動脈の起始部に頸動脈洞という圧受容器があり（図5-4），ここを強く圧迫すると血圧低下や徐脈を引き起こす危険性があるため，頸動脈の触診はこの部位を避けて，頸の下半分か上部を触知します．

❷ **左右同時に圧迫しない** ── 頸動脈を左右同時に圧迫すると脳の虚血を招き，失神する危険性があるため，頸動脈の触診は必ず左右片方ずつ行います（図5-5）．

● 頸静脈

右心房と頸静脈の間には弁がないことから，頸静脈は右心系の状態をよく反映しており，そのアセスメントの意義は高いといえます．特に内頸静脈は右心内圧を反映していることから，頸静脈圧測定でも使用される静脈です．

また，内頸静脈は胸鎖乳突筋の内側にある深在系静脈であるため，通常その拍動は見えにくく，外頸静脈はより表在性なので拍動が見えやすいといえます．右心内圧の推定においては内頸静脈でも外頸静脈でも同様ですので，正しいアセスメントのためには，まず図5-4をよく見て，頸部の血管の位置を理解し，頸静脈を正しく観察できるようになりましょう．

図5-4にあるように，内頸静脈と頸動脈は並行して走行していますので，拍動を見たときに頸動脈か頸静脈かの鑑別が必要です．動脈拍動が一心拍あたり1回の拍動であるのに対して，静脈拍動は一心拍あたり2～3回の，さざ波のように見える拍動です．そのことに注意して頸静脈を観察しましょう．

❷ 心臓・循環系のフィジカルアセスメント

心臓・循環系に関する問診

心臓・循環系と呼吸は密接に関係するので，心臓，血管に関することだけでなく，

呼吸器系のことも忘れずに，以下の項目に関して訴えがあるかどうかを聞いていきます．

> **心臓・循環系に関する問診のポイント**
>
> 1 **胸痛の有無**：あればその発症状況（いつから起こったのか，誘因・原因があるかどうか），痛みの部位，痛みの性質，持続時間について．
> 2 **呼吸困難の有無**：あればいつから，どのような状況で起こったのか（労作時，安静時，夜間など），呼吸困難の程度，頻度．
> 3 **倦怠感の有無**：あればいつから起こったのか，1日のうち，いつ頃に起こりやすいか，その頻度．
> 4 **浮腫（むくみ），腫脹の有無**：あればいつから，どの部位に，どのような状況で起こるのか（一日中か，特定の時間帯のみか，など）．
> 5 **上下肢の皮膚の変化**：発赤，潰瘍などの皮膚障害の有無．
> 6 **下肢の痛み**：あればいつから，どのような痛みか（両側性か片側のみか）．
> 7 **心臓・血管系疾患の既往歴**：高血圧，脂質異常症，糖尿病，心疾患や血管系疾患の既往の有無．
> 8 **家族歴**：家族内に高血圧，心疾患，血管系の疾患をもつ者がいるかどうか．

循環系のフィジカルイグザミネーション

心臓・循環系のフィジカルアセスメントは，大きく
❶末梢循環系のアセスメント
❷頸部の血管のアセスメント
❸心臓のアセスメント
の3つに分けられます．ここではまずは❶末梢循環系のアセスメント，❷頸部の血管のアセスメントについてみていきましょう．

1 末梢循環系のアセスメント

第1章「バイタルサインのアセスメント」でお話ししたとおり，**循環系のアセスメントの基本は，脈拍測定，血圧測定**です．この2つをみれば対象者のおよその循環動態がわかるので，どんなときでもまずは脈拍・血圧測定を行うことが基本です．もう一度観察ポイントをまとめておきましょう．

● 脈拍測定

ショック時など，循環血液量が減っている状態では，心拍数を増やすことで心拍出量を保とうとするために脈拍数も増加しますが，1回の拍出量が減少するため脈の触れ方が弱くなります．橈骨動脈で触診ができないときは，血圧が低下していることを意味します．したがって，常に**脈拍数と脈の強さ（触れ方）の両方をみる**ようにしましょう．

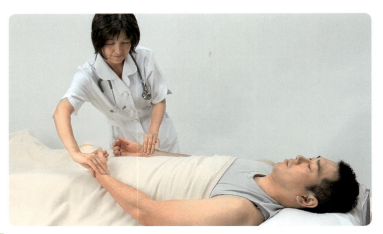

図5-6　橈骨動脈での左右差の確認

 脈拍の観察のポイント

1. **脈拍数**：正常では成人で60〜80回/分．高齢者ではより遅く，小児では速くなります（第1章p.24・表1-5参照）．成人では100回/分以上を頻脈，60回/分以下を徐脈とよびます．
2. **強さ**：簡単に触知できるかどうか．正常な脈の強さを知っておくことが大切です．
3. **リズム**：正常では規則正しく，リズム不整はありません．不整がある場合は1分間測定し，どのような不整かを観察，記録します．
4. **左右差，上下肢の差**：正常では左右差や上下肢の差はありません．動脈の閉塞が疑われる場合は，必ず左右差，上下肢の差の有無を確認しましょう（図5-6）．

● 血圧測定

　血圧は個人差があるため，その評価のためには対象者のふだんの値を知っておくことが大切です．緊急時の判断としては，収縮期血圧が80mmHg以下，またはふだんの血圧より50〜60mmHg以上低下しているときは要注意です．測定のポイントは第1章（p.36）を参照してください．

● 上肢・下肢のアセスメント

　通常は脈拍の観察，血圧測定で循環動態の基本をアセスメントしますが，それ以外の末梢循環系のフィジカルアセスメントとして，上下肢の視診・触診を行います．

 上肢・下肢の視診・触診のポイント

1. **皮膚の色調変化，皮膚障害の有無**：血行障害があると，その部位の皮膚に発赤，潰瘍などがみられることが多いため，上下肢ともに皮膚の観察を行います（図5-7）．
   異常所見 皮膚の色調変化，腫脹，発赤，潰瘍，静脈瘤などの皮膚障害．

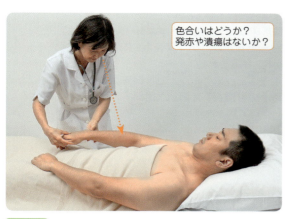
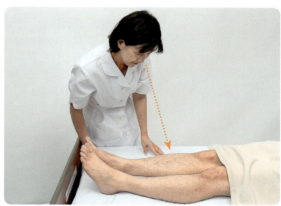

図5-7　上下肢の皮膚の観察

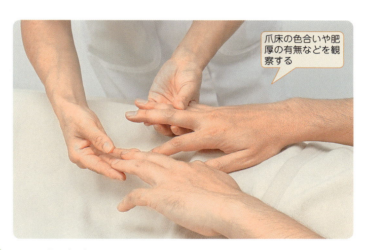

図5-8　爪の形状の観察

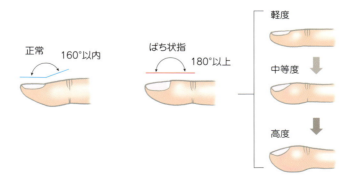

図5-9　ばち状指

2 **爪の形状・色の観察**：正常では爪床はピンク色で肥厚はありません（図5-8）.
   異常所見 爪床の蒼白はチアノーゼを示唆（第4章表4-2参照）．慢性呼吸不全，心疾患があるとばち状指（図5-9）がみられる．

3 **皮膚温**：正常では皮膚温に左右差はありませんが，血行障害があると部分的に冷感，熱感を生じます．そのため手の甲部（手背側）を用いて，上下肢ともに左右対称性に，末梢から中枢側に向かって触診を行いましょう（図5-10）．
   ❗皮膚温の触診では，手の甲側がより敏感なため，必ず手背で行いましょう（序章p.7，図4参照）．
   異常所見 皮膚の異常な熱感・冷感．温度の左右差は動脈の閉塞を示唆．

4 **浮腫の有無**：組織間質液と血液の浸透圧バランスが崩れ，組織間質に体液が貯留して腫れている場合を浮腫といいます．原因には様々ありますが，①静水圧の上昇，②膠質浸透圧の低下，毛細血管透過性の亢進，の3つに大別され，心不全等循環系の問題の場合は①によるものであり，両側性にみられます．浮腫は重力の影響を受け，下肢に出現しやすいため，通常では脛骨前面，足背部で触診を行います．母指を用いて少なくとも5秒間（5～10秒間）圧迫し，指を離した後の圧痕の有無をみましょう（図5-11）．正常では圧痕は認められません．
   異常所見 浮腫がみられる（圧痕の程度により，軽度（1＋）～重度（4＋）に分類される（表5-1））．

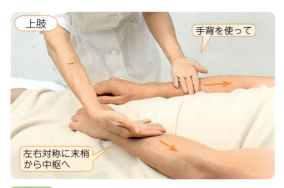
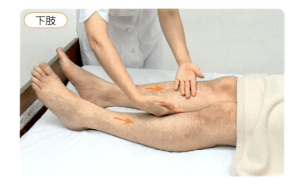

図5-10　皮膚温の触診

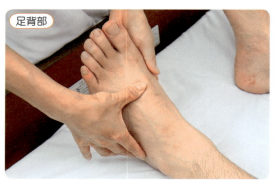

図5-11　浮腫のアセスメント

5 主な動脈の触診：橈骨動脈での脈拍測定はすでに行っていますが，同様に次の各動脈において，脈拍の強さ，リズム，左右差の有無をみます（図5-12）．
- **上肢の動脈**：橈骨動脈，尺骨動脈，上腕動脈
- **下肢の動脈**：膝窩動脈，足背動脈，後脛骨動脈，大腿動脈（必要時）

異常所見 明らかな左右差（動脈閉塞の可能性），リズム不整．

表5-1 浮腫の程度

1+	軽度	わずかに圧痕を認める．明らかな下肢の腫脹は認められない
2+		中等度の圧痕を認めるが，圧痕はすぐに消失する
3+		深い圧痕を認め，短時間続く．下肢の腫脹がみられる
4+	重度	非常に深い圧痕を認め，長時間続く．下肢は非常に腫脹している

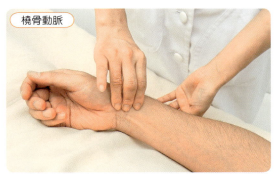
橈骨動脈

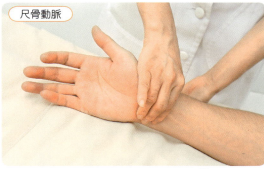
尺骨動脈

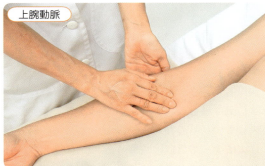
上腕動脈

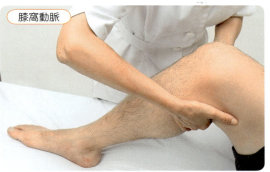
膝窩動脈

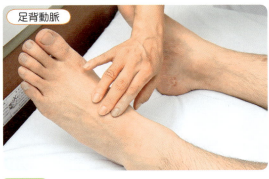
足背動脈

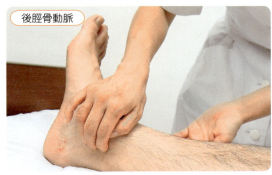
後脛骨動脈

図5-12 上肢・下肢の動脈の触診

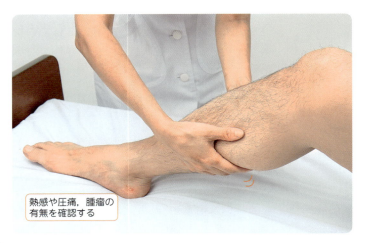

熱感や圧痛，腫瘤の有無を確認する

図5-13　ふくらはぎの触診

6　ふくらはぎの視診・触診：深部静脈炎があるときは，ふくらはぎの熱感や痛み，腫瘤が出現するため，視診と触診で確認します（図5-13）．また片側性の腫脹は深部静脈血栓症の可能性も示唆しますので，痛みや皮膚障害，静脈瘤の有無などもあわせて観察しましょう．

異常所見　ふくらはぎに皮膚障害，熱感，腫瘤，圧痛がある．片側性の腫脹がある：深部静脈炎，深部静脈血栓症の可能性を示唆．

2　頸部の血管のアセスメント

● 頸動脈の触診

　すでにお話ししたとおり，頸動脈は心臓に最も近い動脈なので，他の末梢動脈と比較すると心臓の状態をよりよく反映します．そのため，頸動脈の触診，脈拍測定の意義は大きいといえます．ただし方法によっては危険を伴うため，意義と方法を正しく理解しアセスメントできるようになってください．

　頸動脈の触診は，頸動脈洞の圧迫を避けるため，頸部の下半分で行います．これは，頸動脈洞は血圧の圧受容器であり，ここを圧迫することにより血圧低下，脈拍低下を招くおそれがあるからでしたね．単に方法を覚えるだけでなく，なぜそうするのか，何が危険なのか，その理由を正しく理解しましょう．また，脳の虚血を防ぐため，必ず左右片方ずつ触診します．脳虚血が起きると，患者さんは失神してしまいます！

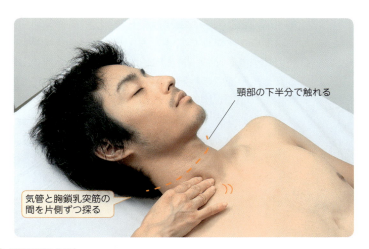

図5-14 頸動脈の触診

 頸動脈の触診のポイント

1 甲状軟骨より少し下，または頸部の上部で，気管と胸鎖乳突筋の間に頸動脈を探して触診します（図5-14）．
2 橈骨動脈での脈拍測定と同様，数，リズム，強さ，左右差の有無を一側ずつ触診して確認します．
異常所見 数の異常（頻脈，徐脈），脈拍が弱い，左右差がある，リズム不整がある．

● 頸動脈の聴診

動脈硬化などで血管狭窄がみられる場合に，頸動脈の聴診で血管雑音（bruit）が聴かれますので，高齢者や心血管疾患の症状を示す人に行う検査です．

 頸動脈の聴診のポイント

1 対象者に首をまっすぐにしてもらいます．聴取部位は，①顎の傾斜部，②頸部の中央部，③鎖骨上の頸部の下部の3か所です．
2 ①から順に聴診器のベル面を軽く当て，対象者に息を吸ってもらいそのまま止めてもらいます．3か所で血管雑音の有無を確認します．正常では心音のⅠ音Ⅱ音が聴取されることがありますが，その他の雑音は聴取されません．
異常所見 頸動脈が1/2〜2/3閉塞されていると血管雑音が聴取される．

● **頸静脈の視診，頸静脈圧の測定**

頸部のフィジカルアセスメントを行ううえで特に重要な静脈は**内頸静脈**，**外頸静脈**の2つでしたね．特に内頸静脈は右心房と直結しており，右心内圧をよく反映するため，頸静脈の視診と頸静脈圧の測定により，中心静脈にラインを挿入して中心静脈圧（CVP）測定を行わなくても，簡便に右心内圧を推定することができるという意義があります．このことから，特に在宅で療養している方のアセスメントで有効な方法といえます．

初学者の皆さんはまず，いろいろな人の頸部を観察し，内頸静脈，外頸静脈の位置，正常な場合の特徴をよく観察し，慣れておくことが大切です．

頸静脈の視診のポイント

1. ベッド（頭部側）を30°程度挙上し，対象者の頭を少し反対側に傾けてもらいます．患者さんの右側に立ち，胸鎖乳突筋の内側沿いに内頸静脈を探します．正常な場合では，内頸静脈が表面から見えることは少なく，鎖骨付近で拍動のみが見えることが多くあります．内頸静脈が見えなければより表在性の外頸静脈を見つけ，静脈のふくらみ（怒張）の一番高いところ，または拍動点の一番高いところを見つけます．ペンライトなどで頸部上に光を当てると静脈が観察しやすくなります．**正常では，頸部の根本付近でわずかに拍動しているか，表在性の外頸静脈の怒張が少し観察できる程度です．ベッド頭部の挙上の角度を上げるほど怒張，拍動は見えなくなります．**

異常所見 頸部上部（耳付近）まで内頸静脈，あるいは外頸静脈の怒張，拍動がみえる＝右心内圧の上昇を示唆．

上述した視診で頸静脈の怒張が確認できたら，より正確なアセスメントを行うために頸静脈圧の測定を行いましょう．

頸静脈圧の測定のポイント

1. ベッド（頭部側）を45°に挙上します．
2. 患者さんの右側から，内頸静脈，または外頸静脈のふくらみ（怒張）の一番高いところ，または拍動点の一番高いところを見つけます．
3. 胸骨角から垂直に定規を立て，内頸静脈または外頸静脈の怒張（拍動点）の一番高いところから**地面に平行になるように紙や定規を胸骨角まで伸ばし，胸骨角からの高さを測定します**（図5-15）．正常ではこの距離が**2cm以内**（健康な人ではほとんど0cm）です．

異常所見 胸骨角から3cm以上の場合には右心内圧の上昇を示し，4.5cm以上では，右心内圧が特に高い状態（心不全）を示唆する．

❗**右心内圧上昇時は，通常は見えない内頸静脈が，座位をとったときでも耳のつけ根付近まで怒張しているのが確認できることがあります．このサインを見落とさないようにしましょう！**

hajimete no physical assessment

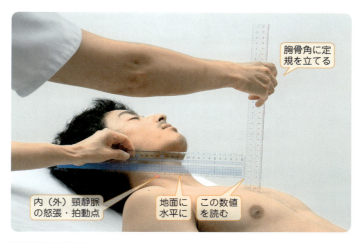

図5-15 頸静脈圧の測定

　頸静脈（内頸静脈，外頸静脈）の見え方は個人差が大きく，正常な場合でもはっきりとわかる人，まったく見えない人など様々です．繰り返しになりますが，初学者の皆さんは，まずはいろいろな人の頸部を観察し，静脈の位置，動脈の位置などに慣れておくことが正確なアセスメントの第一歩といえます．頸部の血管の図（図5-4）をもう一度確認し，頭に入れながら観察してみてください．

第5章　心臓・循環系のアセスメント

Column
頸動脈は触るもの，頸静脈は見るもの

　頸部の循環系のアセスメントで重要な血管は，頸動脈，頸静脈（内頸静脈，外頸静脈）ですが，触れられるのは頸動脈のみです．第1章（脈拍測定，p.22）でも説明しましたが，脈として触れられるのは，心臓の収縮とともに脈波が感じられる，体表に近い一部の動脈のみです．そのなかには頸動脈も含まれます．
　一方静脈では，拍動そのものを触れることはできません．しかし，心臓に最も近く，かつ直結している頸静脈ではその拍動（波動）を観察することができます．特に表在性の外頸静脈は，静脈輪郭を体表から直接観察することができます．ただし視診でしか見えず，拍動として触ることはできません．ですから「頸動脈は触るもの，頸静脈は見るもの」なのです．

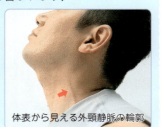

体表から見える外頸静脈の輪郭

心臓のフィジカルイグザミネーション

1 心臓をアセスメントする意義

　循環系のアセスメントのうち，脈拍測定，血圧測定はよく行われますが，心臓のアセスメントはあまりなじみのないものかもしれません．臨床の場でも，患者さんの呼吸音を聴診する機会は多くても，心音まで聴診する機会は限られるかもしれません．しかし，ふだんから心音のアセスメントを行っていて，正常心音しか聴こえないはずの患者さんから，いつもと違う異常な心音が聴取されれば，「心不全の初期の症状だ」などと推測することができます．患者さんの最も身近にいる看護師が異常を早期に発見することにつながるのです．また後述しますが，簡単に触診するだけで心肥大の有無＝心臓の負担の程度も推察できます．

　どんな患者さんにも常に行うわけではありませんが，循環系のアセスメントの一環として心臓のアセスメントができれば，看護師としての武器にもなるので，ぜひ基本を学び，実際の患者さんの心音を数多く聴いて，技術を向上させてください．ただし心音の異常に関しては非常に膨大になるので，本書では基本のみにとどめて紹介します．

　なお，心臓のフィジカルイグザミネーションでは，視診・触診・聴診の3つの技術を用います．胸郭前方からの打診で心臓の大きさを推定する方法もありますが，これはあまり正確ではないので，本書では打診は割愛します．

●アセスメントのまえに

　心音の聴診を詳しく行う場合は仰臥位，座位の両方で行う必要がありますが，通常，患者さんには仰臥位またはファーラー位（セミファーラー位）になってもらい，看護師は患者さんの**右側から**アセスメントを行います．前胸部を露出させ，適当な明るさのもとでアセスメントを行いましょう．

2 視　診

心臓の視診のポイント

1. **胸郭の左右対称性**：心臓疾患のみに関係するわけではありませんが，胸部全体を視診するときには左右対称性を確認しましょう．
   　異常所見 　左右非対称．
2. **心尖拍動**：心尖拍動（心臓の最大拍動部位）が見えるかどうか（図5-16）．見えたらおよその位置を確認します．正常では第5肋間・左鎖骨中央線上付近で見られますが，正常でも約半数の人では確認できません．
   　異常所見 　異常に大きな拍動は心室の肥大を示唆している場合がある．

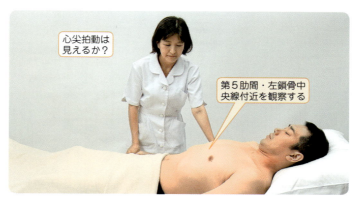

図5-16 心臓の視診

3 触診

　心臓の触診では，**スリル（thrill）**の有無と心尖拍動を確認します．スリルとは，手で触れても振動として感じられる大きな心雑音のことをいい，ネコがゴロゴロとのどを鳴らしているような振動が触知されます．スリルは大きな振動なので，指先ではなく，**指の付け根付近で触診**します（p.7，図4参照）．

　心尖拍動は，**最大拍動部位（PMI；point of maximum impulse）**ともよばれ，**触診ではこの心尖拍動の位置と触れ幅を確認します．位置を確認することによって心肥大や心臓の拡大の可能性がわかります．また，心尖拍動がどの範囲で触れるのか（触れ幅）をみることによっても心肥大の可能性がわかるので，どちらも簡単ですが意義の大きいアセスメントです**．ただし，肥満体型や乳房の大きな女性では触れるのが難しい場合があります．仰臥位で触れにくければ，やや左側臥位に近い体位をとってもらい，拍動点を胸壁に近づけると触れやすくなります．

 心臓の触診のポイント

1 **スリルの有無**：大動脈弁領域，肺動脈弁領域，三尖弁領域，僧帽弁領域の4か所それぞれに指の付け根付近を当て（図5-17），振動が感じられるかどうか確認します（図5-18）．**正常では振動は触知されず，僧帽弁領域（心尖拍動部位）のみで心尖拍動を触知します**．心音を聴診すればもちろん心雑音として聴取されますが，触診でも大きな心雑音であれば触知する，という検査です．
　異常所見 大動脈弁領域，肺動脈弁領域，三尖弁領域，僧帽弁領域のいずれかで振動（スリル）が触知されれば，大きな心雑音があることを示す．

2 **心尖拍動**：まず第5肋間・左鎖骨中央線付近を指先で探り，心尖拍動部位を見つけたらその位置を確認します（図5-19a）．位置を特定したら，拍動がどの範囲で触れるのか，触れ幅を自分の指を使って確認します（図5-19b）．**正常では，位置は第5肋間・左鎖骨中央線上かやや内側，または胸骨中央線から約7～9cm程度の距離であり，触れ幅は指2本分（2cm以内）です**．
　異常所見 位置が上記の正常位置より下方・左方にずれている場合には心肥大，左室拡大の可能性を示唆している（図5-20）．触れ幅2cm以上では心肥大の可能性を示唆している．

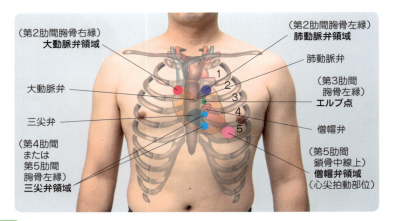

図5-17 心臓の4つの弁と5つの領域（心音聴診部位）

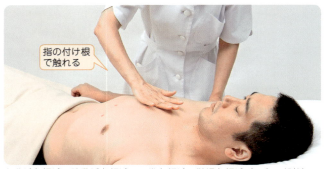

大動脈弁領域，肺動脈弁領域，三尖弁領域，僧帽弁領域（●印の部位）の4か所でスリルの有無を確認する

図5-18 スリルの触診

a．心尖拍動部位の同定

b．拍動の触れ幅の確認

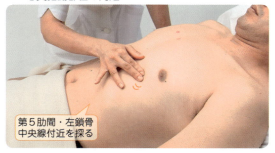

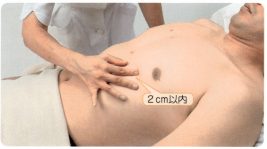

図5-19 心尖拍動の触診

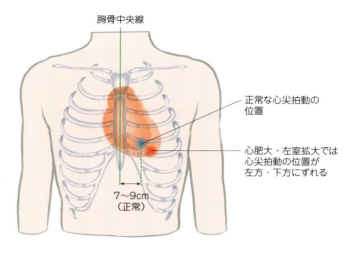

図5-20 心尖拍動の正常位置と下方・左方移動

4 聴　診

● 心音とは何か

　心音が何を意味するのかはすでに述べましたが，心音聴取を学習するにあたってもう一度復習しましょう．

　正常では，心音はⅠ音，Ⅱ音の2つです．Ⅰ音が三尖弁，僧帽弁（房室弁）の閉鎖に伴う音，Ⅱ音が大動脈弁，肺動脈弁（動脈弁）の閉鎖に伴う音でしたね．三尖弁と僧帽弁の閉鎖は厳密にいうとまったく同時ではなく，わずかに僧帽弁のほうが先ですが，私たちの耳には1つの音としてしか聴取されません．大動脈弁，肺動脈弁の場合も同様で，大動脈弁のほうが少し先に閉鎖しますが，通常は1つの音として聴取されます．また弁の位置からⅠ音は心尖部（下部）でより大きく，Ⅱ音は心基部（上部）でより大きく聴かれます．音は血流にのって聴かれるので，心音が最もよく聴かれる部位も，弁のある位置そのものではありませんが，図5-17を見て弁の位置とその血流をよくイメージしてください．

　また，本章の冒頭でもお話ししたとおり，心臓の収縮・拡張のリズムは等間隔ではなく，収縮期のほうが短く，拡張期はより長いことから，Ⅰ音とⅡ音の間が，Ⅱ音とⅠ音の間より短くなります（図5-3）．心音のアセスメントの第一歩は，Ⅰ音とⅡ音の聴き分けでもあるので，まずはⅠ音，Ⅱ音の意味をよく理解してください．

● 心音の聴診

　まず正常の2つの音（Ⅰ音，Ⅱ音）の聴き分けができるよう，正しい聴診方法で練習しましょう．胸壁に適当に聴診器を置いても心音を聴くことはできますが，より心音が聴き取りやすい部位として，弁の位置や血流から図5-17の5つの部位が一般的です．

　聴診は，心基部（上部）から心尖部（下部）に向かって行っても，逆に心尖部か

ら心基部に向かって行ってもよいのですが，どちらの場合でも必ず順序よく聴いていきます（図5-21）．正常では，Ⅰ音，Ⅱ音以外の音（過剰心音や心雑音）は聴取されません（ただし後述するⅢ音は，正常でも30歳以下の人や妊婦で聴かれることがあります）．2つの音の大きさは通常，心基部でⅡ音がより大きく，心尖部でⅠ音がより大きく聴かれます（図5-22）．

聴診器ははじめに膜式を使いますが，異常心音は低音のためベル式でないと聴取できないので，必ず両方で聴きます．

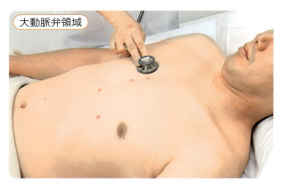
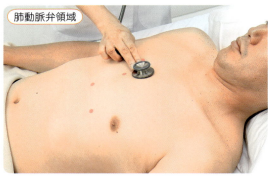
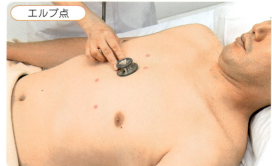
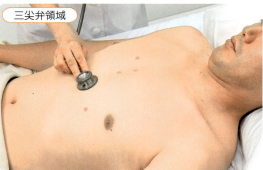
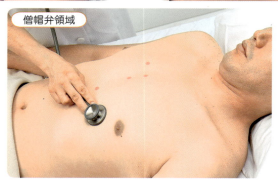

図5-21　心音の聴診

心音の聴診のポイント

1 **Ⅰ音とⅡ音の鑑別**：表5-2参照.
   異常所見
   ❶ **Ⅰ音の亢進**：僧帽弁狭窄（左房圧の上昇），甲状腺機能亢進症（左室収縮力増強），など.
   ❷ **Ⅰ音の減弱**：僧帽弁閉鎖不全，急性心筋梗塞などの左室収縮力の低下時.
   ❸ **Ⅱ音の亢進**：肺動脈圧上昇などの肺高血圧時.
   ❹ **Ⅱ音の減弱**：大動脈弁狭窄，肺動脈弁狭窄，など.
   ❺ **過剰心音**：Ⅰ音・Ⅱ音の分裂，Ⅲ音，Ⅳ音（後述）が聴かれる.
   ❻ **心雑音**：（後述）.

2 **心音の異常**：
   ❶ **過剰心音（Ⅲ音）**：Ⅲ音はⅡ音の後に聴かれる低調な心音で，ベル式聴診器でないと聴取できません．Ⅲ音は心房からの急速流入期に出現し，心室の拡張期負荷を表わしているため，心尖部で最もよく聴取されます（図5-23）．正常でも妊婦や子どもなど循環血液量が増加しているときには聴こえることがあります．30歳以下では50%の人に聴かれるといわれますが，40歳以上でⅢ音が聴かれる場合は異常です.
   異常所見 僧帽弁閉鎖不全，うっ血性心不全，拡張型心筋症などで聴取される.
   ❷ **過剰心音（Ⅳ音）**：Ⅳ音は拡張後期に聴かれる低調な音であり，Ⅲ音同様ベル式聴診器でないと聴取できません（図5-23）．心房から心室への血液の流入に抵抗がかかったとき，急速流入期の血流に出現します.
   異常所見 左心室の伸展性が悪い状況（高血圧，肺動脈弁狭窄，大動脈弁狭窄，左室肥大，など）で出現する.
   ❗Ⅲ音，Ⅳ音とも音の性質は同じ低調音なので，その鑑別は，Ⅱ音の後に聴かれるのか（＝Ⅲ音），Ⅰ音の直前に聴かれるのか（＝Ⅳ音），リズムで聴き分けます．図5-24のように覚えると覚えやすいでしょう.
   ❸ **心雑音**：心雑音は血液の流れに異常が起きていることを意味します．雑音が聴こえた場合は，Ⅰ音とⅡ音の間か，Ⅱ音とⅠ音の間のどちらなのかを聴き取りましょう．また，どの聴診部位で聴取されたかを記録しましょう.
   ❗Ⅰ音とⅡ音の間（Ⅲ音）は**収縮期雑音**，Ⅱ音とⅠ音の間（Ⅳ音）は**拡張期雑音**です.
   異常所見 心雑音が聴取されれば，弁の異常（閉鎖不全や狭窄）が疑われる.

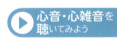

心音・心雑音を聴いてみよう

表5-2 Ⅰ音とⅡ音の鑑別

	聴診部位との関係	頸動脈触診時 脈と一致して聴かれる	音の間隔
Ⅰ音	心尖部＞心基部	○	Ⅰ～Ⅱ音＜Ⅱ～Ⅰ音
Ⅱ音	心尖部＜心基部	×	

125

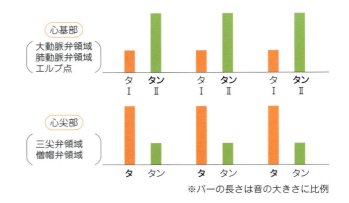

図5-22 正常心音の聴こえ方（聴診部位との関係）

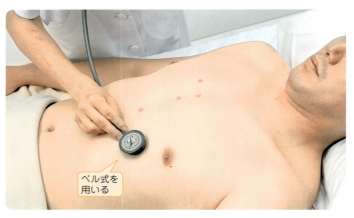

図5-23 過剰心音の聴診

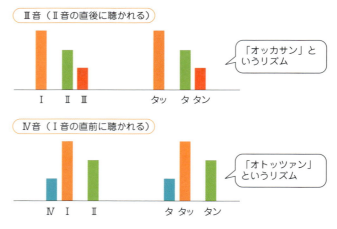

図5-24 Ⅲ音とⅣ音のリズムの違い

血液がスムーズに流れていれば雑音は生じません．たとえば血圧測定のときに皆さんが聴き取るコロトコフ音も，マンシェットを締めることにより上腕動脈の流れをいったん止め，血流を乱すことで音を生じさせているのです．心雑音の種類は様々であり医師はそれによって診断を行いますが，看護師は心音の聴診によって診断を行うことが目的ではありません．したがって本書では詳細は述べませんが，「正常か異常か」の判断は重要です．そのために初学者である皆さんは，とにかく「正常な心音」に慣れることが大切です．まずは聴診器で自分の心音を聴き，Ⅰ音とⅡ音の区別ができるようになることから始めてみてください！

> **この章のまとめ**
> - 自分の脈拍触知部位すべて（頸動脈，上腕動脈，橈骨動脈，尺骨動脈，膝窩動脈，足背動脈，後脛骨動脈，大腿動脈）を実際に触れて，その位置を確認しましょう．
> - 自分の心音を5か所の心音聴取部位で聴取し，Ⅰ音とⅡ音（正常心音）がどの部位でどのように聴こえるか確認してみましょう．
> - 身近で健康な人を対象に，心臓・循環系のフィジカルイグザミネーション（視診・触診・聴診）をひととおり実施し，その結果を記録し，正常か異常かの判別をしてみましょう．
> - その際，どのような順序で行うと自分にも相手にも負担がかからず系統的に行えるか，考えながらやってみましょう．

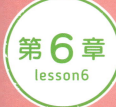

第6章 lesson6 腹部・消化器系のアセスメント

この章でまなぶこと

- ☑ 腹部の基本的な構造と機能を確認しよう．
- ☑ 腹部・消化器系のアセスメントについて，他領域のアセスメントと異なる原則を覚えよう．
- ☑ 腹部・消化器系のアセスメントについて，何をみるのか，そのポイントと正常所見，主な異常所見を理解しよう．

　腹部には消化器，泌尿器，生殖器など様々な臓器・器官が含まれます．特に消化器，泌尿器は，食事，排泄に関わる器官であり，看護師のアセスメントが求められる部分です．アセスメントにあたっては，身体の仕組みと働きで学んだ基本を大切にしてください．

　腹部のフィジカルイグザミネーションの第一歩は，腹部内の臓器・器官の正確な位置関係を理解することです．何となく視診，聴診，打診，触診するのではなく，体表から患者さんの肌を透かして腹部内部をイメージしながらフィジカルイグザミネーションができるようになってください．

腹部の基本的構造と機能

1 腹部臓器の位置関係

　腹部のアセスメントは，横隔膜より下の部分から恥骨上までの面積の広い部分が対象となります．このかなり広い部分には様々な臓器が含まれているので，まずは図6-1をよく見て，腹腔内の各臓器の位置関係をしっかりとイメージしましょう．
　消化管とは，**口～咽頭**，**食道**，**胃**，**小腸**（十二指腸，空腸，回腸），**大腸**（盲腸，虫垂，上行結腸，横行結腸，下行結腸，S状結腸，直腸），**肛門**までの全長9mにも及ぶ1本の管ですが，「腹部」にはこのうち胃から大腸までが含まれます．また消化を助ける付属器として，膵臓，肝臓，胆嚢が含まれます．腹部の大部分は消化器系だともいえるので，腹部のアセスメントのときには，対象の患者さんの消化器系の異常や症状，また排泄の状況も頭に入れて観察していく必要があります．
　排泄にかかわる器官には，**腎臓**，**尿管**，**膀胱**，**尿道**があります．腎臓は背部に近く，背部肋骨や筋肉に保護されています．第12肋骨と脊柱とが形成する鋭角を**肋椎角**といいますが，左の腎臓はちょうどこの付近，第11～12肋骨に位置します（図6-2）．右の腎臓は肝臓があるため，左の腎臓より1～2cm下に位置することを覚えておきましょう．腎盂腎炎時の叩打痛を確認するのがこの部位です．

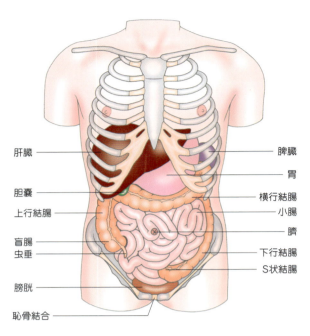

図6-1 腹部内の主な臓器の位置

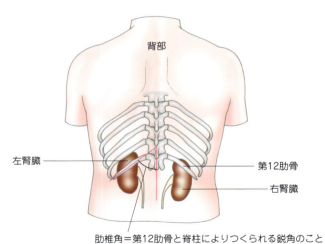

図6-2 腎臓の位置

hajimete no physical assessment

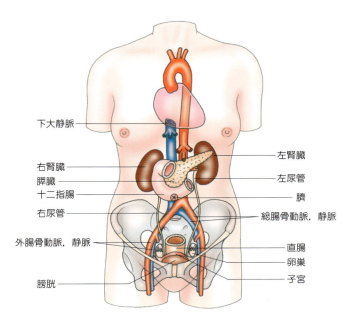

図6-3　腹部内の主な血管と腹部内臓器（女性）

2　腹腔内の主な血管の走行

　腹部内には腹部大動脈が上腹部の中心よりやや左側にあり，臍の約2cm下で左右の**総腸骨動脈**に分岐します（図6-3）．腹部大動脈の拍動は上腹部の中心付近で比較的簡単に触れられます（やせた人では表面からもその拍動が見えることがあります）．腹部大動脈瘤*がある場合には，動脈上で血管雑音が聴こえることがありますので，後述のとおり聴診時には腹部の血流音（血管音）も確認します．

＊腹部大動脈瘤：大動脈瘤の一つで，腹部大動脈が拡張した状態をいう．動脈硬化が原因で生じることが多い．放置すると破裂することがあり，大量出血により死に至ることもある．

3　腹部の区分

　第4章「胸部・呼吸器系のアセスメント」では，特定の部位を示すために横のラインは肋骨，背部からは椎骨，縦のラインは胸骨線，鎖骨中央線，腋窩線などを用いましたが（p.88），腹部の場合も仮想上のラインを引き，区分けしてアセスメントすると観察や記録が行いやすくなります．

　腹部の区分は，図6-4左のように臍を中心に4分割する方法が一般的です．それぞれ**右上腹部，左上腹部，左下腹部，右下腹部**となります．図6-1をもう一度見てください．それぞれ4つの領域に，どの臓器がどのように入っているかを頭に入れましょう．たとえば，右上腹部には肝臓，左上腹部には胃が含まれていますよね．

　フィジカルアセスメントの基本の一つは，見落としなく，系統的に観察することですが，そのためにも通常4つの領域を使って，たとえば右上腹部から始めて，左上腹部→左下腹部→右下腹部のように時計回りにアセスメントしていく方法をとるようにします．

　また，腹部は4領域に分割するほか，9領域に区分する方法もあります（図6-4右）．

第6章　腹部・消化器系のアセスメント

131

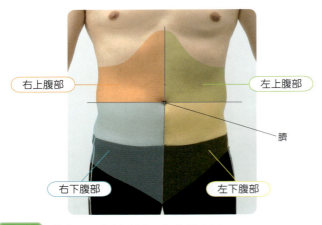
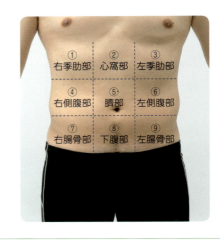

図6-4 腹部の4分割（左）・9分割（右）

2 腹部のフィジカルアセスメント

腹部に関する問診

腹部の問診では，消化・吸収に関すること，排泄に関することが主な聴取内容になります．また女性では，場合によっては生殖器（子宮，卵管，卵巣）もアセスメントの対象となるため，妊娠・分娩に関する情報も必要となることがあります．

 腹部に関する問診のポイント

1 **栄養状態**：食欲の変化，食事摂取量の変化→体重の増減の有無．
2 **食習慣**：ふだんの食事回数/日，内容，1回量，など．
3 **消化器症状**：嚥下困難，悪心の有無，嘔吐の有無（回数，吐物の色，量，性状）．
4 **痛み（腹痛）の有無**：あればいつからか，部位，どのような性質の痛みか（鈍痛，鋭い痛み，ずきずきする痛み，など），食事摂取との関係はどうか（空腹時に痛みがあるのか，食事を摂取すると痛むのか，など）．腹痛は最もよく見られる症状の一つですが，種類や痛みの性質，部位や原因は様々です（表6-1・2）．
特に腹部のアセスメントでは，腹痛がある場合，その部位を刺激することにより患者さんの痛みを増強してしまう危険性があるため，痛みがある場合はその部位をよく特定してからフィジカルイグザミネーションを行う必要があります．
5 **排便習慣**：回数，性状（便秘，下痢の有無），色，におい，排便時痛の有無，排便時の出血の有無，下剤・浣腸の使用の有無．
6 **排尿習慣**：回数，色，におい，排尿困難の有無，排尿時痛の有無，尿失禁の有無．
7 **妊娠・分娩の既往について**（女性の場合・必要時）：妊娠回数，分娩回数，中絶の有無など．
8 **薬剤の使用**：消化器に影響を与える薬剤服用の有無（消炎薬，アスピリン，ステロイドなど）．
9 **既往歴**：消化器・泌尿器・生殖器系の疾患，手術の既往の有無，肛門疾患の手術の既往．（あれば）術式，術創の大きさ，部位，など．

表6-1 腹痛の種類と性質

	内臓痛	体性痛
発症のしくみ	消化管の平滑筋の伸展，痙攣など	壁側腹膜や腸間膜などの炎症による機械的刺激
疼痛の性質	疝痛が多い	持続性が多い
疼痛の部位	腹部正中が多い，移動性	病変部位近傍，汎発性腹膜炎になると腹部全体
原因疾患	急性腸炎，尿路結石など	腹膜炎など

（今枝博之：腹痛，新体系看護学全書疾病と治療3消化器，持田智編，メヂカルフレンド社，2018，p35より引用）

表6-2 腹痛の部位と原因

部位	疾患
心窩部	虫垂炎初期，胃十二指腸潰瘍，急性胃粘膜病変，消化性潰瘍穿孔，膵炎，心筋梗塞，胆管炎，腹部大動脈瘤，胃アニサキス症，胃がん，膵がんなど
右上腹部	十二指腸潰瘍，胆囊炎，胆管炎，膵炎，大動脈解離など
左上腹部	胃潰瘍，膵炎，脾梗塞，脾破裂，大動脈解離など
右下腹部	虫垂炎，尿路結石，大腸憩室炎，ヘルニア嵌頓，異所性妊娠，卵巣捻転，精巣捻転，大腸がんなど
左下腹部	尿路結石，腎盂腎炎，虚血性大腸炎，大腸憩室炎，ヘルニア嵌頓，異所性妊娠，卵巣捻転，精巣捻転，便秘，大腸がんなど
下腹部正中	骨盤内感染症，尿路結石，膀胱炎，尿閉，月経困難症，便秘，大腸がんなど

（今枝博之：腹痛，新体系看護学全書疾病と治療3消化器，持田智編，メヂカルフレンド社，2018，p35より引用）

　どの部位のフィジカルアセスメントを行う際にもいえることですが，患者さんや対象者がどのような問題をもっているのかを知るためには，まずは本人から情報を得ることが大切です．十分な問診（インタビュー）で情報を得たうえで，患者さんに直接触れるフィジカルイグザミネーションに移るようにしましょう．

腹部のフィジカルイグザミネーション

　腹部のフィジカルイグザミネーションでは，腹部ならではの原則があります（表6-3）．以下でその理由・根拠を理解してください．

表6-3 腹部のフィジカルイグザミネーションの原則（留意点）

患者の準備	事前に排泄（排尿）を済ませる
患者の体位	仰臥位で手は体側に置く（腹壁の緊張を防ぐ）
フィジカルイグザミネーションの順序	①視診 → ②聴診 → ③打診 → ④触診
痛みのある部位のアセスメント	最後に行う（痛みの増強を防ぐ）
看護師の準備	患者のリラックス・安楽に配慮する

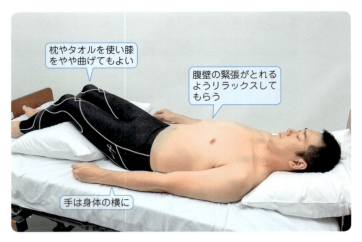

図6-5 患者の体位

● アセスメントのまえに（腹部の原則）
● 患者さんの準備
　腹部の触診などで刺激を与えることがありますので，患者さんには排泄（排尿）を済ませてもらいましょう．ただし，特殊な検査時（膀胱を充満させておく必要がある場合など）にはこの限りではありませんし，患者さんの状況にもよります．これらを確認してから排尿を促すようにします．

● 患者さんの体位
　腹壁を弛緩させる体位＝仰臥位で手を身体の横に置いてもらいます（手を頭の下に置く姿勢は避けます）．
　腹部の触診では，体表面から腹腔内に手を入れる必要があります．患者さんが緊張していると腹壁も緊張し，正確なアセスメントが行えません．このため，患者さんにはリラックスした状態で仰臥位になってもらい，両手は身体の横に自然に置いてもらいます．さらに，膝の下に枕などを入れ，膝をやや曲げるとより腹壁が弛緩します（図6-5）．

● フィジカルイグザミネーションの順序
　①視診 → ②聴診 → ③打診 → ④触診 の順序で行います．

　これまでに学んできたアセスメントでは，最後に聴診を行うことが多かったと思いますが，腹部のアセスメントの場合，打診や触診を行うことで腸を刺激し，蠕動を亢進する可能性があり，ありのままの状態をアセスメントできなくなるという理由で，聴診を打診・触診より先に行います．これは腹部のアセスメントの大きな特徴です．
　視診はどの技術より先に行います．この点はほかの部位と同様ですね．

● 痛みのある部位のアセスメント
　圧痛や痛みのある部位のアセスメントは最後に行います．これは，痛みのある部位を刺激することで痛みを増強し，それ以降のアセスメントができなくなるのを防ぐためです．痛みのある部位の打診・触診は最後に行います．

hajimete no physical assessment

● 看護師の準備
　患者さんや対象者をリラックスさせ，安楽に行うための配慮として，看護師側は以下の点に注意します．
❶ 手を温めておく，部屋も暖かくする．
❷ バスタオルやタオルケットなどを活用し，プライバシーへの配慮に努める．
❸ 患者さんに触れるときは，常に説明や声かけをしてから行う．
❹ アセスメントは患者さんの**右側**から行う．肝臓の打診・触診が行いやすく，また，看護師が右利きの場合には，患者さんの表情を見やすいため．

　これらの原則を守って，的確で安全・安楽なアセスメントを行っていきましょう．

1 視　診

　視診は，他の部位のフィジカルイグザミネーションと同様，どのような場合にも最初に行うのでしたね．以下でそのポイントを確認していきましょう．
　また，視診のポイントはいろいろありますが，実際は対象者の状態に応じて目的をもって視診することが大切です．

腹部の視診のポイント

1 皮膚の異常，静脈の怒張の有無：発疹や皮下出血などの病変，静脈の怒張や隆起の有無を観察します．正常でも皮膚には細かい静脈が観察でき，また白色の線条*を伴うことがあります．
　異常所見 皮下静脈の怒張・隆起があれば，下大静脈閉塞，肝硬変などが疑われる．皮膚の変色，暗紫色の線条があれば，クッシング症候群*が疑われる．皮下出血は腹腔内の出血を示唆する．

2 腹部の外形，輪郭：正常では左右対称です．輪郭の観察は，上からだけでなく，腹壁を横からも観察しましょう（図6-6）．なお，腹部の輪郭は，図6-7に示すように，体格によって個人差があります．
　異常所見 腹部の異常な膨隆，腫瘤，不自然な凹凸，陥没，左右非対称（腫大した臓器，腫瘤を示唆）．

3 表面の動き：特にやせた人では，正常でも腸の蠕動や腹部大動脈の拍動が観察されますが，過剰な拍動や動きは異常の可能性を示唆しています．
　異常所見 過剰な腹部大動脈拍動があれば，腹部大動脈瘤が疑われる．過剰な膨隆・振動があれば，腸閉塞が疑われる．

4 臍の位置，色調・形状：正常では，臍は腹部のほぼ中央に位置し，個人差があるものの陥没しています．色調はピンク色です．
　異常所見 位置の偏位，突出，発赤，滲出物などの炎症所見がある場合．

---

*線条：皮膚表面のわずかに陥没した線状の皮膚萎縮．妊娠期や思春期などで，皮膚が過剰に伸展したり成長したりする時期に，下腹部や大腿に多くみられる．また，ステロイドの内服により出現することもある．

*クッシング症候群：副腎皮質の腫瘍などによる副腎皮質過形成により，コルチゾール（糖質コルチコイド）が過剰に分泌される病態をいう．中心性肥満や満月様顔貌，皮膚線条，耐糖能異常など特徴的な症状を呈する．

第6章 腹部・消化器系のアセスメント

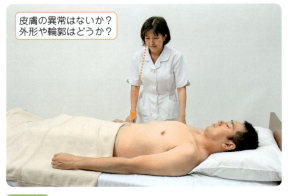
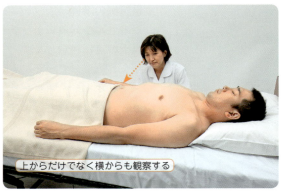

図6-6 腹部の視診

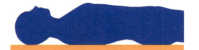
平たん（正常）

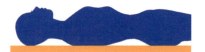
やせのため陥没（舟型）：
スポーツ選手に多い

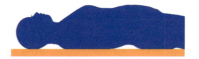
軽度の丸い膨隆：
肥満または軽度の鼓腸，腹水による膨隆

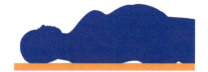
非常に大きな膨隆：
高度の腹水または腫瘤＝異常所見

図6-7 腹部の輪郭

2 聴　診

　聴診は視診のすぐ後，つまり，打診・触診よりも先に行うことが腹部のアセスメントの原則でしたね（表6-3参照）．腹部の聴診では，

❶腸蠕動音の確認
❷血流音の確認

の2つがありますが，看護師にとって必須の技術は❶です．腸蠕動音（腸音）とは，消化管内を内容物がガスを伴って移動する際に発生する音です．この音が聴取されるということは，消化管が動いていることを意味しますので，看護においてはこの音を確認することが重要です．ただし心拍数のように回数を厳密に数えることが難しいこと，腸の蠕動音の頻度は正常でも非常に幅が広く，食事との関係などで変化するため，まずは正常の腸蠕動音をよく聴き，正常の状態（これくらい聴こえれば大丈夫という判断の基準）を知ることが大切です．そのためにも自分の腸蠕動音をよく聴いて「正常」を理解しましょう．

hajimete no physical assessment

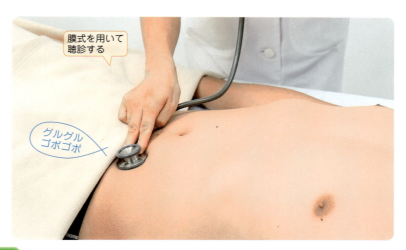

図6-8 腸蠕動音の聴診

(吹き出し：膜式を用いて聴診する／グルグル ゴボゴボ)

　腸の蠕動音は高調なので，聴診器の膜式を使います．腸が動いているのかどうかの確認のみであれば，腸蠕動音は腹部全体に伝播することから，1か所で聴診すれば十分です（図6-8）．

  腹部の聴診のポイント

1　**腸の蠕動音の確認**：正常では，"グルグル，ゴボゴボ"という高ピッチで不規則な音が30〜40秒以内に適度に聴かれます．ただし，正常でも食後の経過時間によっても頻度は異なります．1分間聴取してようやく少し聴かれる場合は，「減弱」と判断できます．

❗脈拍数のように1分間の数を数える必要はありませんが，正常の蠕動音に慣れておかないと「異常」の判断は困難です．異常すなわち腸蠕動音の「亢進」か「減弱」「消失」を判断することが求められます．

　異常所見　腸蠕動の亢進（大きな高調性の音で頻回の場合）があれば，下痢，閉塞性イレウス*を疑う．蠕動音の減弱・消失は，便秘，麻痺性イレウス，腹膜炎*の可能性を示唆．"チリンチリン""キンキン"というような高い金属音は，閉塞性イレウス，絞扼性イレウスなどが示唆される．

❗完全な蠕動音消失であることを判断するためには，同一か所で3分間*以上聴取しなくてはいけません．3分間聴こえない場合に初めて「消失」と判断します．

2　**血流音の確認**：聴診器のベル式を軽く当てて，腹部の主な動脈上（図6-9）で血管雑音（bruit：ブリュイ）の有無を確認します．正常では腸蠕動音や心音が響いてくる音のみが聴かれ，血管雑音は聴取されません．

　異常所見　血管雑音は，動脈瘤，血管の狭窄（きょうさく）を示唆（特に高血圧の人では注意）．肝臓，脾臓上のコマ音（venous hum：ヴィーナス ハム：静脈性のブンブンという音）は門脈圧（もんみゃくあつ）亢進を示唆する場合があるが，これが聴かれることはまれ．

---

*イレウス：腸閉塞症ともいう．何らかの原因により腸管内容が腸管内に停滞し，肛門側への輸送が障害された状態である．腹痛，腹部膨満，排便停止，悪心・嘔吐が主症状であり急性腹症の原因としても重要である．機械的イレウス（閉塞性イレウス，絞扼性イレウス）と機能的イレウス（麻痺性イレウス，痙攣性イレウス）に大別される．

*腹膜炎：腹膜の炎症で，多くは腹腔内臓器の炎症穿孔に続発して生じる．腹膜全体に炎症が波及する汎発性腹膜炎と，原病巣付近に限局する限局性腹膜炎に大別される．特に汎発性腹膜炎ではただちに外科的治療が必要となる．

*これまでは多くの文献で「消失と判断するためには5分聴取」とされていたが，最近の文献では2〜3分でよいとされるものが多くなったので，本書では3分とする．

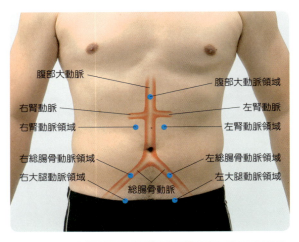
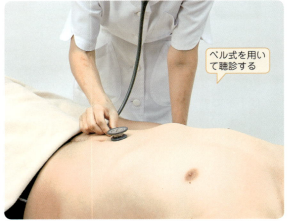

図6-9 腹部の血流音の聴診部位

3 打 診

腹部の打診には，
❶腹部内の臓器の位置や腹腔内の状態，腹水*や腫瘤の存在をアセスメントするために行う腹部全体の打診
❷肝臓，膵臓，脾臓，腎臓などの腹部内臓器の大きさを推定するために行う打診
の2つがあります．

ここでは全体の打診と，皆さんが行う機会が比較的多い，右上腹部を占める大きな臓器である肝臓の大きさを推定するための打診方法を紹介します．

全体の打診では，**系統的に，もれなく，腹腔内の臓器をイメージしながら打診する**ことが大切です．筆者は左下腹部から始めて時計回りに行っています．毎回違う方法で行うのではなく，自分なりの方法（やり方）を決めたら毎回その手順で系統的に行い，見落としのないよう気をつけましょう．ただし，痛みのあることがわかっている部位があれば，最後に打診します．

*腹水：腹腔内に貯留した濾出性または滲出性の液体．濾出性の腹水は肝硬変やうっ血性心不全，低タンパク血症，ネフローゼ症候群などでみられる．滲出性の腹水は腹膜の炎症，悪性腫瘍などによるもので，結核性の腹膜炎やがん性腹膜炎などでみられる．

hajimete no physical assessment

腹部の打診のポイント

1. **腹部全体の打診**：図6-10のように順序を決めて4つの領域すべての打診を行います（図6-11）．正常では以下のような打診音が聴かれます．

胃や腸管上	鼓 音
肝臓，脾臓などの臓器上	
便塊の貯留部位（左下腹部）	濁 音
尿が充満している膀胱上	

異常所見 鼓音であるはずの部位で濁音となる場合．腫大した臓器上で濁音が聴かれれば，腫瘍の存在，腹水貯留が疑われる．

2. **肝臓の大きさの推定（肝濁音界の決定）**：図6-12aのように**右鎖骨中央線上**を乳頭付近から下方に向かって打診すると，肺野部分の共鳴音が濁音に変化する部分があります．ここが肝臓の辺縁（上縁）にあたるため，印をつけておきます．次に右鎖骨中央線上を，臍付近から上方に向かって打診します（図6-12b）．鼓音から濁音に変化する部位が肝臓の下縁にあたるので，印をつけておきます．

⚠️ ただし，肝臓は正常では肋骨弓内に位置していることが多いため，下縁がちょうど肋骨下なのか肋間なのかはこの方法では特定できず，若干の誤差が生じます．肋間で濁音であればその下は肝臓だと考えます．

この2つの印の間の長さが肝臓の大きさ（縦径）を表わしているため，この距離を測定します（図6-12c）．正常では6～12cmで，女性ではより下限に近く6～7cm程度，男性ではより上限に近く，10cm程度です．

異常所見 12cm以上であれば肝肥大を示唆している．

第6章 腹部・消化器系のアセスメント

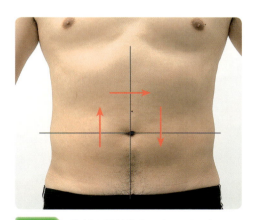

図6-10 腹部の系統的なアセスメント

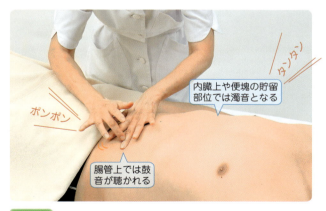

図6-11 腹部全体の打診

4 触 診

腹部は他の部位のアセスメントに比べて触診が非常に大切ですが，正確に触診するためには，患者さんが十分に腹壁の緊張を解き，リラックスしていることが大切だということを常に意識してください．

139

a. 上縁の決定

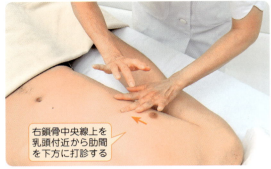

右鎖骨中央線上を乳頭付近から肋間を下方に打診する

b. 下縁の決定

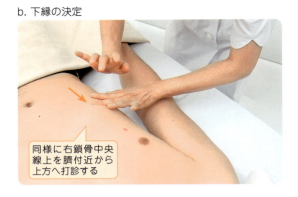

同様に右鎖骨中央線上を臍付近から上方へ打診する

c. 大きさの測定

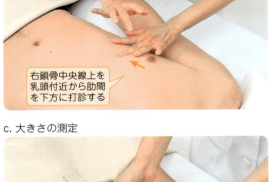

下縁　上縁
2つの印の間を測定する

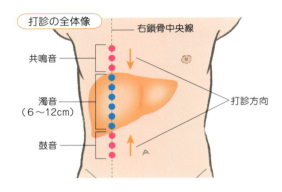

打診の全体像　右鎖骨中央線
共鳴音
濁音（6〜12cm）
鼓音
打診方向

図6-12　打診による肝臓の大きさの推定

　触診の目的は，正常な位置に臓器が位置しているかどうかの確認と，腫瘤や炎症の有無の確認です．

　実際の触診のポイントの前に，次のことを確認しましょう．
❶**患者への配慮** ── 腹部の緊張がとけるように膝を曲げた仰臥位．ゆっくり呼吸をしてもらい力を抜いてもらいましょう．また適宜声掛けをしながら行いましょう．くすぐったがる患者さんの場合，患者さんの手を腹部に置いてもらい，その手のすぐそばに自分の手を置き，一緒に触れているように触診すると効果的です．
❷**手の使い方** ── 利き手の第2・3・4指の先を使って，柔らかく小さな円を描くように動かしながら触診します．
❸**系統的に** ── 聴診・打診と同様，腹部の4領域を系統的に，内部にある臓器をイメージしながら触診します．
❹**浅い触診から深い触診へ** ── いきなりぐっと力を込めて触診するのではなく，最初は指を1〜2cm程度腹壁に沈める浅い触診（図6-13a）を行い，続いてより深く指を入れる触診（4〜5cm程度沈める）を行います（図6-

a. 浅い触診

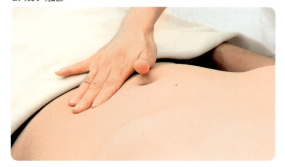

b. 深い触診

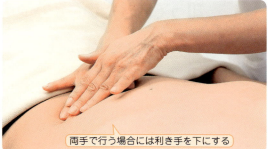

両手で行う場合には利き手を下にする

図6-13 浅い触診・深い触診

動画で見てみよう

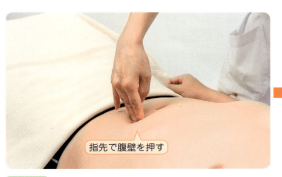

指先で腹壁を押す　素早く離す　指を離した時に鋭い痛みがあれば腹膜炎のサイン！

図6-14 反動痛の確認

13b).

❺**観察のポイント**――圧痛や腫瘤の有無，炎症所見を示す筋性防御（ディフェンス）*の有無をみます．

***筋性防御（ディフェンス）**：触診時，正常の腹壁では軟らかく抵抗はないが，腹腔内の炎症時には触診に対して下から突き上げるような抵抗（腹壁の緊張）を示す．これを筋性防御（ディフェンス）という．

***反動痛（反跳性圧痛）**：圧痛とは押したときに感じる痛みのことだが，腹腔内に炎症がある場合，腹壁を圧迫したときよりも，指を離す瞬間に強く痛みを感じることがある．これを反動痛（ブルンベルグ徴候）という．

> ### 腹部の触診のポイント
>
> 1. **全体の浅い触診**：前述した指の使い方で，4領域を系統的に浅く触診します．正常では圧痛や腫瘤はなく，腹部は軟らかく弛緩し，筋性防御はありません．
>   **異常所見** 圧痛，疼痛や表在性の腫瘤，筋性防御は，腹腔内の炎症（腹膜炎）の可能性を示唆．
> 2. **全体の深い触診**：**より深く，4～5cmまで指を沈めて触診します**．正常でも，剣状突起，盲腸，S状結腸で軽度の圧痛が感じられることがあります．腫瘤や筋性防御はありません．図6-13bのように両手で行ってもよいでしょう．
>   **異常所見** 圧痛や激痛，腫瘤，筋性防御がある．
> 3. **特殊な触診**：図6-14のように，第2・3・4指の指先で垂直に腹壁を押し，その後素早く指を離す触診を行い，反動痛（反跳性圧痛）*の有無を確認します．
>   **異常所見** 腹壁を指で押し，指を離した後に強い痛みがある場合（ブルンベルグ徴候），腹腔内の炎症（腹膜炎）が疑われる．

知っておきたい その他の腹部のフィジカルイグザミネーション

●腹部臓器の触診について

　看護師として腹部臓器を触診する必要性はあまり高くはないかもしれませんし，正常な場合は触診できません．皆さんには，知識として以下のような方法で触診できるということを知っておいてほしいと思います．知識があれば，医師の診察でも何を行っているかわかるでしょうし，記録からも患者さんの状態を読み取ることができます．

1 腹部臓器の触診

　触診の対象となる腹部臓器には，肝臓，脾臓，腎臓があります．どの臓器の場合も，触れる手は利き手の第2指であり，利き手でない手を背部に置き，臓器を持ち上げるように支持し，両手で臓器を挟むようなイメージで触診します．体位はこれまでと同様，仰臥位です．また，患者さんには腹式呼吸をしてもらい，吸気時に横隔膜の移動とともに臓器が下がってきたところを触ります．腹式呼吸がうまくできない患者さんには「大きく深呼吸してください」と頼むのがよいでしょう．

●肝臓辺縁の触診

　まずは肝臓辺縁の触診です．触診によって腫大の有無や肝臓表面の性状，硬さなどを知ることができます．実施時には触診しやすいよう患者さんの右側に立ちましょう．

 肝臓辺縁の触診のポイント

1 左手を患者さんの右背部（第11〜12肋骨の高さ）にあて，軽く持ち上げるように支持します．また，打診すればわかるとおり，肝臓の下縁は肋骨下縁の少し上付近に位置するので，右手をその4〜5cm下に置きます（図6-15a）．
2 患者さんに腹式呼吸（「お腹をふくらませるように息を吸ってください」）を依頼し，吸気直後，息を吐くと同時に肋骨内部に右手を押し入れるように入れ，肝臓の辺縁が触れるかどうか確認します（図6-15b）．この時，左手は軽く持ち上げ，肝臓を両手で挟み込むようなイメージで触診します．正常では触れないことが多く，触れたとしても肝臓下縁のなめらかな"プリン"とした感触が感じられ，圧痛や腫瘤はありません．

（異常所見）肝臓の辺縁が不整，腫瘤や圧痛がある．

hajimete no physical assessment

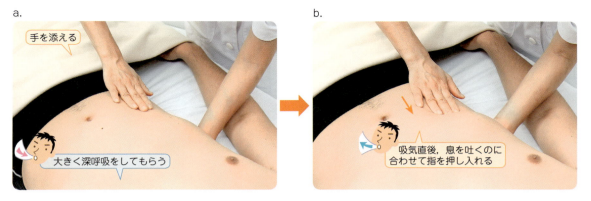

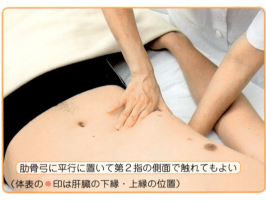

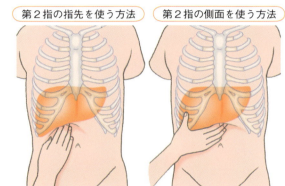

注）本来は，吸気時に下がってきた肝臓に触れたいのですが，実際には腹部が膨隆している状態では手が入りません．そこで，吸気直後の呼気に合わせて手を入れ，上昇する肝臓を追いかけて触るイメージで行います．

図6-15　肝臓辺縁の触診

● 脾臓の触診

通常では脾臓は触診できず，通常の3倍程度腫大していないと触れないといわれています．そのため触診は「高度な脾腫」を判定するために行われます．つまり，**触知しないからといって，異常がないというわけではない**ことに注意が必要です．

肝臓と同様，患者さんの右側に立ち，脾臓を両手で挟むような感じで触れます．

 脾臓の触診のポイント

1. 左手を第11〜12肋骨の高さで，患者さんの左背部に置き（肝臓と反対側です），身体を軽く持ち上げるように支持します．右手は肋骨弓の下方に位置するように，左腹部にななめに置きます（これも肝臓と反対側です）（図6-16a）．
2. 患者さんに腹式呼吸をするように伝え，右手に圧を加え，肋骨弓の下まで手を入れます（図6-16b）．正常では何も触れません．
   - 異常所見　脾臓を触知する＝脾臓の高度な腫大がある．
   - ❗ 触知可能な脾臓は高度に腫大したものだけなので，触れないからといって異常がないというわけではない点に注意してください．

第6章　腹部・消化器系のアセスメント

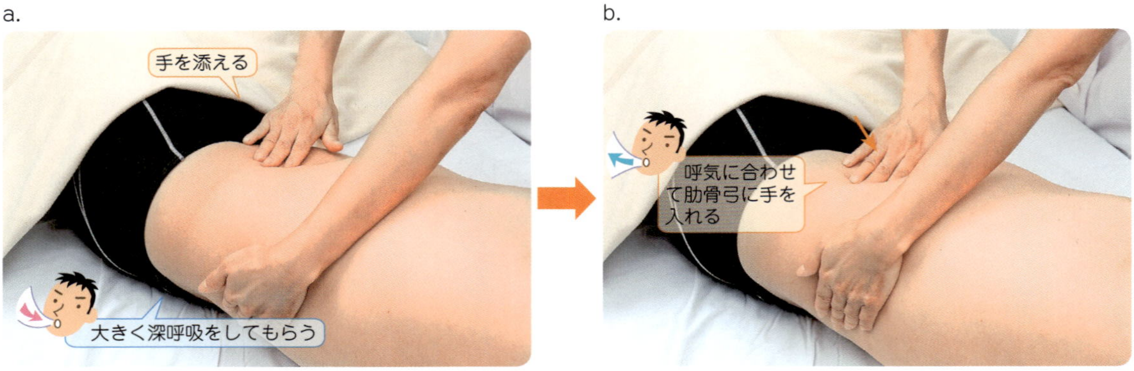

図6-16 脾臓の触診

● 腎臓の触診

　腎臓の触診では，腎臓の腫大や圧痛の有無を確認します．左の腎臓は右の腎臓より1cmほど上方に位置しているので（図6-2参照），通常では触診できません．また右の腎臓も，まれに，やせ型で，腹部が柔らかく十分にリラックスできている状態の女性で触れることがありますが，通常は触れません．

> **腎臓の触診のポイント**
>
> 1 **右の腎臓**：左手を右背部（第12肋骨付近）に置き，少し持ち上げるように支持します．右手を上腹部，腹直筋に平行になるように置きます（図6-17a）．患者さんに腹式呼吸をしてもらい，吸気時に右手を右上腹部に浅く押し込みます．呼気時に腎臓の下縁を両手で挟み込むような感じで右手で触れます（図6-17b）．
> 2 **左の腎臓**：可能であれば患者さんの左側に移動して，右の腎臓と同様に行います．
> **異常所見** 圧痛がある．腎臓を触知する＝腎臓の腫大がある．

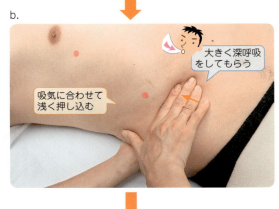
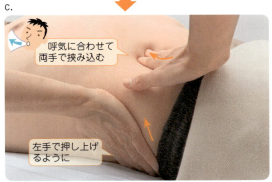

(体表の ● 印は肝臓の下縁・上縁の位置)

図6-17 腎臓の触診

2 腹水のアセスメント

●波動による方法

　腹部臓器の触診と同様，腹水のアセスメントも特殊なアセスメントであり，「非常に多量な腹水がある場合にこのような方法でわかる」というものです．

波動による方法のポイント

1. 患者さん本人または介助者の手の尺側をしっかりと患者さんの腹部の正中線上に置きます（図6-18a）.
2. 看護師の左手を右側腹部に添え，右手で患者さんの左側腹部をたたきます（図6-18b）.
3. **腹水が存在すれば，正中に置いた手を超えて波動を感じます**．腹部が膨満していても，ガスや脂肪組織によるものであれば波動は感じませんので，液体の貯留を判別できます．

　異常所見 波動が感じられる場合は，かなりの量の腹水が貯留していると考えられる．

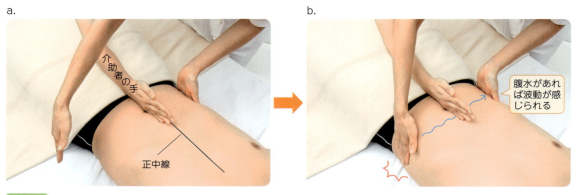

図6-18　腹水の検査：波動法

看護師にとって腹部のフィジカルイグザミネーションは臨床場面でも使う頻度が高い技術です．ぜひ基本を身につけ，患者さんの状態，目的に応じて積極的に活用してください！

この章のまとめ

- 腹部のフィジカルイグザミネーションを行う際のポイント（留意点）についてまとめましょう．
- 自分の腸蠕動音を聴診し，正常な腸蠕動音について確認しておきましょう．その際，食事後にも何回か聴診し，食事時間と腸蠕動音の聴こえ方の関係を確かめてみましょう．
- 身近で健康な人を対象に，腹部・消化器系のフィジカルイグザミネーション（視診・聴診・打診・触診）をひととおり実施し，その結果を記録し，正常か異常かの判別をしてみましょう．
- その際，自分の技術，態度について，患者役の人にフィードバックをもらいましょう．

事例動画 3 : 腹部のフィジカルアセスメント

腹部のフィジカルアセスメントの流れを事例動画で観てみましょう．

事例 腰部脊柱管狭窄症の手術で入院中の患者
手術後3日目．術後1日目から歩行可ではあるが，痛みのためにあまり動いていない．
手術後まだ排便がなく，腹部膨満感を訴えている．排ガスはある．
受け持ち看護師としてバイタルサインを測定し終えて，これから腹部のアセスメントを行う．

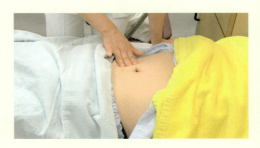

● **本事例での腹部のアセスメントの流れ**
1．バイタルサインの測定結果を伝える
2．腹部のフィジカルアセスメント
　❶主観的情報の確認：現在ある腹部症状，排便の状況，排ガスの状況，食欲，食事摂取に関する情報などを問診で確認する．
　❷腹部のフィジカルイグザミネーション
　　A．視診：特に腹部膨満の有無について
　　B．聴診：腸蠕動音の確認；減弱，消失について
　　C．打診：腹部全体の打診により，ガスの貯留の有無の確認
　　D．触診：浅い触診から深い触診の順序で行う．深い触診時，左下腹部で便塊の貯留があるかどうかの確認をする

● **本事例のポイント**
　腹部のフィジカルイグザミネーションも，視診，聴診，打診，触診の4つの技術で様々な情報を得ることができますが，臨床場面では，対象の疾患，状態に応じて目的をもったアセスメントを行うことが大切です．今回は，腹部膨満感を訴えており，便秘が考えられるため，腸蠕動音の聴診で腸蠕動の状態を確認すること，ガスの貯留の有無の確認のための腹部全体の打診，便があるかどうかの確認のためにS状結腸付近を触診することがポイントです．さらに看護師としては，この結果を腸蠕動を促す援助につなげ，さらにそのケアの効果を再度アセスメントで評価する視点ももちましょう．

第7章 筋・骨格系のアセスメント
lesson7

この章でまなぶこと

- ☑ 筋・骨格系の基本的な構造と機能を確認するとともに，関節の運動の種類と主な筋肉の作用を覚えよう．
- ☑ 筋・骨格系のアセスメントについて，何をみるのか，そのポイントと正常所見，主な異常所見を理解しよう．

　筋・骨格系は「運動器系」といわれることもあります．筋・骨格系は，神経系と協調し，私たちが身体を動かすこと，すなわち毎日の生活──摂食動作，排泄動作，入浴やシャワー浴などの清潔動作，移動動作などを支えているものです．つまりこれらの日常生活活動（動作）（ADL；activities of daily living）に最も関係するのが筋・骨格系や神経系だともいえます．

　「看護は日常生活援助である」といわれることがありますが，日常生活を援助するためには，筋・骨格系，神経系のアセスメントによって，対象者がどのような動きが障害されているのか，どの部分は自分で行えるのかを明らかにし，それによってどのような援助を行えばセルフケアにつながるのかの視点が欠かせません．看護に直結するアセスメントであることをまずは理解したうえで，本章を読み進めてください．

筋・骨格系の基本的構造と機能

1 骨格の基本的構造と機能

　成人の骨格は，約200個の骨（bone）からなります．生まれたばかりの新生児の骨は約350個ありますが，男性で18歳くらい，女性では15.5歳くらいまでにいくつかの骨が癒合し，約200個になります．

　骨のはたらきは，①身体各部の支柱となって身体の外形を保持すること，②骨格により臓器を保護すること，③筋の作用を受けて関節とともに受動的運動器となることです．図7-1に主な全身の骨格を示します．

2 筋肉の基本的構造と機能

　筋肉（muscle）には，①骨・関節とともに運動に関与する骨格筋（随意筋*），②胃腸，尿管などを形成する平滑筋（不随意筋），③心臓を形成する心筋の3種類

＊随意筋：自分の意思で動かしたり止めたりできる筋肉の総称．これに対し，意思とは関係なく自律的にはたらく筋肉を不随意筋という．

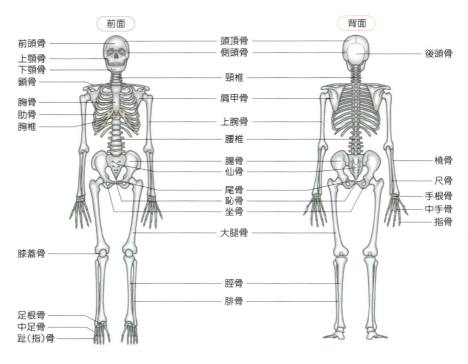

図7-1　全身の骨格

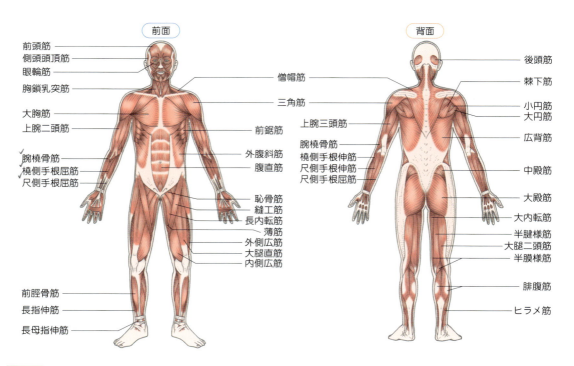

図7-2　全身の骨格筋

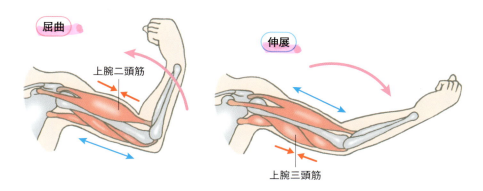

図7-3　上腕の屈曲と伸展における作動筋と拮抗筋

上腕二頭筋と上腕三頭筋は互いに拮抗筋であり，逆の働きをする

があります．通常「運動器系」で扱う筋肉は骨格筋のみなので，ここでも骨格筋について説明していきます．

骨格筋は，体重の約40％を占める筋肉で，筋線維に対して横に走る細かいしま模様があることから，**横紋筋**ともよばれます．

図7-2に全身の主な骨格筋を示します．骨格筋の主なはたらきは，①体性神経の支配下で骨と協調して身体を支え，身体の各部の運動を行う，②筋収縮の際のエネルギー消費に伴って，熱を産生し，体熱の最大供給源となることです．

骨格筋がある運動を行おうとするとき，運動の方向に作用する筋を**作動筋**，それとは逆向きに作用する筋を**拮抗筋**といいます．上腕を例にとると，肘関節の屈曲においては上腕二頭筋が作動筋，上腕三頭筋が拮抗筋となり，上腕の伸展では逆に，上腕三頭筋が作動筋，上腕二頭筋が拮抗筋となります（図7-3）．

3 関節の基本的構造と機能

関節（joint） とは，2つ以上の骨が接する部分のことであり，可動関節の構造は，図7-4のとおりで，関節包の内側にある滑膜から「滑液」が分泌され，関節腔が満たされています．滑液は骨と骨の摩擦を減らし，滑らかな動きができるような潤滑油の働きをしています．

関節の動かすことのできる程度は，関節頭と関節窩の形によって影響を受け動かすことができる程度（可動性）によって以下の3つに分類されます．

❶ **不動関節** —— 運動がほとんどできない関節．頭蓋の縫合，恥骨結合，など．
❷ **半関節** —— わずかな運動が可能である関節．腸骨と仙骨の間の仙腸関節．
❸ **可動関節** —— 可動性のある関節．その形状によってさらに6種類に分けられる（図7-5）．

私たちの身体は，関節を曲げたり，動かしたりという運動を組み合わせていろいろな動作を行っていますが，これらの関節運動の呼び方は専門用語で決まっています．アセスメントをするうえでも重要なので，以下で運動の方向とその運動を表わす主な用語をよく理解しておきましょう．記録する場合も，専門用語で記述する必要があります．

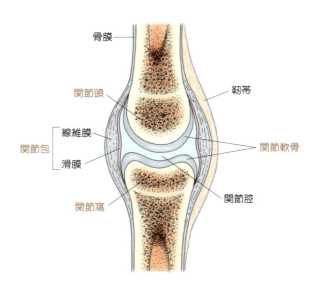

図7-4 関節の構造

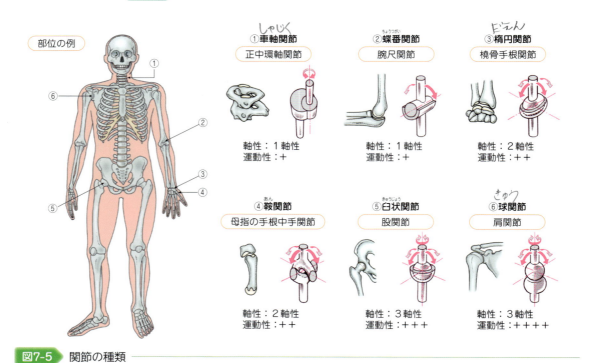

図7-5 関節の種類

● 関節の運動

- ● **屈　曲** ── 関節の角度を減少させ，骨と骨を近づける運動．
  - （例）肘関節，膝関節の屈曲（図7-6）
- ● **伸　展** ── 屈曲とは反対に，関節の角度を広げる運動．
  - （例）肘関節，膝関節の伸展（図7-6）
- ● **回旋（回転）** ── 身体のある部分の長軸を運動軸として回転する運動（図7-7）．このうち，骨の長軸を中心として内側に回旋する運動を内旋，外側に回旋する運動を外旋という（図7-8，球関節に共通する動き）．

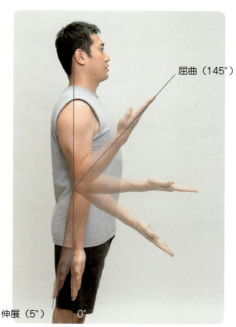

（図内の角度は各関節の正常な可動域を示している）

図7-6 肘関節の屈曲・伸展

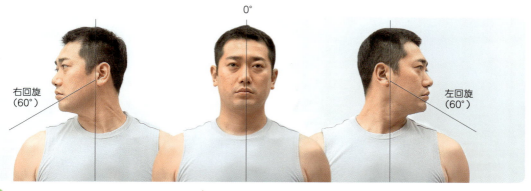

図7-7 頸部の回旋

- **外転** ────── 手や足を身体の軸（正中線）から遠ざける運動．また手や足の指を広げる運動．
  (例) 肩関節の外転（上肢を側方へ引き上げる運動；図7-9）
- **内転** ────── 外転とは反対に，四肢のどれかを身体の軸に近づける運動．
  (例) 肩関節の内転（側方に引き上げた腕を下ろして身体の軸に近づける運動；図7-9）
- **回内・回外** ────── 前腕の回転運動のみに使われる．回内は前腕が内向きに回転して，手掌が下を向く運動を指す．回外は逆に，手掌が上に向く運動を指す．この運動では，尺骨を軸に橈骨が回っている（図7-10）．

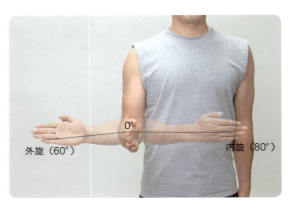

図7-8 肩関節の内旋・外旋

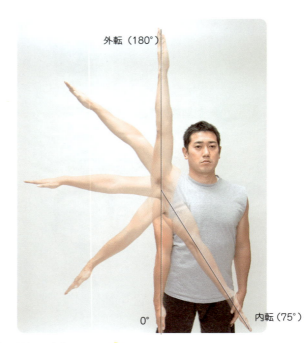

図7-9 肩関節の外転・内転

154

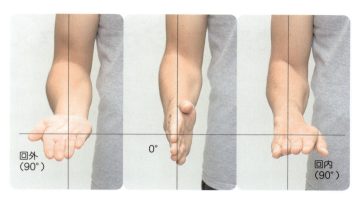

図7-10 前腕の回内・回外

4 基本肢位，良肢位

関節可動域に際しては，それぞれの関節が0°である基本肢位（図7-11）を理解したうえで，各関節がどの程度動くのかを理解し，検査することが重要です（p.164 図7-15参照）．

また看護の視点として「良肢位」もあわせて理解しておきましょう．良肢位とは，仮に関節がその位置で拘縮，固定したとしても，日常生活活動（ADL）に及ぼす影響が最も少ない肢位のことをいいます．具体的には，上肢は手が口に届き，はしやペンを持て，下肢は，股関節軽度屈曲・外転・外旋，膝関節軽度屈曲，足関節は足底が床につく肢位です（図7-11）．麻痺がある患者さんの体位の保持の際に，考慮しましょう．

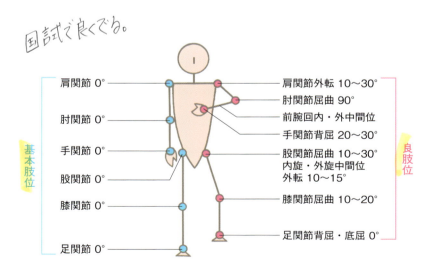

図7-11 基本肢位と良肢位

2 筋・骨格系のフィジカルアセスメント

本章の冒頭で説明したように，私たちの日常生活活動（ADL）には筋・骨格系が大きくかかわっています．しかし，私たちが「運動」するためには，筋・骨格だけでなく神経系のはたらきが欠かせません．したがって実際の場面では，筋・骨格系のアセスメントと脳・神経系のアセスメントは同時に行うことが多いのですが，本書では初学者の皆さんが理解しやすいように，分けて説明します．脳・神経系のアセスメントについては，次章で学んでいきましょう．

筋・骨格系に関する問診

筋・骨格系では，何か問題があれば，通常は「痛み」や「熱感」といった自覚症状があります．まずはそのような症状があるかどうかを確認することが大切です．痛みなどの症状がある場合には，その部位のフィジカルイグザミネーションを行うことで痛みを増強させないように十分に気をつけましょう．常に患者さんや対象者が安楽であることがここでも基本となります．

> **筋・骨格系に関する問診のポイント**
>
> 1 **関節，筋肉の痛みの有無**：あればいつからか，その部位，局所か複数の部位なのか，どのような性質の痛みがあるのか（鈍痛，鋭い痛み，ズキズキする痛み，など），持続性か，痛みの悪化や改善要因は何か．
> 2 **関節の腫脹，熱感の有無**：あればいつからか，その部位．
> 3 **関節可動域の制限（動きにくさ，こわばり）の有無**：あればいつからか，その部位．
> 4 **既往歴**：筋・骨格系の疾患の有無，手術既往の有無，治療経過．
> 5 **家族歴**：家族内にリウマチ，骨粗鬆症，関節炎など，骨・関節系疾患の既往歴がある人がいるかどうか．

筋・骨格系のフィジカルイグザミネーション

筋・骨格系のアセスメントのポイントは以下の4つです．
❶筋・骨格の状態
❷関節，関節周囲の状態
❸関節可動域（ROM；range of motion）：関節がどの程度動くかの検査
❹筋　力

これらのポイントのなかでも，特に❸関節可動域と❹筋力については，決して筋・骨格系だけをみるのではなく，脳・神経系も併せてみることが重要だということを覚えておいてください．

● 筋・骨格系のフィジカルイグザミネーション実施時の留意点

次章の「脳・神経系のアセスメント」とも重複しますが，筋・骨格系のフィジカルイグザミネーションでは，以下のような留意点があります．まずこれらをよく理解しておきましょう．

● 患者さんの身体全体の動き，姿勢をよく観察する

筋・骨格系の異常は，多くの場合患者さん（対象者）の立ち居振る舞いに影響を及ぼします．患者さんが部屋に入ってくる様子や姿勢などを見れば，異常がある場合には必ず「何か変だ」という徴候が見受けられるはずです．ですから，まず患者さんの様子や姿勢をよく観察しましょう．

● 危険防止に努める

筋・骨格や神経系に異常がある場合は，患者さんが動く際に転倒・転落する危険性が大きいといえます．これらの危険を防止するよう常に注意を払いながらアセスメントを行いましょう．

● 患者さんにわかりやすく説明しながらフィジカルイグザミネーションを行う

筋・骨格系のアセスメントでは，今まで紹介してきた種々のアセスメント以上に，こちらが指示して身体を動かしてもらう必要のあるアセスメントが多くあります．正しいアセスメントを行うためにも，患者さんの年齢や認知能力に応じて，わかりやすく説明・指示するように心がけてください．

＊ ＊ ＊

また，実際の筋・骨格系のアセスメント場面では，患者さんの負担を減らすことを目的として「脳・神経系のアセスメント」を同時に行うことを忘れないでください．

1 視診・触診

筋・骨格系の視診・触診は，以下のポイントを参考に行いましょう．系統的にすべての関節を見落としなく行うことが大切です．また，問診で痛みを訴えた場合には，痛みのない側（健側）から触れるようにし，患側は痛みを増強しないように気をつけて行いましょう．

筋・骨格系の視診・触診のポイント

1 **脊柱整合性のアセスメント（脊柱の彎曲状態の視診）**：患者さんに直立位をとってもらい，まず側面から観察し，ついで背面から観察します．また，患者さんに前屈してもらった状態でも観察します（図7-12）．正常では，脊柱が正中位にあり，前屈位での背部の高さは左右対称です．前彎，後彎（図7-13）などの異常はみられません．
　異常所見 脊柱側彎（思春期の女性に多い），脊柱前彎（腰椎の異常な凹み），脊柱後彎など．

2 **肩，上下肢の関節・筋肉の視診**：通常は肩関節から始めて，肘関節，手関節，股関節，膝関節，足関節の順に上から下へ，関節の形状，左右対称性，変形の有無

についてみていきます．同時に<u>上肢・下肢の筋肉の大きさ</u>，<u>左右対称性</u>についても観察します．

このときの患者さんの体位は，状態に応じて座位でもベッド上仰臥位でもよいです．ポイントは，<u>患者さんにとって安全・安楽かつ負担の少ない方法で行うこと</u>です．

3 肩，上下肢の関節・筋肉の触診：十分に視診を行った後，触診により関節の熱感，腫脹・結節の有無，圧痛の有無，筋肉の腫脹・熱感の有無を確認します（図7-14）．<u>正常では，関節は左右対称で変形はなく，熱感などの症状もみられません．筋肉も左右対称で，肥大や萎縮はなく，熱感，腫脹も認められません．</u>

異常所見 足関節で母指が赤く熱感があり，痛みを伴う場合は，痛風の可能性．

筋肉の左右非対称などでは，脊髄や末梢性の運動障害，麻痺性の筋萎縮の可能性がある．

関節に圧痛，腫脹，熱感がある場合は関節炎，滑液嚢炎*などの可能性．手関節・肘関節・足関節で圧痛，腫脹に加えて結節，関節可動域制限がある場合は，リウマチ性の関節炎，股関節の場合は変形性股関節症，膝関節で圧痛，熱感があり関節が柔らかい場合は，関節滑膜炎の可能性がある．

* 滑液嚢炎：腱と骨表面との間にある小嚢を滑液包といい，この部分に炎症を生じている状態をいう．慢性外傷性刺激によって起こることが多い．肩関節や肘・膝関節に多くみられる．

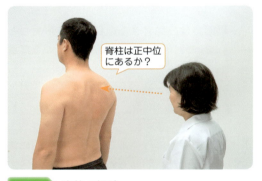
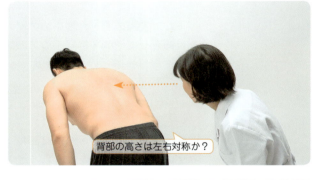

図7-12 脊柱の視診

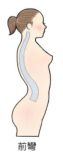
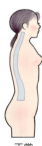
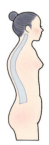

前彎　　　正常　　　後彎

図7-13 脊柱の彎曲

hajimete no physical assessment

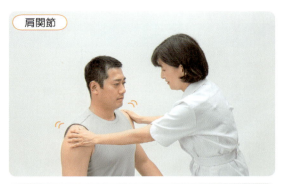
肩関節

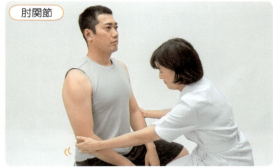
肘関節

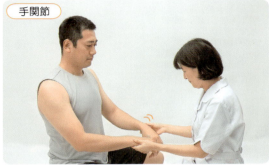
手関節

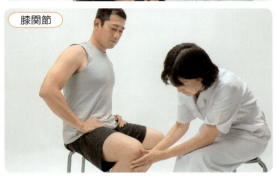
膝関節

図7-14　肩，上下肢の関節・筋肉の触診

2 関節可動域（ROM）の測定

関節可動域（ROM）の測定は，関節がどの程度動くかをみるものです．関節可動域の制限はADLに大きく影響するため，制限の有無，あるとしたらどこにどの程度の制限があるのかを把握し，日常生活援助に役立てることが看護の視点としてとても大切です．

通常では，関節可動域表示の一覧（表7-1）に沿って，各関節の正常な運動の種類と可動域をみながら患者さんの可動域測定を行います．

表7-1　関節可動域表示および測定法

A. 上肢

部位名	運動方向	参考可動域角度	基本軸	移動軸	測定部位および注意点	参考図
肩甲帯 shoulder girdle	屈曲 flexion	20	両側の肩峰を結ぶ線	頭頂と肩峰を結ぶ線		屈曲／0°／伸展
	伸展 extension	20				
	挙上 elevation	20	両側の肩峰を結ぶ線	肩峰と胸骨上縁を結ぶ線	背面から測定する	挙上／0°／引き下げ
	引き下げ（下制） depression	10				

第7章　筋・骨格系のアセスメント

159

A. 上肢（つづき）

部位名	運動方向	参考可動域角度	基本軸	移動軸	測定部位および注意点
肩 shoulder（肩甲帯の動きを含む）	屈曲（前方挙上） forward flexion	180	肩峰を通る床への垂直線（立位または坐位）	上腕骨	前腕は中間位とする 体幹が動かないように固定する 脊柱が前後屈しないように注意する
	伸展（後方挙上） backward extension	50			
	外転（側方挙上） abduction	180	肩峰を通る床への垂直線（立位または坐位）	上腕骨	体幹の側屈が起こらないように，90°以上になったら前腕を回外することを原則とする →［その他の部位］参照
	内転 adduction	0			
	外旋 external rotation	60	肘を通る前額面への垂直線	尺骨	上腕を体幹に接して，肘関節を前方90°に屈曲した肢位で行う 前腕は中間位とする →［その他の部位］参照
	内旋 internal rotation	80			
	水平屈曲 horizontal flexion (horizontal adduction)	135	肩峰を通る矢状面への垂直線	上腕骨	肩関節を90°外転位とする
	水平伸展 horizontal extension (horizontal abduction)	30			
肘 elbow	屈曲 flexion	145	上腕骨	橈骨	前腕は回外位とする
	伸展 extension	5			
前腕 forearm	回内 pronation	90	床への垂直線	手指を伸展した手掌面	肩の回旋が入らないように肘を90°に屈曲する
	回外 supination	90			
手 wrist	屈曲（掌屈） flexion (palmar flexion)	90	橈骨	第2中手骨	前腕は中間位とする
	伸展（背屈） extension (dorsi flexion)	70			
	橈屈 radial deviation	25	前腕の中央線	第3中手骨	前腕を回内位で行う
	尺屈 ulnar deviation	55			

B. 手指

部位名	運動方向	参考可動域角度	基本軸	移動軸	測定部位および注意点
母指 thumb	橈側外転 radial abduction	60	示指（橈骨の延長上）	母指	以下の手指の運動は，原則として手指の背側に角度計を当てる 運動は手掌面とする
	尺側内転 ulnar adduction	0			
	掌側外転 palmar abduction	90			運動は手掌面に直角な面とする
	掌側内転 palmar adduction	0			

hajimete no physical assessment

B. 手指（つづき）

部位名	運動方向	参考可動域角度	基本軸	移動軸	測定部位および注意点	参考図
母指 thumb	屈曲（MP） flexion	60	第1中手骨	第1基節骨		
	伸展（MP） extension	10				
	屈曲（IP） flexion	80	第1基節骨	第1末節骨		
	伸展（IP） extension	10				
指 fingers	屈曲（MP） flexion	90	第2〜5中手骨	第2〜5基節骨	→［その他の部位］参照	
	伸展（MP） extension	45				
	屈曲（PIP） flexion	100	第2〜5基節骨	第2〜5中節骨		
	伸展（PIP） extension	0				
	屈曲（DIP） flexion	80	第2〜5中節骨	第2〜5末節骨		
	伸展（DIP） extension	0			DIPは10°の過伸展を取りうる	
	外転 abduction		第3中手骨延長線	第2, 4, 5指軸	中指の運動は橈側外転，尺側外転とする →［その他の部位］参照	
	内転 adduction					

C. 下肢

部位名	運動方向	参考可動域角度	基本軸	移動軸	測定部位および注意点	参考図
股 hip	屈曲 flexion	125	体幹と平行線	大腿骨（大転子と大腿骨外果の中心を結ぶ線）	骨盤と脊柱を十分に固定する 屈曲は背臥位，膝屈曲位で行う 伸展は腹臥位，膝伸展位で行う	
	伸展 extension	15				
	外転 abduction	45	両側の上前腸骨棘を結ぶ線への垂直線	大腿中央線（上前腸骨棘より膝蓋骨中心を結ぶ線）	背臥位で骨盤を固定する 下肢は外旋しないようにする 内転の場合は，反対側の下肢を屈曲挙上してその下を通して内転させる	
	内転 adduction	20				
	外旋 external rotation	45	膝蓋骨より下ろした垂直線	下腿中央線（膝蓋骨中心より足関節内外果中央を結ぶ線）	背臥位で，股関節と膝関節を90°屈曲位にして行う 骨盤の代償を少なくする	
	内旋 internal rotation	45				
膝 knee	屈曲 flexion	130	大腿骨	腓骨（腓骨頭と外果を結ぶ線）	股関節を屈曲位で行う	
	伸展 extension	0				

第7章 筋・骨格系のアセスメント

C. 下肢（つづき）

部位名	運動方向	参考可動域角度	基本軸	移動軸	測定部位および注意点	参考図
足 ankle	屈曲（底屈） flexion (plantar flexion)	45	腓骨への垂直線	第5中足骨	膝関節を屈曲位で行う	
	伸展（背屈） extension (dorsi flexion)	20				
足部 foot	外がえし eversion	20	下腿軸への垂直線	足底面	足関節を屈曲位で行う	
	内がえし ineversion	30				
	外転 abduction	10	第1，第2中足骨のあいだの中央線	同左	足底で足の外縁または内縁で行うこともある	
	内転 adduction	20				
母指（趾） great toe	屈曲（MP） flexion	35	第1中足骨	第1基節骨		
	伸展（MP） extension	60				
	屈曲（IP） flexion	60	第1基節骨	第1末節骨		
	伸展（IP） extension	0				
足指 toes	屈曲（MP） flexion	35	第2〜5中足骨	第2〜5基節骨		
	伸展（MP） extension	40				
	屈曲（PIP） flexion	35	第2〜5基節骨	第2〜5節骨		
	伸展（PIP） extension	0				
	屈曲（DIP） flexion	50	第2〜5中節骨	第2〜5末節骨		
	伸展（DIP） extension	0				

D. 体幹

部位名	運動方向	参考可動域角度	基本軸	移動軸	測定部位および注意点	参考図
頸部 cervical spine	屈曲（前屈） flexion	60	肩峰を通る床への垂直線	耳孔と頭頂を結ぶ線	頭部体幹の側面で行う 原則として腰かけ坐位とする	
	伸展 extension	50				
	回旋 rotation 左回旋	60	両側の肩峰を結ぶ線への垂直線	鼻梁と後頭結節を結ぶ線	腰かけ坐位で行う	
	右回旋	60				
	側屈 lateral bending 左側屈	50	第7頸椎棘突起と第1仙椎の棘突起を結ぶ線	頭頂と第7頸椎棘突起を結ぶ線	体幹の背面で行う 腰かけ坐位とする	
	右側屈	50				

D. 体幹（つづき）

部位名	運動方向		参考可動域角度	基本軸	移動軸	測定部位および注意点	参考図
胸腰部 thoracic and lumbar spines	屈曲（前屈） flexion		45	仙骨後面	第1胸椎棘突起と第5腰椎棘突起を結ぶ線	体幹側面より行う 立位，腰かけ坐位または側臥位で行う 股関節の運動が入らないように行う → ［その他の部位］参照	
	伸展（後屈） extension		30				
	回旋 rotation	左回旋	40	両側の後上腸骨棘を結ぶ線	両側の肩峰を結ぶ線	坐位で骨盤を固定して行う	
		右回旋	40				
	側屈 lateral bending	左側屈	50	ジャコビー（Jacoby）線の中点に立てた垂直線	第1胸椎棘突起と第5腰椎棘突起を結ぶ線	体幹の背面で行う 腰かけ坐位または立位で行う	
		右側屈	50				

E. その他の部位

部位名	運動方向	参考可動域角度	基本軸	移動軸	測定部位および注意点	参考図
肩 shoulder （肩甲骨の動きを含む）	外旋 external rotation	90	肘を通る前額面への垂直線	尺骨	前腕は中間位とする 肩関節は90°外転し，かつ肘関節は90°屈曲した肢位で行う	
	内旋 internal rotation	70				
	内転 adduction	75	肩峰を通る床への垂直線	上腕骨	20°または45°肩関節屈曲位で行う 立位で行う	
母指 thumb	対立 opposition				母指先端と小指基部（または先端）との距離（cm）で表示する	
指 fingers	外転 abduction		第3指中手骨延長線	第2，4，5指軸	中指先端と第2,4,5指先端との距離（cm）で表示する	
	内転 adduction					
	屈曲 flexion				指尖と近位手掌皮線 または遠位手掌皮線との距離（cm）で表示する	
胸腰部 thoracic and lumbar spines	屈曲 flexion				最大屈曲は，指先と床の間の距離（cm）で表示する	

F. 顎関節

顎関節 temporomandibular joint	●開口位で上顎の正中線で，上歯と下歯の先端とのあいだの距離（cm）で表示する ●左右偏位（lateral deviation）は上顎の正中線を軸として下歯列の動きの距離を左右ともcmで表示する ●参考値は上下第1切歯列対向縁線間の距離5.0cm，左右偏位は1.0cmである

（日本整形外科学会，日本リハビリテーション医学会関節可動域合同委員会資料，1995．より引用）

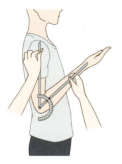
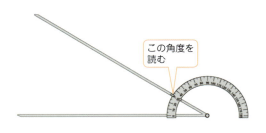

図7-15 角度計による可動域測定

関節可動域測定のポイント

1. **自動運動と他動運動での比較**：自分の力で動かせる関節可動域の運動を自動運動，一方，麻痺などがあり自分では動かせなくても，他者が力を加えることで動かせる可動域の運動を他動運動といいます．
　関節可動域測定は，まず自動運動で行い，制限がある場合に，他動運動ではどの程度の運動範囲かをみていきます．このように，自動運動と他動運動の両方の検査を行った場合，必ず両方の結果を記録しておくことを忘れないでください．また他動運動の場合は，患者さんに無理をさせることのないよう十分に注意して行うことが重要です．
2. **基本肢位から始める**：それぞれの関節の基本肢位（0°）がどの位置かをよく理解し（表7-1），そこから始めてどの程度の運動が可能か，制限があるかどうかを検査します（図7-15）．通常は5°刻みで測定します．

3 徒手筋力検査（MMT）

　徒手筋力検査（MMT；manual muscle test）は，個々の筋肉あるいは筋群の収縮力をみる検査ですが，筋肉だけではなく，これを支配する神経系の障害の有無もみることができるため，ADLの指標としても優れた検査です．
　ここでは主な筋肉の検査の説明をしますが，基本はこれらの筋肉が，どの関節にどのような動きをさせるものなのかを理解することです（表7-2，図7-16・17）．
　MMTの判定基準は表7-3のとおりで，正常なら5です．自動運動ができれば基本的には3以上となることを覚えておきましょう．
　実際には図7-16・17のように，検査する筋肉に対し，看護師が逆の力で抵抗をかけ，その抵抗に対して関節を動かせるかどうかをみていきます．
　自動運動ができない場合は，重力を解除した状態（平面上）で動かせるかどうか（これができたら筋力2），筋肉の収縮が起こるかどうか（この結果で1または0）をみて判断しましょう．

表7-2 主な筋肉の作用

筋肉	作用	筋肉	作用
肩（僧帽筋）	肩の挙上	股関節の内転筋群	股関節の内転
三角筋	肩関節の外転	大腿二頭筋・下腿三頭筋	膝関節の屈曲
上腕二頭筋	肘関節の屈曲	大腿四頭筋	膝関節の伸展
上腕三頭筋	肘関節の伸展	腓腹筋	足関節の底屈
中殿筋・小殿筋	股関節の外転	前脛骨筋	足関節の背屈

表7-3 徒手筋力検査の判定基準

スケール	状況
5（normal）	十分な力に対抗して動かせる
4（good）	若干の力に対抗して動かせる
3（fair）	力を加えなければ，重力に打ち勝って動かせる
2（poor）	重力を解除した状態で動かせる
1（trace）	筋の収縮がみられる
0（zero）	筋の収縮もみられない

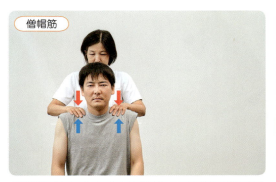
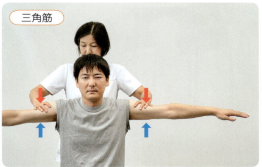
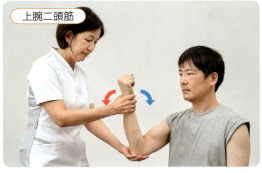
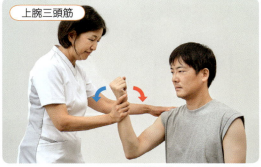

➡看護師の動き　➡対象者の動き

図7-16　上肢の徒手筋力検査

第7章　筋・骨格系のアセスメント

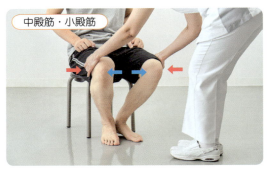
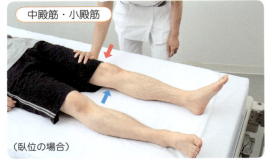
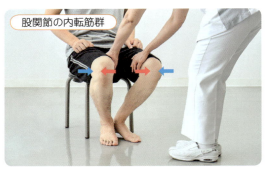
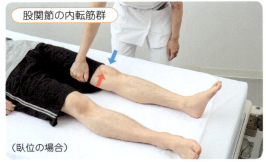
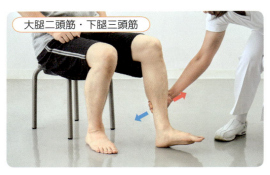
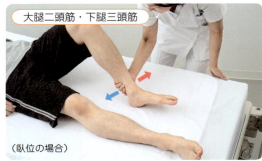
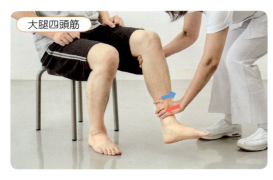
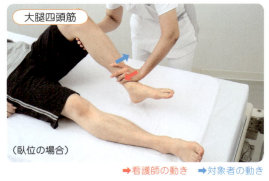

➡看護師の動き　➡対象者の動き

図7-17 下肢の徒手筋力検査①

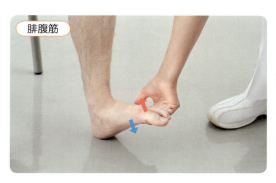
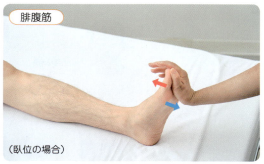
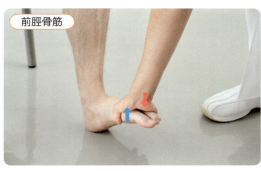
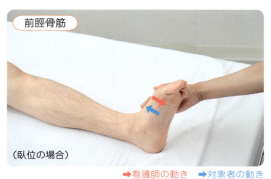

➡看護師の動き ➡対象者の動き

図7-17 下肢の徒手筋力検査②

4 バレー徴候の検査

　バレー徴候の検査は，中枢性の原因による片側性の軽い麻痺や筋力低下に対するスクリーニング検査として臨床でよく用いられています．

●上肢のバレー徴候

　手掌を上にして両腕を前方に水平に挙上させ，閉眼し，そのままの状態を保ってもらいます．正常では，その状態を保持できますが，麻痺や筋力低下がある場合は患側の上肢は回内してだんだん下に落ちていきます（図7-18）．

●下肢のバレー徴候

　腹臥位になってもらい，両足が接しないようにして両膝関節を90°または45°曲げてもらいます．上肢と同じく，正常ではそのままの状態を保つことができますが，麻痺や筋力低下がある場合，患側の下腿はだんだん下に落ちていきます（図7-18）．

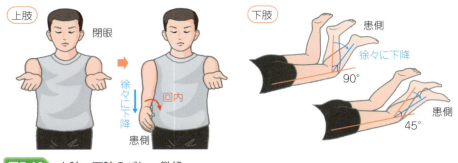

図7-18　上肢・下肢のバレー徴候

　関節可動域検査や筋力検査は，看護師が直接行わないとしても，医師や理学療法士が行った結果が医療記録に記録されていることが多いものです．これらの検査が何を意味し，この結果から患者さんのADLをどう評価し，看護師としてどのように日常生活援助を行うのか，リハビリテーションの促進，セルフケア援助につなげるためにも，これらの検査の内容，評価について理解しておくことが大切です．

> **この章のまとめ**
> - 身近で健康な人を対象に，筋・骨格系のフィジカルイグザミネーションをひととおり実施し，その結果を記録し，正常か異常かの判別をしてみましょう．
> - その際，どのような順序で行えば，自分にも患者さんにも負担なく，系統的に行えるか，考えながら実施しましょう．また自分の技術，説明，態度について，患者役の人にフィードバックをもらいましょう．

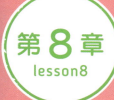

第8章 lesson8 脳・神経系のアセスメント

この章でまなぶこと

- ☑ 脳・神経系の基本的な構造と機能を確認しよう.
- ☑ 脳・神経系のアセスメントについて, 何をみるのか, そのポイントと正常所見, 主な異常所見を理解しよう.

　第7章「筋・骨格系のアセスメント」で説明したとおり, 脳・神経系は筋・骨格系と協調して, 私たちの日常生活活動（ADL）に直結する器官です. 脳・神経系のアセスメントは非常に幅広く, 様々な検査項目がありますが, たとえば麻痺のある患者さんのアセスメントや, 嚥下困難がみられる患者さんのアセスメントなど, 対象者の個別性に応じた看護を行ううえでポイントとなるアセスメントを含みます. また大脳をはじめ, 私たち人間が「人間らしく生きる（生活する）」ために非常に重要な器官のアセスメントでもあります.

　他の身体系統同様, アセスメントの基本となる身体のしくみとはたらき（解剖生理学）の基本的な知識の復習から始めますが, 本書ではあくまでポイントのみに絞って解説していますので, さらに詳しく勉強・復習したい人は解剖生理学のテキストや参考書を参照してください.

 ## 脳・神経系の基本的構造と機能

1 脳・神経系の区分と機能

　まずは脳・神経系の全体像をとらえましょう.
　脳・神経系は解剖学的に, ①脳とそれに続く脊髄からなる**中枢神経系**, ②脳および脊髄から伸びて全身に分布する**末梢神経系**の2つに分けられます. 機能的には, 末梢神経系は**感覚・知覚系**と**運動系**とに分類されます（**図8-1**）.
　感覚・知覚系は, 末梢の感覚受容器から中枢神経系へ神経情報を伝える求心性の神経線維からなります. このうち, 皮膚や筋・骨格系からの神経情報を伝えるものを**体性感覚神経線維**, 内臓からの神経情報を伝えるものを**内臓感覚神経線維**とよびます.
　一方の運動系は, 中枢神経系から末梢の筋や内・外分泌腺に神経情報を伝える遠心性の神経線維からなり, この神経情報によって手を動かすなどの身体の反応が起こります.

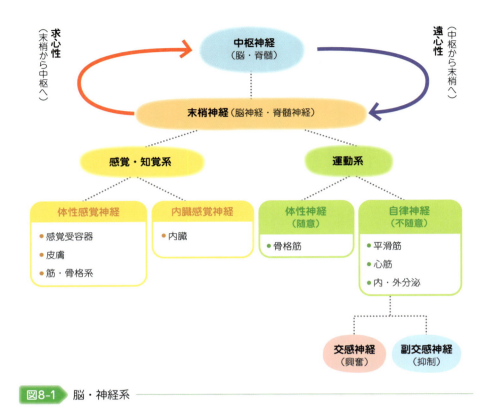

図8-1 脳・神経系

運動系は，さらに**体性神経系**と**自律神経系**に分類されます．体性神経系によって，私たちは自分の意思（随意）で身体を動かすことができます．一方，自律神経系によって，内臓の平滑筋や心臓の心筋，内・外分泌腺などの不随意の運動が調整されます．自律神経はさらに，**交感神経系**と**副交感神経系**に区分されます．これらのはたらきは解剖生理学で学習しましたよね．前者は**刺激**（興奮）に，後者は**抑制**に作用を示す神経の区分です．

2 中枢神経系の役割と器官

中枢神経系の構造は**図8-2**のとおりです．脳は，**大脳**，**間脳**（視床，視床下部），**脳幹**（中脳，橋，延髄），**小脳**から構成され，**脊髄**は，頸髄，胸髄，腰髄，仙髄，尾髄から構成されます．

中枢神経系は，神経系の統合・司令本部としてのはたらきを担っています．たとえば，私たちは様々な刺激を受けますが，その刺激を瞬時に整理・解釈し，過去の経験，現在の状況を勘案して，どのように反応するかを決定するのがこの中枢神経系のはたらきであり，これらの脳と脊髄のそれぞれの器官が連絡しながら異なった役割をはたしています．中枢神経系が私たち人間の"コントロールタワー"であり，人間が人間らしくあるための中枢であるともいえます．

hajimete no physical assessment

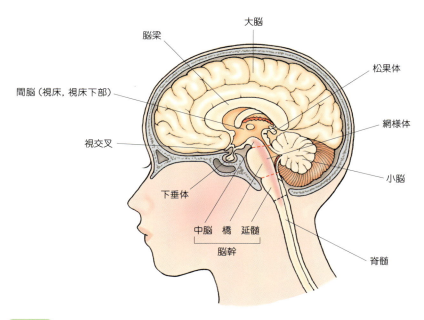

図8-2 中枢神経系

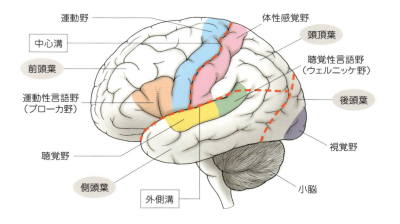

図8-3 脳の機能局在

● 大　脳

　中枢神経系の中心となるのが**大脳（cerebrum）**です．脳表に近い灰白色の層を**大脳皮質**といい，ここに多数の神経細胞が密集しています．したがって，大脳皮質が大脳のはたらきを管理しているともいえます．大脳皮質の下層には無数の神経細胞を連結する神経線維の集合体があり，ここを**白質**とよびます．
　大脳皮質の特定領域では，局在する神経細胞の機能が明らかになっています（図8-3）．たとえば前頭葉は，運動機能，眼球の随意的共同運動，言語中枢，感情や判断力，創造などの精神活動に関与しており，人間としての機能の中枢といえます．

第8章　脳・神経系のアセスメント

171

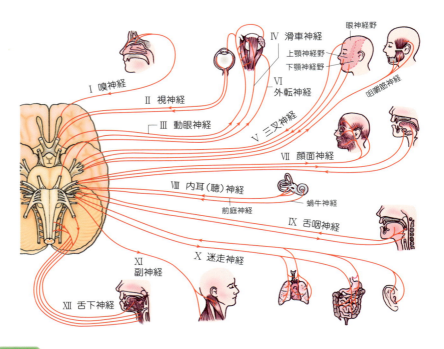

図8-4 脳神経

側頭葉には，感覚性言語中枢や聴覚認識中枢，記憶などをつかさどる大切なはたらきがあります．これらのことからも，大脳が損傷された場合，その障害の部位によって症状が異なることが理解できます．

●間脳（視床，視床下部）

大脳と中脳の間に位置する，視床，視床下部の領域を間脳（diencephalon）とよびます．

視床（thalamus）のはたらきは，身体内外のあらゆる知覚刺激の情報を分析・認識して，大脳皮質のそれぞれの知覚領野に送ることであり，神経系路の中継基地ともいえます．また意識の覚醒，大脳皮質全体の活性化にも関与するといわれています．

視床下部（hypothalamus）は自律神経系の最高中枢として，自律神経，ホルモン，代謝，睡眠などを調整しています．ホルモンは，視床下部が脳下垂体に直接作用して分泌されていることも理解してください．視床下部が障害されると体温調節障害，食欲異常，覚醒・睡眠リズムの異常などが発生します．さらに視床下部は，飲水，情動，性欲にもかかわっています．

●脳幹（中脳，橋，延髄）

脳幹（brainstem）には，脳神経の神経線維の中継所である脳神経核が集中しています（図8-4）．つまり，第Ⅲ脳神経（動眼神経）〜第ⅩⅡ脳神経（舌下神経）は脳幹から出ており，これらの神経核は脳幹内に存在します（表8-1）．

表8-1 脳幹に存在する神経核

脳幹の部位	存在する神経核
中　脳	動眼神経核，滑車神経核
橋	三叉神経核，外転神経核，顔面神経核，内耳神経核（前庭神経核，蝸牛神経核）*
延　髄	舌咽神経核，迷走神経背側核，副神経核，舌下神経核

＊内耳神経核は，橋から延髄にかけて分布している

　脳・神経系のフィジカルイグザミネーションの中に「脳神経のアセスメント」がありますが，**脳神経のアセスメントを行うことで，どの脳神経に障害があるのかを知ることができ，それにより脳幹の障害レベル，障害部位などを推定することができます**．そのためにも，脳神経核と脳幹の関係をよく覚えておいてください．また，脳幹は，すべての求心性神経線維と遠心性神経線維が集合した通路でもあります．

　延髄は，呼吸器系，心臓，消化器系機能といった私たち人間の生命維持に不可欠な自律神経系の中枢であることも覚えておきましょう．

● 小　脳

　小脳（cerebellum） は，大脳皮質による運動制御機能が円滑に行われるように調整しており，以下の3つの機能を持ちます．①大脳皮質からの運動指令を受け，随意運動の調節を行う，②感覚情報を統合し，身体の平衡を保ち，姿勢の制御を行う，③脊髄を経由して体性感覚情報を受け，体幹や四肢の運動調節を行う．

　小脳が障害されるとからだのバランスを取ることができなくなり，転びやすくなります．またスムーズな動作ができなくなったり，運動のタイミングや方向，大きさが不正確になったりします．

3 末梢神経系

　末梢神経系とは，中枢神経系である脳や脊髄から伸びている末梢の神経を指し，12対の**脳神経**と，31対の**脊髄神経**からなります．

　末梢神経系は，情報を伝えるための電線のような役割をもっています．脳神経は，神経情報を脳から直接末梢に，また末梢から直接脳（中枢神経系）に伝えます．一方の脊髄神経は神経情報を脊髄から末梢に，また末梢から脊髄に伝えます．

　12対の脳神経の多くは，前述のように脳幹から出ており，**表8-2**に示すとおり，それぞれ機能が異なります．また，12対の脳神経のなかで，運動に関係のある神経へ活動電位（インパルス）を伝える経路を**皮質延髄路**といいます．

4 運動神経系の経路（錐体路）と感覚神経系の経路

　機能に基づく分類としては，**図8-1**のとおり感覚・知覚系と運動系に分類されますが，**運動指令を末梢に伝える運動神経系の神経線維の経路の主要なものとして，錐体路**があります．

表8-2 脳神経と機能

番号	神経	知覚・運動の別	機能
I	嗅神経	知覚神経	嗅覚
II	視神経	知覚神経	視覚・視力
III	動眼神経	運動神経	上・下・内側への眼球運動，開眼，瞳孔の収縮
IV	滑車神経	運動神経	斜め下を見る眼球運動
V	三叉神経	運動神経・知覚神経	顔面や口腔の感覚，咀嚼・嚥下運動
VI	外転神経	運動神経	左右（外側）への眼球運動
VII	顔面神経	運動神経・知覚神経	顔面運動，舌先2／3の味覚，唾液や涙液の分泌
VIII	内耳神経	知覚神経	聴覚・平衡感覚
IX	舌咽神経	運動神経・知覚神経	嚥下運動，咽頭反射，発語，舌後1／3の知覚・味覚
X	迷走神経	運動神経・知覚神経	嚥下，咽頭反射，発語，その他胸腹部などの複数の内臓筋に分布
XI	副神経	運動神経	首の回転，肩の上下運動
XII	舌下神経	運動神経	舌の運動

● **錐体路（皮質脊髄路）**（図8-5）

　錐体路とは，大脳皮質の運動野から，脊髄と脊髄神経を介して四肢や体幹の運動器へ刺激を運ぶ遠心性の神経路を指し，随意運動を支配しています．錐体路の多くは，延髄と頸髄の接合部にある錐体交叉で反対側へルートを変更し，標的となる末梢器官の高さまで脊髄白質を下降します．このため，錐体路のどこかが損傷を受けた場合，錐体交叉を考慮しなければなりません．すなわち，交叉以前に損傷がある場合は反対側の四肢や体幹に症状が出現し，錐体交叉以後の損傷では同側の四肢や体幹に症状が出現します．錐体路は視床や基底核を通る際に扇状に広がります（内包）が，この部位は脳出血や脳梗塞の好発部位であり，障害により脊髄運動ニューロンへの情報が遮断されて正常に作用しなくなり，脊髄運動ニューロン活動が亢進し，その結果筋肉が強く収縮し硬直する，痙性麻痺や筋固縮が起こる場合があります．

● **感覚神経系の経路**

　体性感覚受容器から大脳皮質までの経路は感覚ごとに異なります．触覚，振動覚，深部感覚は脊髄後索を通り，温度と痛みは脊髄視床路を通ります（図8-6）．

5 上位運動ニューロンと下位運動ニューロン

　錐体路においては，大脳皮質細胞から脊髄前角細胞までを接続するニューロン（神経細胞）を<u>上位運動ニューロン</u>，脊髄前角細胞から筋肉の接合部までのニューロンを<u>下位運動ニューロン</u>といいます（図8-5）．なお，皮質延髄路では，皮質運動野の神経細胞から脳幹の各々の脳神経核までを上位運動ニューロン，脳神経核から各々の標的器官（眼球，顔面，咽喉頭，舌などの筋肉の接合部まで）を下位運動ニューロンといいます．

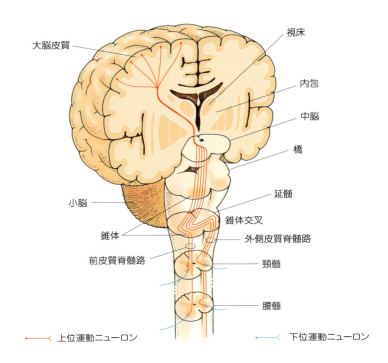

図8-5 錐体路（皮質脊髄路）

　錐体路を通る神経は，主に随意運動をコントロールしており，特に上位運動ニューロンは，下位運動ニューロンに対して抑制的にはたらきます．また，錐体交叉の影響から，上位運動ニューロン障害では反対側に運動障害が現れることが多く，下位運動ニューロン障害では同側に運動障害が現れます．このように障害の現れ方が両者で異なることをよく覚えておきましょう．

6 反 射

　私たちの身体で起こるほとんどの筋肉運動には大脳皮質が関与していますが，**反射（reflex）**はこれに関与せず，ある感覚刺激に対して無意識に生じる反応です．反射は，たとえば熱湯に触れたときに素早く手を引っ込めたり，倒れそうになったときに素早く体勢を立て直すなど，急な変化への防衛反応として不可欠なものです．反射全体の情報伝達経路を"反射弓"といい，以下の4つの要素で構成されます（図8-7）．多くの反射が脊髄で反射弓をつくっています．

❶受容器：感覚刺激を受け取る部分
❷求心性ニューロン（感覚ニューロン）：受容器の興奮を遠心性ニューロンに伝える
❸遠心性ニューロン（運動ニューロン）：効果器に情報を伝える

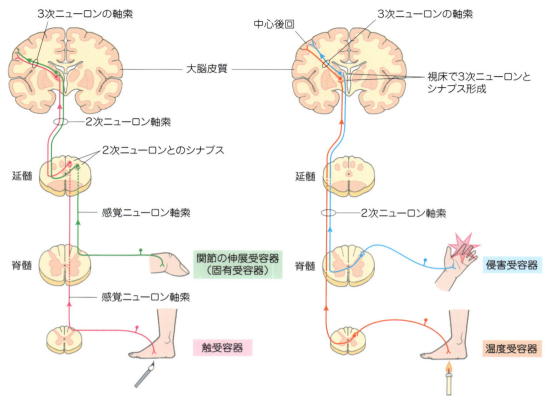

図8-6 感覚の伝導路

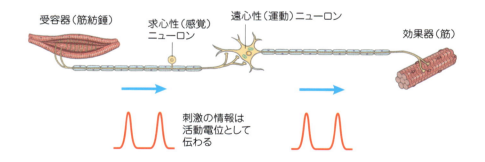

受容器の興奮は求心性(感覚)ニューロンを経た後,遠心性(運動)ニューロン感覚を伝わって効果器に至る

図8-7 反射弓の構成と情報伝達の仕方

❹効果器(多くは骨格筋):遠心性ニューロンからの情報により収縮などの反応をする

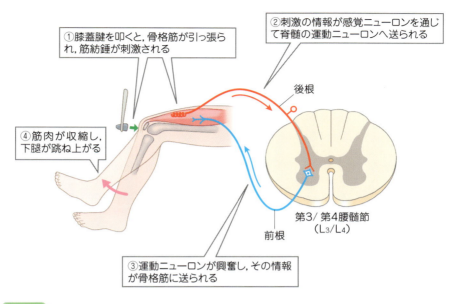

図8-8 反射弓における膝蓋腱反射

　脊髄で反応が返されるものを**脊髄反射**といい，熱いものに手が触れたときに手を引く反射（逃避反射），膝蓋腱反射（図8-8），排尿・排便反射などがあります．
　皮膚または粘膜の刺激により筋の反射性収縮が生じるものを「表在反射」といいます．これには，角膜反射（三叉神経第一枝→橋→顔面神経），咽頭反射（舌咽神経→延髄→迷走神経），第6～12胸髄を介する腹壁反射，第1，2腰髄を介する挙睾筋反射，仙髄を介する測定反射や肛門反射があります．
　上位運動ニューロン障害があると，下位運動ニューロンの抑制がきかなくなるため反射の亢進が起こり，正常ではみられない病的な反射がみられるようになります．逆に下位運動ニューロンが障害されると，反射の回路が障害されるため，一部の反射は消失または減弱します．

2 脳・神経系のフィジカルアセスメント

脳・神経系に関する問診

　脳・神経系のフィジカルアセスメントでは，患者さんの状態によっては本人から正確な情報を得られない場合があるので，必要時には家族からも情報を得るようにしましょう．

> **脳・神経系**に関する**問診のポイント**
> 1 **頭痛の有無**：あればいつからか，その部位，どのような性質の痛みか（持続性か），他に視力低下やしびれ，麻痺などの感覚低下の症状があるかどうか．
> 2 **めまい，ふらつきの有無**：あればいつからか，具体的にどのような症状なのか（たとえば「部屋が回っているような感じ」「気が遠くなるような気分」など）．
> 3 **麻痺，筋力低下の有無**：具体的な症状，その部位（たとえば「顔面のみ」「身体の一部」など）．
> 4 **しびれ，知覚鈍麻などの感覚低下の有無**：あれば具体的な症状，部位．
> 5 **けいれん発作や意識障害の有無**：あれば具体的な症状，頻度など．
> 6 **既往歴**：頭部外傷・脊髄外傷の有無，脳血管障害・脳炎・髄膜炎の既往の有無．

脳・神経系のフィジカルイグザミネーション

第7章「筋・骨格系のフィジカルアセスメント」（p.156）でもお伝えしたとおり，脳・神経系のフィジカルアセスメントにおいても，以下の点に気をつけてアセスメントを行いましょう．

- 危険防止に努め，安全・安楽に行う
- 患者さんにわかりやすく説明しながらフィジカルイグザミネーションを行う

またこれまで述べてきたように，脳・神経系の機能，はたらきは多岐にわたりますので，脳・神経系のフィジカルイグザミネーションも様々な検査が含まれます．対象者の状況に応じて必要なフィジカルイグザミネーションを選択し，アセスメントにつなげることが重要です．

1 意識状態の観察

第1章「バイタルサインのアセスメント」でもお話ししましたが，意識状態のアセスメントは，皆さんが臨床現場で最もよく行う脳・神経系のフィジカルアセスメントです．その指標として**ジャパンコーマスケール（Japan Coma Scale；JCS）**と**グラスゴーコーマスケール（Glasgow Coma Scale；GCS）**の2つがありましたね．もう一度，何をどのように観察するのかについてよく復習しておいてください（p.20参照）．

2 脳神経のアセスメント

脳神経のアセスメントでは，脳幹部の異常の有無やおおよその障害部位がわかるので，これらのアセスメントを行うことは看護師による異常の早期発見にもつながります．最初は難しく感じるかもしれませんが，慣れてしまえば10分程度で簡便に行えるアセスメントです．

なお，脳神経のアセスメントでは，いくつかの器具を用います．図8-9で確認してください．

hajimete no physical assessment

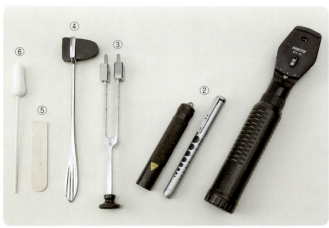

①眼底鏡
②ペンライト（瞳孔計），懐中電灯
③音叉
④打腱器（ハンマー）
⑤舌圧子（一方の先は割ってとがらせてある）
⑥綿棒または綿球など

図8-9　脳・神経系のアセスメントで用いられる器具

脳神経のフィジカルイグザミネーションのポイント

1. **第Ⅰ脳神経（嗅神経）**：嗅覚の検査です．患者さんに片方ずつ指で鼻をふさいでもらい，コーヒー，バニラビーンズなど香りのある物質を鼻腔に近づけ，そのにおいがわかるかどうかを検査します．酢，アンモニアなど，刺激の強いものは用いないように注意します（ただしこの検査は省略されることも多い）．

2. **第Ⅱ脳神経（視神経）**：次の3つの検査法があります．
   ❶ **視力検査**：30～40cm程度の距離にある書類，名札などの文字を読んでもらい，視力が保たれているかどうか確認します（正確な視力検査には，眼科で行うような検査が必要です）．
   ❷ **視野検査**：看護師の視野が正常だという前提で，看護師と患者さんの視野を比較する検査です（）．患者さんと向かい合って座り，向かい合った同側（看護師が右なら患者さんは左）の目を覆います．患者さんには正面の一点（たとえば看護師の鼻）を見つめてもらい，2人の中間の位置で指やペンを外から内に動かし，見えたところで教えてもらいます．上下左右の4つの領域で確認します．正常では，4つの領域で看護師の視野と同じです．
   ❗患者さんが視線を動かすとどこまででも見えるため，必ず正面の一点を見つめてもらうようにします．また横側の視野は見えやすいため，看護師の指やペンを横後側から動かすようにしましょう．
   異常所見　視野が看護師と異なる場合（視覚欠損の範囲によって視覚路の障害部位が推測できる）．
   ❸ **眼底検査**：眼底鏡を用いて眼底を直接見る検査です．すでに第3章（p.69）で説明しているので，ここでは省略します．

3. **第Ⅱ脳神経（視神経）、第Ⅲ脳神経（動眼神経）**：瞳孔の観察と対光反射の観察の2つは，意識レベルが低下している患者さんでは合わせて行うべき非常に重要な観察ですので，正常所見，異常所見を理解し，異常の早期発見につなげましょう．
   ❶ **瞳孔の大きさ・形状の観察**：瞳孔は，正常では左右同じ大きさ（左右差なし）で，直径は2.5～4.5mmの円形です．明るい所では瞳孔の収縮（縮瞳）が起こるので，自然な光の中で，眼の下に瞳孔計を当て（直接皮膚に触れないように注意する），左右の瞳孔の大きさを確認しましょう．

第8章　脳・神経系のアセスメント

179

a．視野検査　　　　　　　　　　　　b．対光反射

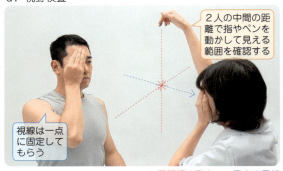
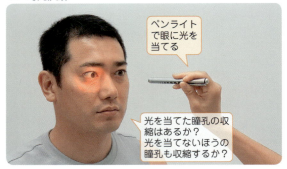

➡看護師の動き　➡患者の目線

図8-10 視神経の検査

> **異常所見** 瞳孔の大きさが左右で異なる（0.5mm以上の差）場合、瞳孔不同＝アニソコリアといい、頭蓋内圧亢進による脳ヘルニアの危険性があり（散瞳が見られる側に病変），その場合は緊急の処置が必要となる．
>
> 　瞳孔が2mm以下の場合を縮瞳（橋出血などによる），5mm以上の場合を散瞳（瞳孔の散大）という．
>
> ❷ **対光反射**：患者に遠くを見てもらい，眼の外側から光を当て，瞳孔の収縮を観察します（図8-10b）．
> 　　正常では，光を当てた側の瞳孔だけなく，光を当てなかったほうの瞳孔も収縮します．収縮は一瞬ですので，周囲を少し暗くし，瞳孔の収縮がわかりやすくすること，光は十分に強いものであることに注意しましょう．まず片側の眼に外側から光を当てて直接対光反射を確認し，もう一度同じ側から光を当て，その時には反対側の眼を見て間接対光反射を確認します．このように同じ側に2回ずつ，光を当てることが必要です．
>
> **異常所見** 対光反射が起こるためには，脳神経の中の視神経，動眼神経両方が関与しているため，直接対光反射・間接対光反射の消失の左右の組み合わせによって，障害部位が特定される．対光反射の消失は，散瞳薬使用後などの特殊な場合を除いて，高度の意識障害が考えられるため，ただちに医師に連絡すべきである．
>
> ❹ **第Ⅲ脳神経（動眼神経），第Ⅳ脳神経（滑車神経），第Ⅵ脳神経（外転神経）**：外眼筋運動の検査（左右，左右斜め上下の6方向への眼球の動きをみる）です．ペンや指先を図8-11のように順に動かし，患者さんには両眼でその動きを追うように指示します．この時に各ポイントで止め，止めた時の眼球のゆれ（眼振）の有無，動きのスムーズさを確認します．正常では両眼ともスムーズにペンや指を追うことができ，眼振はみられません．
>
> **異常所見** スムーズにペンや指を追えない．眼振がみられる．
>
> ❺ **第Ⅴ脳神経（三叉神経）**：三叉神経には感覚神経と運動神経の機能があるため，両方の神経のはたらきを検査する必要があり，以下の3つの検査法があります．
> 　❶ **顔面の知覚**：患者さんに目を閉じてもらい，綿などで左右の額・頬・顎の3領域（三叉神経の領域）に触れ，知覚の有無，左右差の有無を確認します（図8-12a）．正常では左右差はなく，3つの領域すべてで知覚できます．
>
> **異常所見** 触れたことがわからない．左右差がある．
>
> 　❷ **咬筋の動き**：看護師は患者さんの左右の顎に手を当て，患者さんにゆっくりと口を開閉してもらったり，歯を食いしばってもらい，咬筋の動きを触診します

hajimete no physical assessment

外眼筋運動の検査

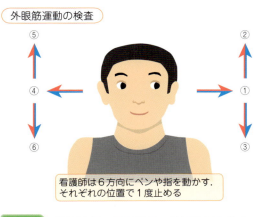
看護師は6方向にペンや指を動かす．それぞれの位置で1度止める

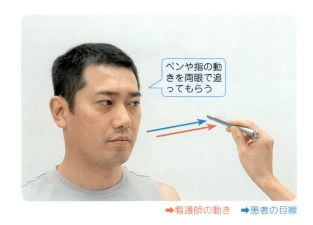
ペンや指の動きを両眼で追ってもらう

➡看護師の動き ➡患者の目線

図8-11 動眼神経・滑車神経・外転神経の検査

a．顔面の知覚

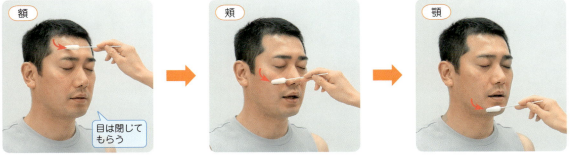

額　目は閉じてもらう
頬
顎

b．咬筋の動き

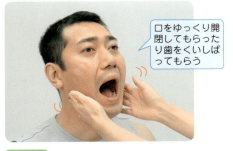
口をゆっくり開閉してもらったり歯をくいしばってもらう

c．角膜反射

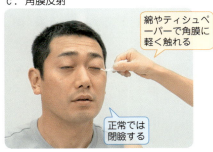
綿やティシュペーパーで角膜に軽く触れる
正常では閉瞼する

図8-12 三叉神経の検査

第8章 脳・神経系のアセスメント

（図8-12b）．正常では左右差や麻痺はなく，左右の咬筋とも動きます．
異常所見 左右差がある場合＝どちらかに麻痺が認められる．
❸角膜反射：左右の角膜に綿などで軽く触れ，閉瞼するかどうかを確認します（図8-12c）．正常ではすぐに閉瞼します．
6 第Ⅶ脳神経（顔面神経）：
❶頬の膨らませ：患者さんに頬を「プーッ」と膨らませてもらい，その時の左右差の有無を確認します（図8-13a）．正常では左右差はなく両頬とも膨らませ

a．頬の膨らませ

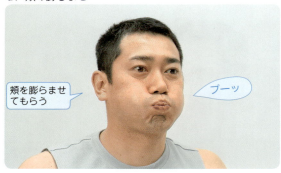

b．閉眼

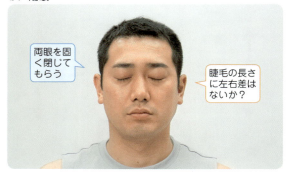

c．額のしわ寄せ

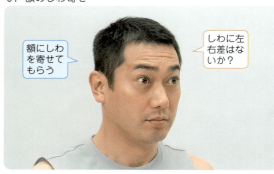

d．口角の高さをみる

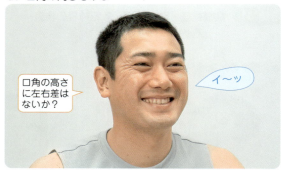

図8-13　顔面神経の検査

　　　　ることができます．
　　　異常所見　左右差がみられる．
② **閉眼**：両眼を固く閉じてもらい，眼瞼の縁から出る左右の睫毛の長さを比較します（図8-13b）．正常では両眼とも同じように閉じることができ，睫毛の長さの差はみられません．
　　　異常所見　麻痺があると十分に閉眼できず，麻痺側の睫毛が長くみえる．
③ **その他**：そのほかにも，額にしわを寄せてもらい左右差の有無を見る検査や，「イーッ」と言ってもらい，口角の高さの左右差をみる検査もあります（図8-13c・d）．これらの検査のポイントはすべて「左右差の有無」で，正常では左右差はみられません．

7 **第Ⅷ脳神経（内耳神経）**：聴覚の検査です．
① **聴力検査**：片耳ずつ行います．反対の耳を押さえてもらい，耳の後方（約50cm離れた場所）から数字や簡単な言葉をささやき，聞き取れるか検査します（図8-14a，第3章p.74参照）．正常では両耳とも聞き取れます．
② **ウェーバーテスト**：振動させた音叉（512Hzまたは1024Hz）を頭頂部中央に当て，その聞こえ方に左右差がないか検査します（図8-14b）．正常では両方とも同様に振動を聴取でき，左右差はありません．
　　　異常所見　左右差がある（健側で音が大きい場合には感音性難聴，患側で大きい場合には伝音性難聴を示唆）．
③ **リンネテスト**：振動させた音叉を耳後部の乳様突起に当て（骨伝導の検査），振動音が聞こえなくなったところですぐに外耳のそばに音叉を置き換え，骨伝導

a．聴力検査

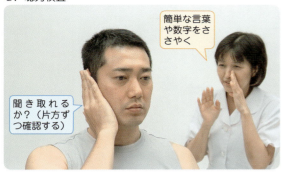

b．ウェーバーテスト

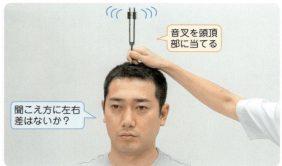

c．リンネテスト

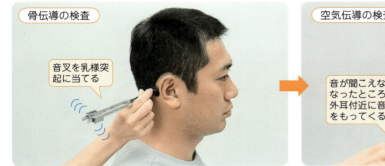
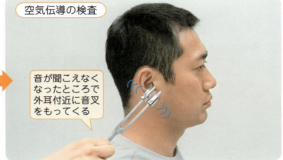

図8-14　内耳神経の検査

と同じくらいの時間，音が聞こえるか（空気伝導）を検査します（図8-14c）．
異常所見　乳様突起で振動音が聞こえない（高度の感音性難聴を示唆）．空気伝導のほうが音が短い・音が聞こえない（骨伝導優位＝伝音性難聴を示唆）．空気伝導のほうが音が長い（空気伝導優位＝感音性難聴を示唆）．

❗❷，❸の音叉による検査は，❶のような簡便な検査で聴力障害の可能性が疑われる場合に，それが外耳－中耳間の病変による伝音性難聴なのか，内耳－蝸牛－聴覚中枢間の障害による感音性難聴なのかをさらに判断するために行います．

8　**第Ⅸ脳神経（舌咽神経），第Ⅹ脳神経（迷走神経）**：患者さんに口を開けて高めの声で「アー」と言ってもらい，口蓋舌弓，口蓋咽頭弓の動きを観察します（必要時，ペンライトを使います）．このとき口蓋垂の位置が正中にあることを確認します（p.64 図3-8参照，図8-15）．正常では，口蓋舌弓，口蓋咽頭弓の動きは左右対称で，左右とも上方に引き上げられ，口蓋垂は正中に位置します．
異常所見　麻痺がある場合，麻痺側の口蓋弓は下垂したまま動かず，麻痺側の咽頭後壁が健側斜め上方に引き寄せられる（カーテン徴候）．また，口蓋垂は健側に偏位する．

9　**第Ⅺ脳神経（副神経）**：
❶僧帽筋の筋力検査：看護師は患者さんの肩に手を添えて押し下げます．患者さんにはその抵抗に対して肩を挙上してもらいます（図8-16a，第7章p.158参照）．正常では看護師の力に対抗して肩の挙上ができます（MMT 5）．
異常所見　看護師の力に対抗できない．
❷胸鎖乳突筋の筋力検査：患者さんの頬に手（こぶしでもよい）を当て，患者さ

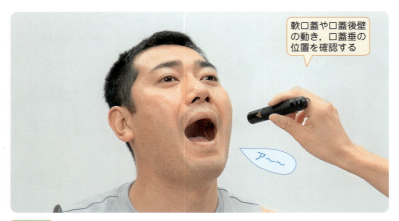

図8-15 舌咽神経・迷走神経の検査

a. 僧帽筋の筋力検査

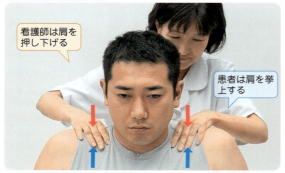

b. 胸鎖乳突筋の筋力検査

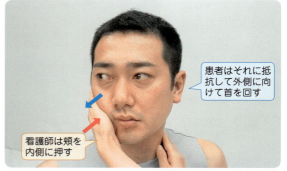

➡看護師の動き　➡患者の動き

図8-16 副神経の検査

> んにはそれに対抗するように顔を外側に向けてもらいます（図8-16b）.**正常では，左右ともに看護師の力に対抗して頬を動かすことができます（MMT 5）**.
> **異常所見** 看護師の力に対抗できない.
> 10 **第ⅩⅡ脳神経（舌下神経）**：舌をまっすぐ前に出すよう指示し，舌の偏位，萎縮，攣縮の有無を確認します（図8-17）.**正常では舌をまっすぐ前に出すことができ，偏位，萎縮，攣縮はみられません**.
> **異常所見** 麻痺がある場合では舌は麻痺側に偏位する.

※経口摂取を安全に行うため，摂食・嚥下機能にかかわる脳神経を，必要時にアセスメントできるようにしてください．

3 感覚・知覚機能の検査

　感覚・知覚機能には，表在知覚（触覚，温度覚，痛覚），固有感覚（位置覚，圧迫覚，運動覚，振動覚，深部知覚），複合覚などがあります．感覚・知覚異常といっても，皮膚そのものの異常，末梢神経の異常，中枢神経の異常など様々な原因で起こります．

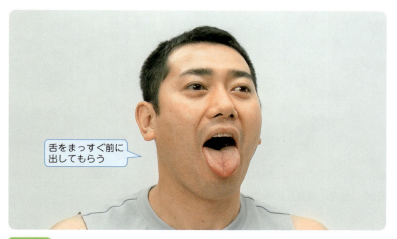

図8-17 舌下神経の検査

　感覚・知覚機能を詳しく検査するためには，上記すべての感覚について検査を行いますが，通常は「感じ方がいつもと違う」などと患者さんが訴えた場合に行うもので，常に行う検査というわけではありません．
　実施の際のポイントは
- 患者さんには目を閉じてもらい，1か所ずつゆっくり行う
- 部位による感じ方の違い，左右差についてアセスメントする

の2点です．ここでは，主な感覚・知覚機能の検査を紹介します．なお，検査に必要となる物品は図8-9に示しています．

 感覚・知覚機能の検査のポイント

1. **表在知覚（触覚，痛覚）**：安全ピンの先がとがった側と反対の丸い側，あるいは図8-9の⑤に示したように舌圧子の丸いほうと，それを割ってギザギザにとがらせたほうで左右の皮膚に1か所ずつ触れ，触れた部位と，触れた先がとがっているか丸いかを答えてもらいます（図8-18）．
   ❗痛覚をみるためには，安全ピンのような，先のとがっているものを使う必要があります（触覚との違い）．ピンで触れるときには患者さんを傷つけないように注意しましょう！　刺すのではなく，皮膚にほぼ平行にして触れるようにします．
2. **温度覚**：試験管などに温湯と冷水を入れ，それぞれを皮膚に当てて患者さんに温かいか冷たいかを答えてもらいます．
3. **振動覚**：振動させた音叉（128Hz）を手首，足首，肘など骨の突出した部分に当て，振動を感じるかどうか答えてもらいます（図8-19）．
4. **複合覚**：クリップやカギ，小銭など，患者さんにとってなじみのある小さなものを手に握らせ，それが何であるかを答えてもらいます（図8-20）．
   ❗小銭を用いる場合，10円や100円はわかりにくいので，5円や500円などを用います（「立体認知」の検査）．また，患者さんの手掌に数字を書き，その数字を当ててもらう検査もあります（「書字感覚」の検査）．この際，患者さんから見てわかりやすい向きで数字を書くことがポイントです．
   正常では，各検査ともそれぞれを識別できる，あるいは感じることができます．

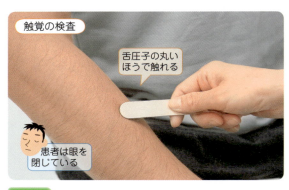
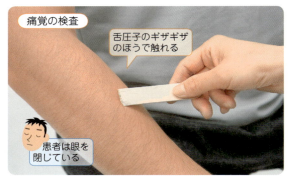

図8-18 表在知覚（触覚，痛覚）の検査

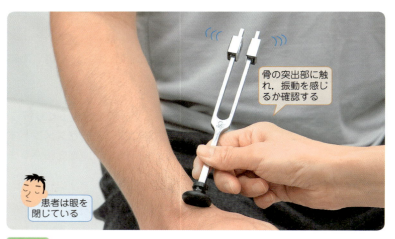

図8-19 振動覚の検査

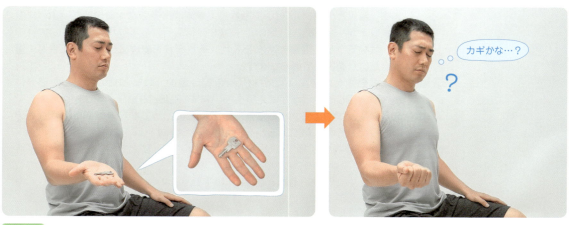

図8-20 複合覚の検査

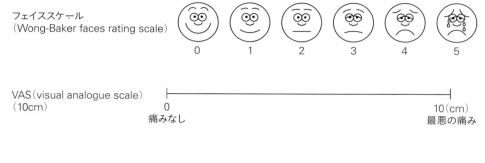

図8-21 痛みの尺度

 痛みのアセスメント

　脳神経系の疾患に限りませんが，痛みは患者さんにとって非常につらいものです．臨床では痛みのアセスメントが必要な場面が多くあります．ここではごく簡単に，痛みのスケールを紹介します．

　痛み（疼痛）は，国際疼痛学会では「不快な感覚・感情体験であって，一般に何等かの組織損傷が起こったとき，組織損傷がさし迫ったとき，ないしは組織損傷に引き続いて，特異的に表現されるもの」，「疼痛はいつも主観的なものであり，人間は，生涯の早い時期に遭遇した負傷の体験から，疼痛という言葉の意味を学習する．疼痛が，身体のひとつ，あるいはいくつかの部分にわたって起こる感覚であることには議論の余地がないが，いつも不快な体験であるため，疼痛は常に感情体験となる」と表現されています．

　このように痛みは主観的なものですが，それを客観的にとらえるための尺度として，代表的なものに，フェイス・スケール（face scale），ビジュアル・アナログ・スケール（visual analog sucale：VAS），NRS数値評価スケールなどがあります（図8-21）．

　フェイス・スケールは，痛みの強さを顔で表し，0が無痛，5が最悪の痛みとして6段階で示し，最もあてはまる顔を選んでもらうスケールです．VASやNRS数値評価スケールで答えるのが難しい子どもや高齢者に使われるものです．

　ビジュアル・アナログ・スケール（VAS）は，長さ10cmの黒い線を患者さんに見せ，左端が痛みなし，右端が想像できる最大の痛みとしたときに，現在の痛みがどの程度かを線の上に指し示してもらうスケールです．

　NRS数値スケールは，0を痛みなし，10を想像できる最大の痛みとして，0～10の11段階に分けて現在の痛みを示してもらうスケールです．

4 運動機能の検査

運動機能の障害には，主に①運動麻痺，②筋萎縮*，③痙攣*，④不随意運動*，⑤運動失調（p.192参照）などが含まれます．ここでは，臨床で特によく遭遇する「運動麻痺」を中心に説明します．

> *筋萎縮：下位運動ニューロン以下の神経の障害により，その神経の支配筋に萎縮が起こる状態，あるいは筋そのものの障害によって起こる筋自体の減少．
>
> *痙攣：発作的に起こる骨格筋の不随意性の収縮．全身の痙攣から一部の筋の収縮まで様々なものが含まれ，原因も症状も様々である．
>
> *不随意運動：自分の意思とは無関係に出現し，無目的に生じる運動．大脳基底核，小脳，脳幹，脊髄などの障害でみられる．

● 運動麻痺

● 障害部位による運動麻痺の種類

p.173の「運動神経系の経路」で説明しましたが，運動麻痺とは，大脳運動皮質中枢から末梢神経，骨格筋に至る運動神経の経路のどこかに障害が生じ，骨格筋の随意的な収縮が行えなくなった状態をいいます．考え方として，"上位運動ニューロン障害"なのか，"下位運動ニューロン障害"なのか，が一つのポイントです．障害部位からは，以下の4種類に分類されます（図8-22）．

❶ **単麻痺** ── 上・下肢のうち一肢のみの麻痺（大脳皮質の非常に限局した部分の病変，下位運動ニューロン障害）

❷ **片麻痺** ── 身体の一側の上・下肢にみられる麻痺（脳血管障害、脳腫瘍などによるものが多い）．上位運動ニューロン障害の場合，錐体交叉のため，病巣側と反対側に麻痺が現れる．

❸ **対麻痺** ── 両側の下肢にみられる麻痺（脊髄損傷による場合が多い）．

❹ **四肢麻痺** ── 両側の上下肢すべてに生じた麻痺（脳炎，中毒・代謝性脳症，脳性麻痺などによる）．

● 麻痺の特徴

❶ **痙性麻痺** ── 筋伸展と筋緊張が亢進し，異常反射が起こり，その部位の筋が機能を失っている状態．上位運動ニューロン障害によるもので，筋緊張，腱反射亢進，病的反射（バビンスキー反射）陽性，筋力低下などが特徴的な症状．

❷ **弛緩性麻痺** ── 筋緊張の低下を伴った運動麻痺．下位運動ニューロン障害の障害によるもので，筋緊張は減弱し，腱反射も減弱・消失するのが特徴．

● 麻痺の検査

● 麻痺のスクリーニング検査

バレー徴候：第7章で述べたバレー徴候は，中枢性の原因による片側性の軽い麻痺や筋力低下に対するスクリーニングとしてよく行われます（実際の方法はp.167参照）．

● 麻痺の程度の詳細：MMT（徒手筋力検査）

個々の筋肉，筋群の収縮力や経時的な変化をみる場合は，第7章でみたMMT（p.164）を使います．

実際にMMTを行わないまでも，リハビリ中の患者さんの記録などで見ることも多いと思いますので，その意味を理解し，日常生活援助に活かしましょう．

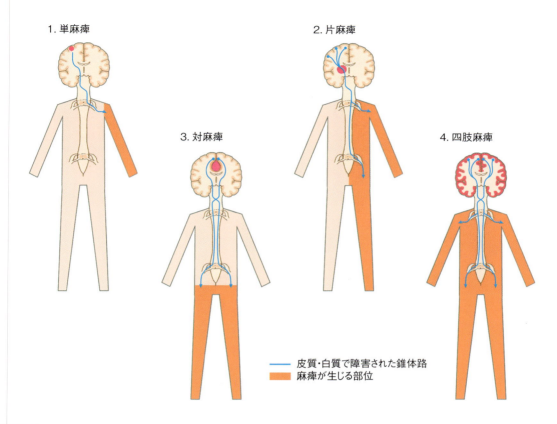

図8-22 運動麻痺の種類

5 反射の検査

　反射の検査によって，脳幹から脊髄までの障害レベルをアセスメントすることができます．反射の検査は，意識レベルの低下した患者さんに対しても行えるという点で，脳神経系のフィジカルアセスメントでは非常に有用です．看護師自身が反射の検査を行わないまでも，反射の検査結果（亢進または減弱・消失）から，対象者の障害を理解することにつながりますので，p.175で述べた反射に関する基本事項の理解が大切ですが，ポイントは，上位運動ニューロン障害があると，反射の亢進や正常では起こらない病的反射が起こり，下位運動ニューロン障害では，反射の減弱・消失が起こることです．病的反射には，バビンスキー反射，ホフマン反射，ゴードン反射などがあります．

● 深部腱反射

　深部腱反射の検査では，打腱器（ハンマー，図8-9）を用いて腱を刺激します．以下の点に留意して検査を行いましょう．

❶ **打腱器を正しく使う**──母指と示指で軽くにぎり，手首のスナップを利かせるようにして振り下ろし，確実な刺激を与えます（図8-23）．打腱器の向きは，

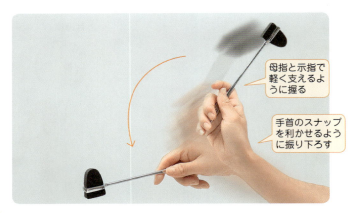

図8-23 打腱器の使い方

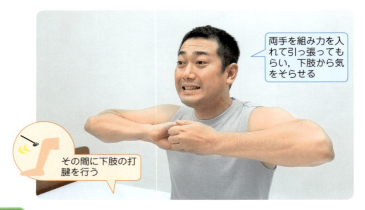

図8-24 下肢の腱反射を増強する方法

患者さんの苦痛がより少なくて済むよう，幅の広い側を用いるようにしましょう．ただし，腕橈骨筋腱は腱の幅が狭いので，先の鋭い側でたたいたほうがよいでしょう．

❷ **腱を確実にたたく** —— 確実に腱のある部位をたたきましょう．

❸ **リラックスしてもらう** —— 関節は中間位とし，患者さんにリラックスしてもらうことが大切です．たとえ正しい方法で正しい部位をたたいたとしても，患者さんが緊張していたり，力を入れていたりすると反射は起こりません．下肢の検査時は図8-24のように両手を組み，力を入れて引っ張ってもらったり歯をくいしばってもらうと，患者さんの意識がそれ，効果があります．

❹ **左右対称に観察する** —— 反射の出方は個人差が大きいため，必ず左右対称に行い，左右差をよく観察して全体を評価しましょう．

❺ **反射の評価**：反射の評価は，通常表8-3のように表わします．亢進なのか，減弱・消失なのかでは障害部位が異なることに注意しましょう．

表8-3 反射の評価

4+	著明な亢進	上位運動ニューロン（錐体路＝皮質脊髄路）障害を示す
3+	亢　進	
2+	正　常	―
1+	弱　い	下位運動ニューロン障害，脊髄そのものの障害，筋ジストロフィーなどでの反射弓の遮断・障害を示す
0	消　失	

a．腕橈骨筋腱

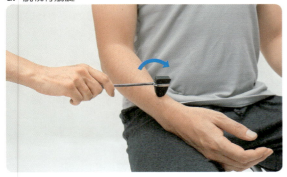

b．上腕二頭筋腱

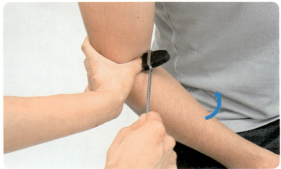

c．上腕三頭筋腱

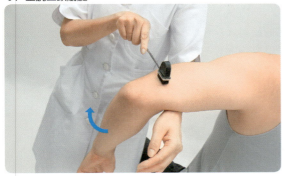

d．膝蓋腱

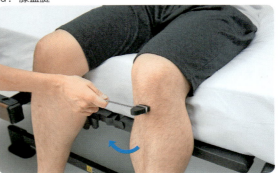

e．アキレス腱

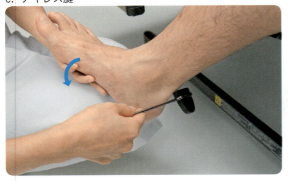

f．臥位での検査の例（膝蓋腱）

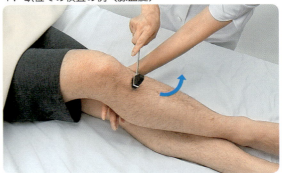

➡は正常時にみられる反射の方向

図8-25 深部腱反射の検査

深部腱反射の検査のポイント

1. **腕橈骨筋腱**：手首から約5cm上の腱をたたきます（図8-25a）．この時，患者さんが力を抜きやすいよう手を大腿や膝の上などにおいてもらうとよいでしょう．正常では肘の屈曲と前腕の回内がみられます．
2. **上腕二頭筋腱**：肘関節付近の腱の上を看護師の母指で押さえ，母指の上から打腱器でたたきます（図8-25b）．正常では肘関節の屈曲が起こります．
3. **上腕三頭筋腱**：図8-25cのように，看護師が患者さんの肘関節の内側に手を差し入れ，肘関節の力を抜き上腕をブラブラさせた状態で，肘頭から約3cm上をたたきます．この時，伸展した患者さんの腕が看護師にぶつからないような位置で行うことも大切です．正常では肘関節が伸展します．
4. **膝蓋腱**：患者さんに，足底が床につかないようベッドに端座位になってもらい，膝蓋骨直下のくぼみをたたきます（図8-25d）．正常では膝関節の伸展がみられます．
5. **アキレス腱**：患者さんの足底を軽く支え，アキレス腱を直接たたきます（図8-25e）．アキレス腱反射は現れにくいので，患者さんに椅子やベッドに上がってもらい腱を伸ばして行ってもよいでしょう．正常では足の底屈がみられます．
   ❗ 座位をとれない患者さんの場合は，すべてベッド上で行わなければなりませんが，その際には，自分の腕で患者さんの関節を支えるなど，工夫して行いましょう（図8-25f）．

● 病的反射

先にも述べたように，通常は病的反射はみられません．病的反射の出現は，上位運動ニューロン障害により正常では抑制されるべき反射が出ていることを意味しています．病的反射がみられる場合は深部腱反射も亢進していると考えます．

ここでは最も一般的で感度の高いバビンスキー反射を紹介します．

 病的反射の検査のポイント

1. **バビンスキー反射**：足底の外側を踵からつま先に向けて，打腱器のもち手側やカギなどの尖ったものでこすります（図8-26）．正常では，母趾が足底側に屈曲（底屈）するか，何も起こりません．
   異常所見 足指が背屈する（ただし1歳未満では正常でも80％の児にこの反射がみられる）．

⑥ 小脳機能の検査（運動失調*の検査）

小脳は，運動の協調・微調整，筋肉の緊張を維持し姿勢を保持することなどに関与しています．したがって小脳の機能の検査には，運動の協調性や平衡感覚の検査が含まれます．以下に主なものを紹介します．

*運動失調：運動麻痺がないにもかかわらず，協調運動障害のため，複雑な運動が目的にあわせて円滑に行えない状態．小脳性失調，脊髄性失調，前庭性失調の3つに区分される．

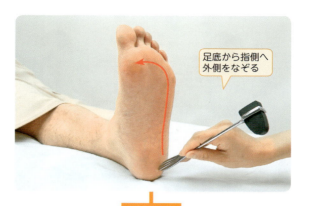

足底から指側へ外側をなぞる

正常
母趾が足底側にやや屈曲する

異常
足指が扇状に背屈する

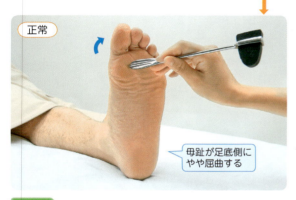
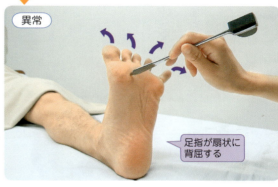

図8-26 バビンスキー反射

 小脳機能の検査のポイント

1. **急速回内回外運動**：手を膝の上に乗せ，できるだけ早く手掌を上にしたり手の甲を上にしたり（前腕の回内回外運動）を繰り返してもらいます（図8-27）．正常ではスムーズにこの運動が行えます．
   異常所見 スムーズに素早く手を動かすことができない．
2. **指鼻指試験**：図8-28のように看護師と患者さんが指を立て，患者さんには看護師の指と自分の鼻を交互に触るように指示します．看護師は適宜自分の指の位置を変えます．正常では，患者さんはスムーズに指を動かして看護師の指と自分の鼻を触ることができます．
   異常所見 スムーズに看護師の指と自分の鼻を追うことができない．
3. **踵すね試験（踵膝試験）**：患者さんにはベッド上仰臥位になってもらい，片方の足の踵でもう片方の膝からすねにかけてなぞるように指示します（図8-29）．正常では，スムーズに踵で膝からすねにかけてなぞることができます．
   異常所見 スムーズに踵を動かせない．踵が膝やすねから落ちる．

平衡感覚の検査（脊髄後索障害の検査）

4. **ロンベルグ試験**：患者さんには最初に眼を開けたまま両足で立ってもらい，次に閉眼してもらいそのまま立位を保持してもらいます（図8-30）．正常では眼を閉じても約5秒間ふらつきなく立位を保持できます．

第8章 脳・神経系のアセスメント

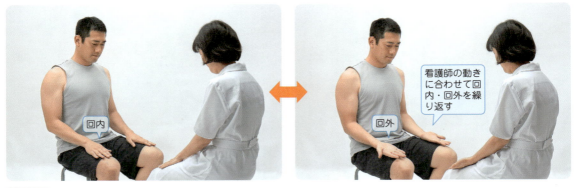
図8-27 急速回内回外運動

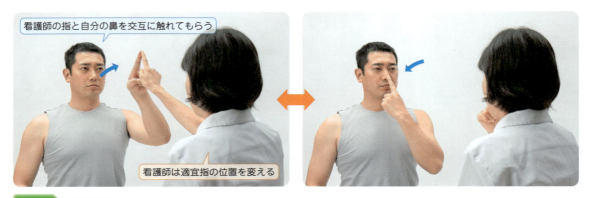
図8-28 指鼻指試験

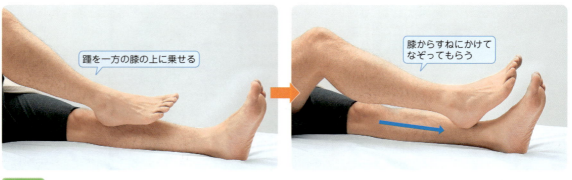
図8-29 踵すね試験

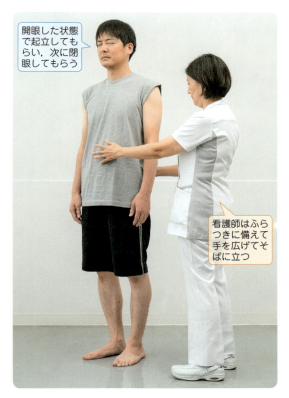

図8-30 ロンベルグ試験

異常所見 閉眼する前にふらつく場合は，小脳に問題があることを示唆する．また閉眼した途端にふらつく場合は，脊髄後索（小脳への情報伝達経路）の障害の可能性を示唆する．
❗患者さんが万一ふらついた場合にすぐ支えることができるように，看護師は図8-30のようにすぐそばに手を広げて立っているようにしてください．

・・・

脳・神経系のアセスメントで大切なことは，**対象の患者さんに適したアセスメントを，常に安全・安楽に行うことです**．多様な検査がありますが，冒頭に述べたように，看護を行ううえでポイントとなるアセスメントが多い系統といえますので，ぜひ自分の技術としてしっかりと身につけてください．

この章のまとめ

- 身近で健康な人を対象に，脳・神経系のフィジカルイグザミネーションをひととおり実施し，その結果を記録し，正常か異常かの判別をしてみましょう．
- その際，どのような順序で行えば自分にも患者さんにも負担なく，系統的に行えるかを考えながら実施しましょう．また自分の技術，説明，態度について，患者役の人にフィードバックをもらいましょう．

第9章 乳房のアセスメント

この章でまなぶこと

- ☑ 乳房の基本的な構造と機能を確認しよう．
- ☑ 乳房のアセスメントについて，何をみるのか，そのポイントと正常所見，主な異常所見を理解しよう．
- ☑ 乳房の自己検診の意義・方法について理解しよう．

　乳房のアセスメントの目的の一つは，乳がんの早期発見です．日本でも乳がんの罹患率は上昇しており，女性のがんの代表的なものとなりました．触診では初期がんの発見には限界があることも事実ですが，読者の皆さんには女性が多いことと思いますので，医療従事者として対象者の健康を守ると同時に，自分の健康も守るという意味で，この章で学ぶことをぜひ自分自身の乳房のセルフアセスメントにも活かしてください．

乳房の基本的構造と機能

1 乳房の基本的構造と機能

　乳房（breast），**乳腺**は男女ともに存在する性ホルモンの標的器官です．女性では思春期以降に発達しますが，その形態は個人差が大きく，また性周期によって変化します．女性の乳房は，妊娠によって乳腺組織が発達して増大し，乳汁を分泌して子どもの発育を助ける作用をもっています．

　乳房は，第2～6肋間，横方向には胸骨線から中腋窩線の間に位置しています．**乳頭**は乳房の中心に位置し，各乳腺葉から小さな乳管が集まって開口しています．乳頭周囲には約1～2cmの乳輪があり，皮脂腺である乳輪腺が発達した小結節として認められます（図9-1）．

　乳房は，①**脂肪組織**，②支持靱帯を含む**線維性組織**，③**腺組織**に大別されます．脂肪組織が乳房の膨らみの大部分を構成し，主に乳腺葉周囲に多く存在します．

　乳房を支持するのが線維性組織にあたる支持靱帯束（クーパー靱帯）で，乳房の皮下結合組織層から始まり，乳房内を縦に走行して筋膜に付着し，乳房を支えています．

　一方，乳房の重要な役割である乳汁分泌にかかわっているのが腺組織です．腺組織は，乳頭から放射線状に伸びる小葉からなる15～20の乳腺葉で，それぞれの乳腺葉は乳汁を産生する小葉腺房の集合したものです（図9-1）．

197

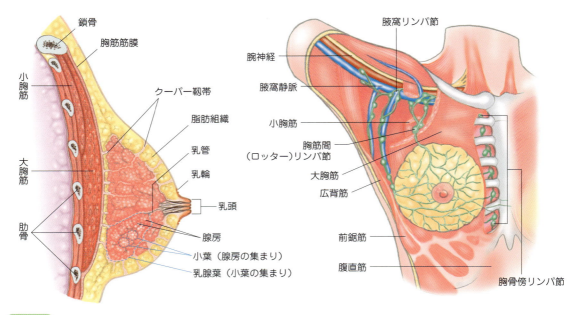

図9-1 乳房の構造

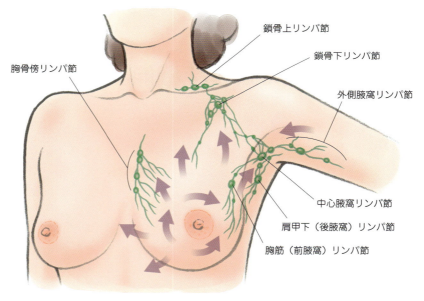

図9-2 乳房付近のリンパ節と流れ

2 リンパ節の基本的構造と機能

　　乳がんではリンパ節転移が起こりやすいため，乳房のアセスメント時にはリンパの流れを知ったうえでアセスメントを行うことがたいへん重要です．乳房にはいくつかのリンパ系がありますが，約75％は腋窩リンパ節に流れ込み，残りの約25％が胸骨の裏側に流れ込むといわれています（図9-2）．この流れをよく理解しましょう．

hajimete no physical assessment

2 乳房のフィジカルアセスメント

●アセスメントのまえに

　女性にとって，乳房は自分のボディイメージに与える影響の大きい部位です．その大きさや豊かさ，形などに対してコンプレックスを抱いている女性も少なくありません．したがって，フィジカルアセスメントの際には，対象者のそのような心理，羞恥心に十分配慮して行うことを忘れないでください．そのため，生殖器のアセスメント同様，可能な限り同性（女性）の看護師がフィジカルアセスメントを行ったほうがよいでしょう．

乳房・腋窩に関する問診

 乳房・腋窩に関する問診のポイント

1. **乳房，乳房周囲の痛みの有無**：あればその部位，いつから，どのように痛むのか，特定の活動や運動に伴うものかどうか．
2. **乳房の皮膚の発赤の有無**：あればいつ気づいたか，部位や広がりなど．
3. **腫瘤の有無**：あればいつ気づいたか，月経周期との関連，皮膚の他の症状の有無．
4. **乳頭からの分泌物の有無**：あればいつ気づいたか，分泌物の性状，量．
5. **腫脹の有無**：あればいつからか，月経周期との関連．
6. **乳房に関する既往歴，外科的治療の有無**
7. **その他の乳がんの危険因子**：初経年齢，閉経年齢，妊娠・出産の経験，経口避妊薬・女性ホルモン薬の使用の有無．
8. **乳がんに関する家族歴**：家族（母親，祖母，姉妹など3親等内）に乳がんを発症した人がいるかどうか．
9. **乳房の自己診察の有無**：行っていればその頻度，行う時期，方法．
10. **腋窩の圧痛，腫脹，腫瘤や皮膚の異常の有無**：あればいつからか．

乳房・腋窩のフィジカルイグザミネーション

　乳房・腋窩のフィジカルイグザミネーションでは，対象者に椅子またはベッドに腰をかけて，上半身を露出してもらいます．また，乳房の触診時はベッドに横になってもらう必要があるため，乳房の視診を行った後は，引き続き座位で行うことのできる腋窩の視診・触診を行い，最後に乳房の触診をします．

1 視　診

それでは，乳房・腋窩の視診のポイントからみていきましょう．

 乳房・腋窩の視診のポイント

1. **乳房の大きさ，対称性**：手を自然に下げた状態で，左右の乳房の大きさ，左右対称性を視診します（図9-3a）．乳房は正常でも大きさや形が左右非対称であることが多いので，身体の他の部位とは違い，非対称であることが必ずしも異常とはいえない点に注意しましょう．
2. **皮膚の状態**：両乳房の皮膚表面の状態を観察します．正常では表面は滑らかで，腫脹（しゅちょう），発赤，潰瘍（かいよう），発疹（ほっしん），瘢痕（はんこん）形成などの異常は認められません．乳房に腫瘍ができると，皮膚がひきつれたり，えくぼのような陥没（かんぼつ）ができるので注意します．
   これらの皮膚のひきつれ，陥没の有無の確認のために，
   ① 手を横に下ろした最初の状態（図9-3a）
   ② 手を腰に当てた状態（図9-3b）
   ③ ゆっくり上にあげた状態（図9-3c）
   の３つの体位でそれぞれ観察します．手を動かすことで支持靱帯が緊張し，皮膚のひきつれや非対称性がより強調されるので，この観察は必ず行ってください．また，乳房の大きい女性の場合はこれらの体位に加え，図9-3dのように両手を前に出して前かがみになってもらい，左右の乳房の状態をよく観察します．
3. **乳輪と乳頭部の状態**：大きさ，色調，形状，分泌物の有無について左右ともに観察します．正常では，大きさは左右対称（わずかな左右差は正常範囲内）で，色調はピンク色です．また，妊娠後期〜授乳期以外の分泌物はありません．
   異常所見 発赤，乳頭の陥没，皮膚の潰瘍などがある．妊娠後期〜授乳期以外で分泌物がみられる，血性や膿性の分泌物がみられる場合．
4. **腋窩**：上肢を片側ずつ挙上してもらい，腋窩の発疹，皮膚病変の有無を観察します．正常では発疹などの皮膚病変はありません．

2 触　診

乳房のフィジカルアセスメントでは，触診が非常に重要です．特に上外側領域（図9-4）は乳がんの好発部位なので，外側突起（腋窩部）を含めて十分に触診しましょう．座位で行える腋窩の触診を先に行い，乳房の触診では仰臥位になってもらいます．

 乳房・腋窩の触診のポイント

1. **腋窩の触診**：触診する腋窩側の上肢の筋緊張をほぐしてリラックスしてもらうために，看護師は利き手でないほうの手で対象者の上肢を支えます．そのうえで利き手の第２・３・４指の指先を使って腋窩の触診を行います（図9-5）．
   リンパの流れをイメージしながら，まず腋窩の奥の一番高いところに指を入れるように中心腋窩リンパ節を触診します．次いで後腋窩線に沿って肩甲下リンパ節を触診し，前腋窩線に沿って胸筋リンパ節を触診します．外側腋窩リンパ節は対象者の上腕内側に沿って触診します（図9-2参照）．

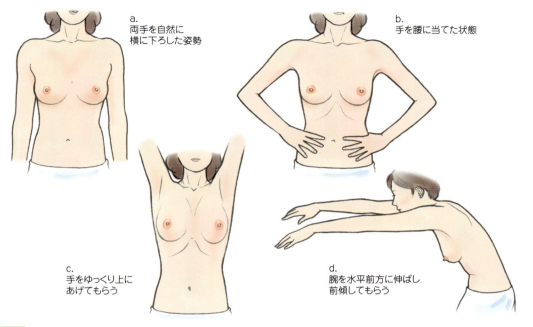

図9-3 乳房の視診時の姿勢

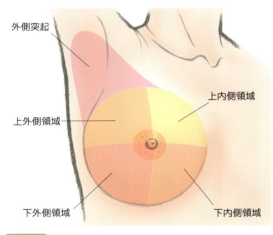

図9-4 乳房の5つの区分

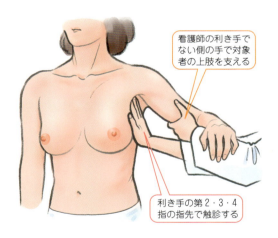

図9-5 腋窩の触診

これらは頸部リンパ節（第2章「頭部・顔面・頸部のアセスメント」p.44参照）と同様に，正常では触知しないか，触れても可動性のある圧痛のない小さな軟らかいリンパ節です．もし触れたらその部位，大きさ，圧痛の有無を記録します．

2 **乳房の触診**：乳房全体を見落としなく系統的に触診できるよう，図9-4のように5つに区分し，やりやすい方法（図9-6）を決めて行います．背部にタオルなどを敷き，診察する側の手を上にあげてもらいましょう．利き手の第2・3・4指の指腹で探るような，円を描くような動きで腫瘤，しこり，圧痛の有無を確認していきます（図9-7）．腫瘤を見つけた場合には，その大きさ，位置，性状を記録します．

3 **乳頭，乳輪の触診**：母指と第2指で乳頭を軽くつまむようにして分泌物の有無を確認します（図9-8）．妊娠後期〜授乳期以外では分泌物はみられません．もしこれ以外の時期に分泌物がみられたら，その性状，量をよく観察し，記録しましょう．

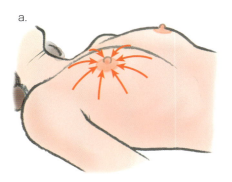

a. 乳頭に向かって内側に放射線状に触診する方法

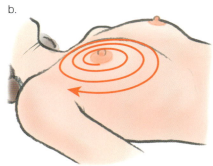

b. 乳頭からうずまき状に外側に向かって触診する方法

図9-6 乳房の触診方法

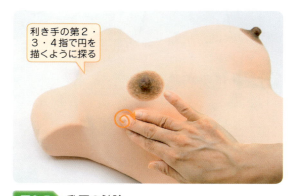

図9-7 乳房の触診

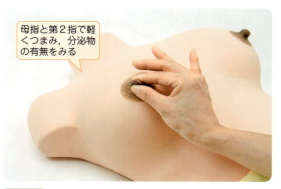

図9-8 乳頭の触診

3 乳房の自己検診について

　　乳がんの早期発見のためには自分で行う乳房の自己検診が重要であり，医療従事者としてそのための啓蒙(けいもう)や教育を行うことも大切です．以下のポイントを参考に実施のしかたを確認しましょう．自己検診の普及に努めるとともに，自分の健康を守るために，ぜひ皆さんも毎月自己検診を行ってください．

> **乳房の自己検診のポイント**
>
> 1. **実施回数と時期**：1か月に1回の割合で行います．月経による乳房の腫脹や変化を避けるため，**毎月の月経後5～7日頃に行う**のがよいでしょう．閉経後の場合には，自分の誕生日の日付など，毎月，日にちを決めて行ってもらうようにします．
> 2. **視診の方法**：最初に鏡の前に立ち，腕を横に下ろした姿勢で，両乳房の状態，皮膚の異常の有無を観察します．次に両手を上下させて，乳房の動き，皮膚のへこみやひきつれの有無を確認します．
> 3. **触診の方法**：乳房全体と腋窩部分とを系統的に指先で触診します．仰向けになると乳房が広がるのでわかりやすくなります．最後に乳頭を軽くつまみ，分泌物がないか，乳頭に傷などがないかを確認します．

この章のまとめ

- 身近で健康な人を対象に，乳房のフィジカルイグザミネーションをひととおり実施し，その結果を記録し，正常か異常かの判別をしてみましょう．また自分の技術，説明，態度について，患者役の人にフィードバックをもらいましょう．
- 自分の乳房で自己検診をしてみましょう．触診の手技について，自分でも確認しましょう．

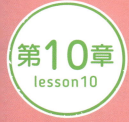

第10章 直腸・肛門，生殖器のアセスメント
lesson10

> **この章でまなぶこと**
> - ☑ 直腸・肛門，男性生殖器・女性生殖器の基本的な構造と機能を確認しよう．
> - ☑ 直腸・肛門のアセスメントについて，何をみるのか，そのポイントと正常所見，主な異常所見を理解しよう．
> - ☑ 生殖器のアセスメントについて，何をみるのか，そのポイントと正常所見，主な異常所見を理解しよう．

　直腸・肛門は，患者さんの排泄のケアや坐薬投与の際に，看護師がアセスメントする機会が多い部位です．一方生殖器のアセスメントは，臨床場面で看護師がアセスメントする機会は他のアセスメントと比較すると多くはないかもしれません．また，専門的にはより詳しいアセスメントが必要になる場合もありますが，最低限の知識をもっていれば，いざというときに活用することができます．そこでここでは，日常の臨床場面で看護師がアセスメントする内容を中心にお話しします．

❶ 直腸・肛門，生殖器の基本的構造と機能

1 直腸・肛門の基本的構造と機能

　直腸（rectum）は，大腸の末端にある長さ約15cmの器官です（図10-1）．上から上直腸横ひだ，中直腸横ひだ，下直腸横ひだの3つの横ひだがあり，これらは

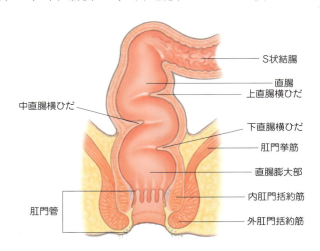

図10-1 直腸・肛門の構造

*不随意筋：自分の意思とは関係なく自律的にはたらく筋肉の総称．これに対し，自分の意思で動かしたり止めたりできる筋肉を随意筋という．

弁としてのはたらきを担っています．直腸の下部を肛門管といい，長さ約4cmで，内肛門括約筋（平滑筋かつ不随意筋*），外肛門括約筋（随意筋）があります．

便は通常ではS状結腸に溜まっていますが，蠕動運動によって直腸に移動することで直腸内圧が40〜50mmHgに亢進すると，その刺激が求心性神経（骨盤神経）を経て仙髄にある排便中枢に届き，そこから大脳に伝達されることで便意を感じます．

排便中枢のはたらきによって，副交感神経を介して内肛門括約筋が弛緩すると，これと同時に直腸縦走筋が収縮するため，便が体外へ押し出されます．外肛門括約筋は随意筋であるため，私たちはこの外肛門括約筋を収縮させることによって，ある程度排便を我慢することができます．

2 男性生殖器の基本的構造と機能

男性生殖器は，精巣，精子の通路である精路（尿道，射精管，精管，精巣上体），精路に付属して精液の成分などを分泌する付属生殖腺（精嚢，前立腺，尿道球腺），外性器（陰茎，陰嚢）からなります（図10-2）．

男性の尿道の長さは15〜20cmで，前立腺部，隔膜部，海綿体部からなり，生殖器としての精路と，泌尿器としての尿道の両機能を併せもっています．

前立腺は，膀胱と尿生殖隔膜との間にある直径約4cmの器官です．

陰茎は，陰茎海綿体，尿道海綿体，尿道からなる円筒状の器官で，この器官もまた精子を女性の腟内に送り込む生殖器としての役割を担うと同時に，尿路の一部でもある器官です．陰茎の皮膚は薄く，発毛はありません．身体的，心理的な刺激で性的な興奮が生じると，副交感神経反射により陰茎の動脈拡張が起こり，多量の血液が海綿体に急速に流入します．これにより，海綿体内に血液が充満して陰茎が硬く拡張し，勃起した状態になります．

陰嚢は陰茎の後方に位置し，精巣，精巣上体，精管を入れる袋状の構造をもちます．陰嚢のはたらきは，精巣内にある精子の生存のために，精巣を体温より低温に

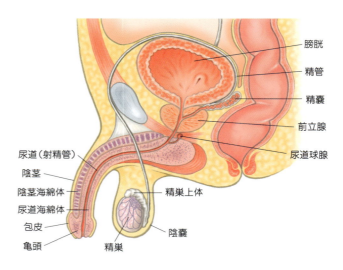

図10-2 男性生殖器の構造

保つよう温度調節をすることです．

なお，これら男性生殖器の外観は年齢とともに変化します．

3 女性生殖器の基本的構造と機能

女性生殖器は，骨盤内にある**内性器**（腟，子宮，卵管，卵巣）と**外性器**（外陰）からなります（図10-3・4）．

腟は外陰から子宮に至る7〜8 cmの管状の器官であり，交接器，分娩時の産道，月経時の月経血の排泄路の3つの役割をもっています．腟の前方には膀胱と尿道，後方には直腸が接しています．女性の尿道は3〜4 cmと男性と比較すると短く，また外尿道口が肛門に近いという構造上の特徴から，上行性尿路感染＊が起こりやすいといえます．腟内は常に酸性に保たれており，病原性微生物の進入を防いでい

＊**上行性尿路感染**：尿道口から侵入した大腸菌などの細菌が，尿路をさかのぼって尿道や膀胱内で引き起こす炎症や感染の総称．

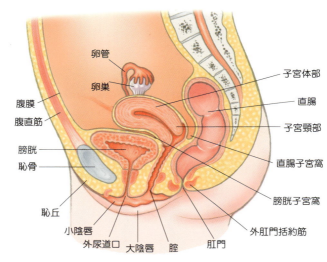

図10-3 女性生殖器の構造

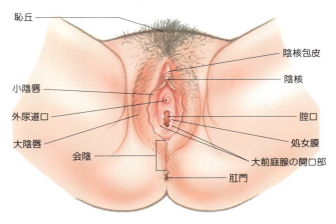

図10-4 外陰部（女性）

ます．

　外陰は腟の入口にあり，陰核，小陰唇，大陰唇，恥丘，腟前庭，会陰からなっています（図10-4）．

　陰核は男性の陰茎に，小陰唇は陰茎の皮膚に相当します．男性の陰嚢にあたる大陰唇は，皮下脂肪に富む厚い皮膚のひだです．男性同様，女性の外陰部の外観も年齢とともに変化します．

2 直腸・肛門，生殖器のフィジカルアセスメント

●アセスメントのまえに

　患者さんは，直腸・肛門，生殖器のアセスメントでは，羞恥心を特に強く感じます．患者さんが不快感なく，リラックスできるように配慮しましょう．また異性によるフィジカルアセスメントには強い抵抗を感じる場合が多いので，可能な限り同性の看護師が行うようにしましょう．

直腸・肛門，生殖器に関する問診

それぞれ以下のポイントを参考に行いましょう．

直腸・肛門に関する問診のポイント

1. **排便の状況**：頻回の下痢，軟便の有無，便秘の有無（あればいつからか），便の性状，排便時の痛みの有無などについて．
2. **排便時の出血の有無**
3. **肛門部の痛み，瘙痒感の有無**：あればいつから起こったのか，その症状について．
4. **既往歴，外科的治療の有無**：直腸・肛門に関する疾患・治療経験の有無について．

男性生殖器に関する問診のポイント

1. **陰茎・陰嚢の痛みや圧痛の有無**：あればいつからどのような痛みか，その症状について．
2. **分泌物の有無**：その性状，量などについて．
3. **排尿の異常**：排尿困難，排尿時の痛みの有無，排尿回数の変化，残尿感の有無について．
4. **既往歴**：性器疾患，前立腺疾患の既往について．

女性生殖器に関する問診のポイント

1. **月経周期**：定期的か否か，周期，持続日数，最終月経日などについて．
2. **月経に伴う痛みや出血量**
3. **妊娠・分娩経験の有無**：妊娠回数，分娩回数，中絶の有無などについて．

4 **排尿の異常**：排尿困難，排尿時の痛みの有無，排尿回数，量の変化，失禁の有無，残尿感の有無，尿の色の変化などについて．
5 **外陰部からの分泌物，おりもの（帯下）について**：量や性状の変化，においの変化について．
6 **既往歴**：腎臓疾患，膀胱疾患，性器疾患の既往について．

直腸・肛門，生殖器のフィジカルイグザミネーション

1 直腸・肛門の視診・触診

患者さんにはフィジカルイグザミネーションを行う前に排泄を済ませてもらいましょう．そのうえで，ベッド上で仰臥位，または左側臥位をとってもらい，肛門部を露出してもらいます．感染予防の観点から，看護師はディスポーザブル手袋を装着します．観察部位への適度な照明も用意しましょう．

直腸・肛門の視診・触診のポイント

1 **肛門周囲の視診**：肛門周囲の皮膚，粘膜の状態を観察します．
   異常所見 肛門周囲の発赤，発疹，腫脹，亀裂，びらん，瘻孔，痔核，直腸脱などがみられる．
2 **肛門周囲の触診**：第2・3指腹で肛門周囲を触れ，圧痛，腫脹，結節（膿瘍）の有無を確認します．正常では圧痛，腫脹，結節などはありません．
   異常所見 肛門周囲の圧痛，硬結＝肛門周囲膿瘍の可能性．
3 **直腸診**：はじめに，直腸内に指を入れることを説明し了承を得ます．肛門括約筋を弛緩させるために口で呼吸をしてもらい，リラックスするように声をかけます．第2指を肛門からできるだけ奥まで挿入し，直腸内を触診します．このとき直腸粘膜を傷つけないように気をつけます．正常では，直腸内は滑らかで，狭窄，結節，腫瘤などはありません．
   異常所見 狭窄や腫瘤は直腸腫瘍，ポリープの可能性を示唆．

2 男性生殖器の視診・触診

フィジカルイグザミネーションを行う目的・方法をよく説明し，患者さんの理解を得てから行います．事前に排泄を済ませてもらい，仰臥位をとってもらいます．看護師はディスポーザブル手袋を装着しましょう．

男性生殖器の視診・触診のポイント

1 **陰茎の視診**：尿道口の皮膚の性状，異常の有無を観察します．尿道口からの分泌物の有無，あればその性状にも注意します．正常では，尿道口の発赤，びらんなどの皮膚の異常や分泌物はみられません．

2 **陰嚢の視診**：陰嚢の左右対称性，皮膚表面の異常の有無，大きさ，腫脹の有無を観察します．正常ではほぼ左右対称で，皮膚の発赤，腫脹などはみられません．
3 **陰茎の触診**：腫瘤，圧痛の有無，尿道口を押さえたときの尿道からの分泌物の有無に注意します．正常では，腫瘤，結節（けっせつ），圧痛はなく，分泌物もみられません．
4 **陰嚢・精巣の触診**：陰茎を持ち上げて陰嚢部を触診し，圧痛の有無や程度，内容物である精巣・精巣上体の大きさ，形状，硬さや腫脹，結節の有無を確認します．正常では，精巣は両方とも完全に陰嚢内に位置し，左右対称で表面は平滑，形状は卵形です．また，触診時の軽度の圧痛は正常範囲内です．

3 女性生殖器の視診・触診

男性生殖器のフィジカルイグザミネーションと同様，患者さんに目的・方法をよく説明し，理解を得てから行います．事前に排泄を済ませてもらい，仰臥位で膝を立てた体位をとってもらいます．看護師はディスポーザブル手袋を装着します．正確な観察のために適度な照明も用意しましょう．

 女性生殖器の視診・触診のポイント

1 **陰唇の視診**：陰唇の大きさ，皮膚の性状を観察します．正常では左右対称で，皮膚の腫脹，びらんなどの異常はありません．
2 **尿道口の視診**：尿道口の位置，色調を観察します．正常では腟口の前方にあり，正中に位置します．色調はピンク色で，炎症症状はありません．
3 **腟口の視診**：腟口部の皮膚の異常の有無，帯下の性状，出血の有無を観察します．帯下は性周期で変化がみられますが，白色透明のにおいのない帯下が正常です．また不正性器出血もみられません．
   異常所見 血性や膿性，悪臭を伴う帯下がみられる．（酒粕状の帯下は，外陰腟カンジダ症，黄色から灰色で膿性の帯下は，腟トリコモナス症の可能性を示唆）
4 **外陰部の触診**：外陰の触診を行い，腫脹，圧痛の有無を確認します．正常ではこれらの症状はありません．

・・・

本章のアセスメントで最も必要なことは，プライバシー，羞恥心への配慮です．もちろん他の部位のアセスメント時にもいえることですが，ここでは特に患者さんの羞恥心に配慮し，患者さんができるだけ安楽に過ごせるように心がけて行いましょう．

この章のまとめ

- 直腸・肛門，生殖器系のフィジカルイグザミネーションのポイントについてまとめ，主な正常所見，異常所見について説明してみましょう．
- 肛門，生殖器のモデルがあれば，ひととおりの手技を実施してみましょう．

文献一覧 reference

● 引用文献
序章 はじめよう！フィジカルアセスメント
1) 宮脇美保子編：新体系看護学全書 基礎看護学① 看護学概論，メヂカルフレンド社，2017，p.106.

第1章 バイタルサインのアセスメント
1) 見藤隆子，小玉香津子，菱沼典子編：看護学事典，日本看護協会出版会，2003，p.21.
2) 永井良三，田村やよひ監：看護学大辞典，第6版，メヂカルフレンド社，2013，p.2099.
3) 前掲2)，p.938.
4) 前掲1)，p.275.
5) 中野昭一編：図解生理学，第2版，医学書院，2000，p.265.
6) 日野原重明監，岡田定編：バイタルサインの見方・読み方〈看護学生必修シリーズ〉，照林社，2005，p.19.

● 参考文献
序章 はじめよう！フィジカルアセスメント
1) 横山美樹，石川ふみよ編：ヘルスアセスメント，ヌーヴェルヒロカワ，2005.

第1章 バイタルサインのアセスメント
1) 橋本尚詞，鯉淵典之編著：新体系看護学全書 人体の構造と機能① 解剖生理学，メヂカルフレンド社，2017.
2) 高橋和久編：新体系看護学全書 疾病の成り立ちと回復の促進④ 疾病と治療1 呼吸器，メヂカルフレンド社，2018.
3) 石坂信和編：新体系看護学全書 疾病の成り立ちと回復の促進⑤ 疾病と治療2 循環器，メヂカルフレンド社、2018.
4) 持田智編：新体系看護学全書 疾病の成り立ちと回復の促進⑥ 疾病と治療3 消化器，メヂカルフレンド社，2018.
5) 黒岩義之編：新体系看護学全書 疾病の成り立ちと回復の促進⑦ 疾病と治療4 脳・神経，メヂカルフレンド社，2018.
6) 平孝臣，鈴木玲子編：わかるバイタルサインA to Z，学習研究社，2000.
7) 日野原重明，阿部正和，他：バイタルサイン：そのとらえ方とケアへの生かし方，医学書院，1980.
8) 横山美樹：呼吸の異常と看護，臨牀看護，17(14)：2194-2196，1991.
9) 尾崎孝平：呼吸の危ないサインを見逃さない，エキスパートナース，24 (12)，30-81，2008.
10) 米丸亮，櫻井利江編：ナースのためのCDによる呼吸音聴診トレーニング，南江堂，2001.
11) Janet Weber，Jane Kelly：Health Assessment in Nursing，5th ed.，Lippincott，2013.
12) 原田香：体温の異常と看護，臨牀看護，17 (14)：2059-2082，1991.
13) 氏家幸子，阿曽洋子，井上智子：基礎看護技術I，第6版，医学書院，2005.
14) 岡崎美智子，角濱春美編：根拠がわかる基礎看護技術，メヂカルフレンド社，2008.

第2章 頭部・顔面・頸部のアセスメント
1) 横山美樹，石川ふみよ編：ヘルスアセスメント，ヌーヴェルヒロカワ，2005，p.38-44.
2) Janet Weber，Jane Kelly：Health Assessment in Nursing，5th ed.，Lippincott，2013.
3) Carolyn Jarvis：Physical Examination and Health Assessment，8th ed.，W.B.Saunders，2019.
4) Lynn S.Bickley，福井次矢，井部俊子，山内豊明日本語版監：ベイツ診察法 第2版，メディカル・サイエンス・インターナショナル，2015.
5) 古谷伸之編：診察と手技がみえる Vol.1，第2版，メディックメディア，2007.

第3章 眼・耳・鼻・口腔のアセスメント
1) 横山美樹，石川ふみよ編：ヘルスアセスメント，ヌーヴェルヒロカワ，2005，p.54-59.
2) Janet Weber，Jane Kelly：Health Assessment in Nursing，5th ed.，Lippincott，2013.
3) Carolyn Jarvis：Physical Examination and Health Assessment，8th ed.，W.B.Saunders，2019.
4) Lynn S.Bickley，福井次矢，井部俊子，山内豊明日本語版監：ベイツ診察法 第2版，メディカル・サイエンス・インターナショナル，2015.
5) 古谷伸之編：診察と手技がみえる Vol.1，第2版，メディックメディア，2007.

第4章 胸部・呼吸器系のアセスメント
1) 高橋和久編：新体系看護学全書 疾病の成り立ちと回復の促進④ 疾病と治療1 呼吸器，メヂカルフレンド社，2018.
2) 横山美樹，石川ふみよ編：ヘルスアセスメント，ヌーヴェルヒロカワ，2005，p.60-70.
3) Janet Weber，Jane Kelly：Health Assessment in Nursing，5th ed.，Lippincott，2013.
4) Carolyn Jarvis：Physical Examination and Health Assessment，8th ed.，W.B.Saunders，2019.
5) Lynn S.Bickley，福井次矢，井部俊子，山内豊明日本語版監：ベイツ診察法 第2版，メディカル・サイエンス・インターナショナル，2015.
6) 古谷伸之編：診察と手技がみえる Vol.1，第2版，メディックメディア，2007.

第5章 心臓・循環系のアセスメント
1) 石坂信和編：新体系看護学全書 疾病の成り立ちと回復の促進⑤ 疾病と治療2 循環器，メヂカルフレンド社，2018.
2) 横山美樹，石川ふみよ編：ヘルスアセスメント，ヌーヴェルヒロカワ，2005，p.71-83.
3) Janet Weber，Jane Kelly：Health Assessment in Nursing，5th ed.，Lippincott，2013.
4) Carolyn Jarvis：Physical Examination and Health Assessment，8th ed.，W.B.Saunders，2019.
5) Lynn S.Bickley，福井次矢，井部俊子，山内豊明日本語版監：ベイツ診察法 第2版，メディカル・サイエンス・インターナショナル，2015.
6) 古谷伸之編：診察と手技がみえる Vol.1，第2版，メディックメディア，2007.

第6章 腹部・消化器系のアセスメント
1) 持田智編：新体系看護学全書 疾病の成り立ちと回復の促進⑥ 疾病と治療3 消化器，メヂカルフレンド社，2018.
2) 横山美樹，石川ふみよ編：ヘルスアセスメント，ヌーヴェルヒロカワ，2005，p.90-98.
3) Janet Weber，Jane Kelly：Health Assessment in Nursing，5th ed.，Lippincott，2013.

4）Carolyn Jarvis：Physical Examination and Health Assessment，8th ed.，W.B.Saunders，2019.
5）Lynn S.Bickley，福井次矢，井部俊子，山内豊明日本語版監：ベイツ診察法　第2版，メディカル・サイエンス・インターナショナル，2015.
6）古谷伸之編：診察と手技がみえる Vol.1，第2版，メディックメディア，2007.

第7章　筋・骨格系のアセスメント
1）横山美樹，石川ふみよ編：ヘルスアセスメント，ヌーヴェルヒロカワ，2005，p.99-110.
2）Janet Weber，Jane Kelly：Health Assessment in Nursing，5th ed.，Lippincott，2013.
3）Carolyn Jarvis：Physical Examination and Health Assessment，8th ed.，W.B.Saunders，2019.
4）Lynn S.Bickley，福井次矢，井部俊子，山内豊明日本語版監：ベイツ診察法　第2版，メディカル・サイエンス・インターナショナル，2015.

第8章　脳・神経系のアセスメント
1）橋本尚詞，鯉淵典之編著：新体系看護学全書　人体の構造と機能①　解剖生理学，メヂカルフレンド社，2017.
2）黒岩義之編：新体系看護学全書　疾病の成り立ちと回復の促進⑦　疾病と治療4　脳神経，メヂカルフレンド社，2018.
3）横山美樹，石川ふみよ編：ヘルスアセスメント，ヌーヴェルヒロカワ，2005，p.111-124.
4）Janet Weber，Jane Kelly：Health Assessment in Nursing，5th ed.，Lippincott，2013.
5）Carolyn Jarvis：Physical Examination and Health Assessment，8th ed.，W.B.Saunders，2019.
6）Lynn S.Bickley，福井次矢，井部俊子，山内豊明日本語版監：ベイツ診察法　第2版，メディカル・サイエンス・インターナショナル，2015.
7）古谷伸之編：診察と手技がみえる Vol.1，第2版，メディックメディア，2007.
8）フィジカルアセスメントがみえる，メディックメディア，2015.

第9章　乳房のアセスメント
1）横山美樹，石川ふみよ編：ヘルスアセスメント，ヌーヴェルヒロカワ，2005，p.84-89.
2）Janet Weber，Jane Kelly：Health Assessment in Nursing，5th ed.，Lippincott，2013.
3）Carolyn Jarvis：Physical Examination and Health Assessment，8th ed.，W.B.Saunders，2019.
4）Lynn S.Bickley，福井次矢，井部俊子，山内豊明日本語版監：ベイツ診察法　第2版，メディカル・サイエンス・インターナショナル，2015.

第10章　直腸・肛門，生殖器のアセスメント
1）横山美樹，石川ふみよ編：ヘルスアセスメント，ヌーヴェルヒロカワ，2005，p.125-130.
2）Janet Weber，Jane Kelly：Health Assessment in Nursing，5th ed.，Lippincott，2013.
3）Carolyn Jarvis：Physical Examination and Health Assessment，8th ed.，W.B.Saunders，2019.
4）菱沼典子：看護形態機能学；生活行動からみるからだ，日本看護協会出版会，1997.

索引 index

欧文

activities of daily living；ADL	13,149
Barthel index：BI	13
body mass index：BMI	12
cardiac output	31
consciousness	19
FIM	14
Glasgow Come Scale；GCS	20,178
Japan Come Scale；JCS	21,178
MMT	164
objective data	2
PMI	121
ROM	159
SaO_2	29,92
SpO_2	29,92
subjective data	2

和文

あ

アキレス腱（反射）	192
浅い触診	8,141
アネロイド式血圧計	35

い

胃	129
意識障害	20
意識状態	19,21,178
痛み刺激	22
痛みのアセスメント	187
痛みのある部位のアセスメント	134
Ⅰ音	123
Ⅰ音とⅡ音の鑑別	125
いびき音	102
イレウス	137
陰核	208
陰茎	206
インタビュー	2
陰嚢	206

う

ウェーバーテスト	182
右心系	106
うつ熱	44
運動系	169
運動麻痺	189

え

会陰	208
腋窩検温	42

腋窩リンパ節	198
S状結腸	205,206
エルブ点	124
延髄	172

お

横隔膜	24,85,97
横紋筋	151
おとがいリンパ節	52
音声伝導	95
温度覚	185

か

外陰	208
下位運動ニューロン	174
外眼筋	59
外眼筋運動	180
外頸静脈	109,118
外肛門括約筋	206
外耳	61,62
外耳道	61
外性器	207
回旋（回転）	153
外転	154
外転神経	172,180
回内・回外	154
外鼻	63
外肋間筋	24
踵すね試験	193
過共鳴音	9
顎下腺	65
顎下リンパ節	52
拡張期血圧	34
角膜	59
角膜反射	181
下肢の腱反射を増強する方法	190
過剰心音	125
滑車神経	172,180
可動関節	151
感音性難聴	62,182
眼窩	59
感覚・知覚系	169
感覚・知覚機能の検査	184
眼球結膜	60
眼球突出	68
眼瞼	59
眼瞼下垂	67
眼瞼結膜	60
関節	151
関節可動域	159,164

関節の運動	153
関節の種類	152
汗腺	65
肝濁音界	139
眼底	71
眼底鏡	67,69
眼底鏡の使い方	69
眼底検査	179
眼底の異常	71
間脳	172
顔面神経	172,181
顔面神経麻痺	54

き

期外収縮	33
気管	90
気管（支）呼吸音	99
気管支呼吸音化	101
気管支肺胞呼吸音	99
気管分岐部	89
起座呼吸	28
拮抗筋	151
機能的自立度評価表	14
基本肢位	155
客観的情報	2
嗅神経	172,179
急速回内回外運動	193
橋	172
胸郭	85
胸郭拡張	94
胸郭の形状	93
胸筋リンパ節	198
胸骨	85
胸骨角	85
胸骨切痕	85
胸骨中央線	87
胸骨傍リンパ節	198
胸鎖乳突筋	50,109
胸椎	85
共鳴音	8
筋・骨格系のフィジカルイグザミネーションの留意点	157
筋性防御	141
筋力検査	164,183

く

クーパー靱帯	197
屈曲	153
クッシング症候群	54,135
グラスゴーコーマスケール	21,178

213

け

頸静脈圧の測定	118
頸動脈	109,116
頸動脈洞	110
頸部リンパ節	52
血圧測定	34,111
血管雑音	137
結滞	33
結膜	59
血流音	137
肩甲下リンパ節	198
肩甲骨角	87
肩甲骨線	87
言語的コミュニケーション	4
見当識障害	22

こ

後腋窩線	87
後腋窩リンパ節	198
口蓋	64
口蓋弓	79
口蓋垂	64,79
口蓋扁桃	64,79
交感神経系	170
咬筋	180
口腔	64
口腔検温	42
後脛骨動脈	31,115
後頸リンパ節	52
高血圧性眼底	71
硬口蓋	64,79
虹彩	60
甲状腺	50
口唇	79
後頭リンパ節	52
肛門	129,205
肛門管	205,206
鼓音	8
股関節の内転筋群	166
呼気延長	101
呼吸	23,93
呼吸音	98
呼吸音の減弱・消失	101
呼吸音の増強	101
呼吸筋	24
呼吸数	28
呼吸の型	26
呼吸の観察	25
骨格筋	149

鼓膜	61,75
鼓膜検温	43
コミュニケーション	4
コロトコフ音	35

さ

最高血圧	34
最大拍動部位	121
最低血圧	34
鎖骨下リンパ節	198
鎖骨上リンパ節	52,198
左心系	106
作動筋	151
Ⅲ音	125
三叉神経	172,180
三尖弁	106
三尖弁領域	124

し

耳介	61
耳介後リンパ節	52
耳介前リンパ節	52
耳下腺	65
耳管	61
子宮	207
耳鏡	73
耳孔検温	43
支持靭帯束	197
視床	172
視床下部	172
視診	6
視神経	172,179
視神経乳頭	69,71
視診のポイント	7
——外眼部の	67
——外耳の	73
——外鼻の	76
——眼底鏡による	71
——気管の位置の	54
——胸部・呼吸器系の	93
——筋・骨格系の	157
——口腔・咽頭の	79
——甲状腺の	55
——耳鏡による	74
——上肢・下肢の	112
——女性生殖器の	210
——心臓の	120
——男性生殖器の	209
——直腸・肛門の	209
——爪の	82

——頭部の	53
——乳房・腋窩の	200
——鼻鏡による	77
——皮膚の	81
——腹部の	135
舌	64
膝蓋腱（反射）	177
膝窩動脈	31,115
失見当識	22
自動運動	164
歯肉	64,79
視野検査	179
尺骨動脈	31,115
ジャパンコーマスケール	20,178
収縮期血圧	34
主観的情報	2
上位運動ニューロン	174
小陰唇	208
上顎洞	63
上行性網様体賦活系	19
硝子体	60
小腸	129
小脳	173
小脳機能（検査）	192
睫毛	59
上腕三頭筋腱（反射）	192
上腕動脈	31,115
上腕二頭筋腱（反射）	192
触診	7
触診のポイント	8
——外眼部の	67
——外耳の	73
——外鼻の	76
——肝臓辺縁の	142
——気管の位置の	54
——胸部・呼吸器系の	94
——筋・骨格系の	157
——頸動脈の	116
——頸部リンパ節の	54
——甲状腺の	55
——上肢・下肢の	112
——女性生殖器の	210
——心臓の	121
——腎臓の	144
——男性生殖器の	209
——直腸・肛門の	209
——爪の	82
——頭部の	53

──乳房・腋窩の	200	前腋窩リンパ節	198	聴診	10
──脾臓の	143	浅頸リンパ節	52	聴診器	10
──皮膚の	81	線条	135	聴神経	172
──副鼻腔の	78	浅側頭動脈	31	聴診のポイント	11
──腹部の	141	前頭洞	63	──胸部・呼吸器系の	100
褥瘡のアセスメント	83	前立腺	206	──心音の	125
褥瘡の分類	84	**そ**		──腹部の	137
食道	129	総頸動脈	31,109	腸蠕動音	137
触覚	185	総腸骨動脈	131	腸閉塞	137
徐脈	33	僧帽筋	50	聴力検査	74,182
自律神経系	170	僧帽弁	106	直腸	205
心音	123	僧帽弁領域	124	**つ**	
心音の異常	125	足背動脈	31,115	椎骨線	87
心基部	105	**た**		痛覚	185
神経核	172	大陰唇	208	爪	65
深頸リンパ節	52	体温計	41	**て**	
心雑音	125	体温測定	38,41	低体温	45
心周期	107,108	体温調節機構	39	ディフェンス	141
心尖拍動	120,121	対光反射	180	笛声音	102
心尖部	105	体循環	106	伝音性難聴	62,183
腎臓	129,130	体性感覚神経線維	169	**と**	
身体測定	12	体性神経系	170	動眼神経	172,179
伸展	153	大腿動脈	31	瞳孔	60
振動覚	185	大腿二頭筋	166	橈骨動脈	31,115
心拍出量	31	大腿四頭筋	166	糖尿病網膜症	71
深部腱反射	189,192	大腸	129	頭部リンパ節	52
心房細動	33	大動脈	107	動脈血酸素飽和度	29,92
す		大動脈弁	106	動脈弁	107
水晶体	60	大動脈弁領域	124	閉ざされた質問	5
錐体路	174	大脳	171	徒手筋力検査	164
水泡音	102	大脳皮質	171	特定健診	13
ステンセン管	65	唾液腺	65	努力呼吸	26
スリル	7,121	濁音	9	**な**	
せ		打腱器	189	内頸静脈	109,118
声音振盪音	7,95	打診	8	内肛門括約筋	206
精巣	206	打診のポイント	9	内耳	61,62
脊髄神経	173	──胸部・呼吸器系の	96	内耳神経	172,182
脊髄反射	177	──副鼻腔の	78	内性器	207
脊柱後彎	93	──腹部の	139	内臓感覚神経線維	169
脊柱側彎	93	他動運動	164	内転	154
脊柱の彎曲	158	**ち**		軟口蓋	64,79
脊椎中線	87	チアノーゼ	92	難聴	62
舌咽神経	172,183	腟	207	**に**	
舌下神経	172,184	中腋窩線	87	Ⅱ音	123
舌下腺	65	中耳	61	日常生活活動（動作）	149
舌下ヒダ	65	中心腋窩リンパ節	198	乳腺	197
舌苔	79	中枢神経系	169,170	乳腺葉	197
前腋窩線	87	中脳	172	乳頭	197

乳房	197	病的顔貌	54	問診のポイント	
乳房の5つの区分	201	病的反射	192	──胸部・呼吸器系に関する	91
乳房の自己検診	203	開かれた質問	5	──筋・骨格系に関する	156
乳様突起	62	頻脈	33	──頸部に関する	52
尿管	129			──口腔に関する	78
尿道	129	**ふ**		──女性生殖器に関する	208
		フィジカルアセスメント	2	──心臓・循環系に関する	110
ね・の		フィジカルイグザミネーション	2	──男性生殖器に関する	208
熱型	44	深い触診	8,141	──直腸・肛門に関する	208
捻髪音	102	複合覚	185	──頭部・顔面に関する	52
脳幹	172	副交感神経系	170	──乳房・腋窩に関する	199
脳神経	172,173	副雑音	101	──脳・神経系に関する	177
脳神経のアセスメント	178	副神経	172,183	──鼻に関する	72
脳の機能局在	171	腹水	138	──皮膚に関する	81
		腹水の検査	146	──腹部に関する	132
は		腹部大動脈瘤	131	──耳に関する	72
歯	64,79	腹部のフィジカルイグザミネーション		──眼に関する	67
パーキンソン病	54	の原則（留意点）	133	**ゆ・よ**	
肺循環	106	腹部の4分割	132	指鼻指試験	193
バイタルサイン	17	腹部の9分割	132	予測式体温計	42
肺動脈弁	106	腹部の輪郭	135	呼びかけ刺激	22
肺動脈弁領域	124	腹膜炎	137	IV音	125
肺胞呼吸音	98	浮腫	114		
バセドウ病	54	浮腫の程度	115	**ら・り・る**	
ばち状指	92,113	不動関節	151	良肢位	155
発熱	44			リンネテスト	182
波動法	146	**へ**		リンパ節	51,198
鳩胸	93	平均血圧	34	類軋音	102
鼻	62	臍	135	涙器官	59,60
バビンスキー反射	192	ベル式（聴診器）	10		
バレー徴候	167	ヘルスアセスメント	1	**ろ**	
半関節	151	扁桃リンパ節	52	漏斗胸	93
反射	175,189			肋椎角	129
反射の評価	189	**ほ**		肋間	86
反跳性圧痛	141	膀胱	129	肋間筋	85
反動痛	141	房室弁	107	肋骨	85
				肋骨の数え方	85
ひ		**ま**		ロンベルグ試験	193
ビア樽状胸	93	膜式（聴診器）	10		
皮下気腫	95	末梢循環系	111	**わ**	
鼻鏡	73	末梢神経系	169,173	ワルトン管	65
非言語的コミュニケーション	4			腕橈骨筋腱（反射）	192
鼻腔	63	**み**			
皮質延髄路	174	耳	61		
皮質脊髄路	174	脈圧	34		
鼻中隔	77	脈拍測定	31,111		
皮膚	65				
腓腹筋	166	**め**			
眉毛	59	眼	59		
ヒュー・ジョーンズの呼吸困難度	91	迷走神経	172,183		
表在知覚	185				
		も			
		網膜	60,71		
		網膜の異常	69		
		問診	2		

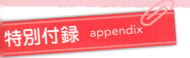

付録1　領域別 アセスメント項目一覧表

本書に収載された領域別に，観察項目と正常・異常例をコンパクトな一覧にまとめました．患者さんの安全・安楽を第一に，順序よく，もれなく，迅速的確なアセスメントを行いましょう．

付録2　主要領域別 アセスメント記録用紙

演習や臨床で実施する頻度の高いアセスメント領域について，観察した内容を記すことができる特製記録用紙です．単に「正常か異常か」を記すだけでなく，どういったアセスメント結果が得られたから「正常」あるいは「異常」であるといえる，という根拠部分を明確に記入することができるので，フィジカルイグザミネーションの習得効率が格段にアップします．日々のステップアップにぜひ活用してください．

付録1　領域別 アセスメント項目一覧表

● 頭部・顔面・頸部のアセスメント

アセスメント項目	正　常	異常例（異常所見）
1．頭蓋の視診・触診		
・大きさ	人種・民族・個人差あり	非常に小さいまたは大きい
・形　状	左右対称で丸い	左右非対称
・表面の性状	硬く滑らか	軟らかい部分がある，でこぼこした腫瘤がある
・頭　皮	病変，皮膚の異常，寄生虫の存在はない	皮膚の異常・病変，切り傷，寄生虫などがある
・毛髪の状態	個人差大．つやがあり滑らか	脱毛症または毛髪の異常な増加がある．つやがない，性質の変化がある
2．顔面の視診		
・対称性	左右対称	左右非対称
・顔　貌	表情がある（ゆがみや病的顔貌なし）	病的顔貌，顔貌の極端なゆがみ，皮膚の病変・腫瘤がある
3．気管の視診・触診		
・気管の位置	正中に位置し，左右対称	正中からの偏位，左右非対称
4．頸部リンパ節の触診		
・大きさ，形	※触知しない場合が多い　触れる→1cm以下で丸い	1cm以上の大きさ，境界不鮮明な結節がある
・輪郭の形状	個々別々	融合している
・可動性	可動性あり（容易に動く）	可動性なし（組織に固定されている）
・硬　度	軟らかい	硬くしっかりしている
・圧　痛	なし	あり
5．甲状腺の視診・触診		
・位　置	正中	正中からの偏位がみられる
・形　状	※正常では触知しない　腫脹・肥大なし，左右差なし．表面は滑らかで硬く，圧痛はない	腫脹・肥大がある，表面が滑らかでない，結節や圧痛がある

217

● 眼・耳・鼻・口腔のアセスメント

	アセスメント項目	正　常	異常例（異常所見）
眼のアセスメント	**1．外眼部の視診・触診**		
	・眼の大きさ・形	左右対称	左右非対称
	・眼瞼下垂の有無	なし	あり
	・眼瞼の浮腫・腫脹・腫瘤の有無	なし	眼瞼浮腫（アレルギー，感染，腎不全，心不全などを示唆）
	・分泌物，炎症症状の有無	流出なし，炎症症状なし	流出がある，眼瞼の炎症症状がある
	・完全に閉眼できるか	完全に閉眼できる	不完全，左右片側のみ
	・眼球突出の有無	なし	あり（バセドウ病などの徴候）
	・眼瞼の触診	圧痛，腫瘤なし	圧痛，腫瘤がある
	2．眼瞼結膜の視診		
	・色	ピンク色	蒼白（貧血の徴候）
	・充血・腫脹・炎症の有無	なし	あり
	3．眼球結膜・角膜・強膜の視診		
	・透明度，光沢	透明，光沢がある	不透明（混濁），病変がみられる
	・角膜損傷，炎症	なし	あり
	・角膜の黄疸	なし	あり
	4．瞳孔・虹彩の視診		
	・形	円形	円形ではない
	・均等性，大きさ	左右均等で2.5〜4.0mm	瞳孔不同（アニソコリア），縮瞳，散瞳
	・虹彩の色調	一定の色（均等）	一定・均等な色ではない
	5．眼底鏡による眼底の観察		
	・視神経乳頭の色，大きさ，形状，境界	乳白色，約1.5mmの大きさ，円形または卵形，境界は鮮明	蒼白，充血，不規則な形，境界不鮮明
	・血管（動脈，静脈）	動脈と静脈の直径比＝2：3，血管の狭窄はない	動脈が細く，白っぽい（高血圧時），血管狭窄がある（特に動静脈交差部）
	・網膜全体の色調，出血・白斑・剥離の有無	ピンク色で均一．出血などはみられない	青白い（高血圧時），出血がある（糖尿病など）
耳のアセスメント	**1．外耳の視診・触診**		
	・大きさ，形	左右の大きさはほぼ等しく，形は均等．耳介の位置は左右対称	大きさ，形の左右不均等，耳介の位置の左右不均等
	・耳介の皮膚の状態	皮膚の異常なし	発赤，損傷，結節などがみられる
	・外耳道からの滲出液の有無	滲出液なし	滲出液あり（炎症を示唆）
	・耳介，乳様突起の触診	圧痛なし	圧痛あり（耳介内の炎症を示唆）
	2．耳鏡による耳孔内部の観察		
	・外耳道の皮膚の病変・発赤・異物・腫脹・浮腫の有無	病変，発赤，異物，腫脹，浮腫などはみられない	発赤・腫脹あり（外耳炎の可能性を示唆）
	・外耳道の耳垢，分泌物の有無と性状	適度な耳垢がみられ，分泌物はない	膿性の耳垢（外耳炎，中耳炎の可能性を示唆）
	・鼓膜の状態（性状，色）	真珠のような光沢があり半透明．耳鏡の光で光錐がみえる	鼓膜がピンク色，赤色（炎症の可能性を示唆）
	3．聴覚の検査		
	・おおまかな聴力検査：患者の約50cm後方から，数や簡単な言葉をささやく	ささやかれた言葉を聞き取れる	ささやかれた言葉を聞き取れない．反応が左右対称でない →この聴力検査で聴力障害が疑われる場合は，さらに詳細な検査（ウェーバーテスト，リンネテストなど）を行う

(眼・耳・鼻・口腔のアセスメント つづき)

	アセスメント項目	正　常	異常例（異常所見）
鼻のアセスメント	**1．外鼻の視診**		
	・皮膚の状態，形状，位置，外鼻孔の形状	表面は滑らかで左右対称．色調は顔面と同じ．鼻中隔が正中にある	皮膚の紅斑や潰瘍，結節などがある．左右非対称，漏斗状の外鼻孔，鼻中隔の偏位がある
	・呼吸状態	鼻翼呼吸なし	鼻翼呼吸がみられる
	2．外鼻の触診		
	・外鼻の硬さ	鼻骨，鼻中隔は硬くしっかりしている	不安定な結節，腫瘤がある
	・圧痛の有無	圧痛なし	圧痛，不快感がある
	3．鼻鏡による鼻腔内部の観察		
	・鼻腔粘膜の色，性状	ピンク色で，腫瘤，腫脹，粘膜の損傷，病変はない	腫脹，発赤，分泌物がみられる（炎症を示唆）
	・鼻中隔の色，性状	ピンク色で，炎症所見，潰瘍，穿孔，出血はない	出血，潰瘍，穿孔などがみられる
	4．副鼻腔の触診・打診		
	・前頭洞の触診・打診	圧痛なし，叩打痛なし	圧痛あり，叩打痛あり（炎症を示唆）
	・上顎洞の触診・打診	圧痛なし，叩打痛なし	圧痛あり，叩打痛あり（炎症を示唆）
口腔のアセスメント	**1．口唇の視診**		
	・色　調	ピンク色	チアノーゼ（青紫色），蒼白
	・性　状	スムーズで湿潤している	乾燥，結節，亀裂などがみられる
	・対称性	左右対称	左右非対称
	2．頬粘膜，口腔粘膜の視診		
	・色　調	ピンク色	蒼白，チアノーゼ，発赤などがある
	・性　状	湿潤・平滑	乾燥，潰瘍，出血，白斑などがある
	・耳下腺の開口部	ステンセン管の開口部に病変なし	開口部の著しい発赤，腫脹など
	3．歯・歯肉の視診		
	・歯の視診	う歯，歯の欠損なし	う歯，歯の欠損がある
	・歯肉の視診	出血，炎症，腫脹，潰瘍なし	出血，炎症，腫脹，潰瘍などがある
	4．舌表面の視診		
	・色調，性状	ピンク色で，表面には舌乳頭があり，ざらついている	蒼白，著しい赤色，潰瘍，結節，舌苔などがある
	5．舌の可動性		
	・動　き	左右対称にスムーズに動く	動きが左右非対称（舌下神経障害時）
	6．舌下・口腔底の視診		
	・色　調	ピンク色	蒼白，チアノーゼ，発赤などがみられる
	・粘膜の性状，顎下腺開口部	潰瘍，結節，腫瘤などはない．舌小帯の両側にワルトン管が見える（病変なし）	潰瘍，結節，腫瘤がある．顎下腺開口部に病変，潰瘍，結節などがある
	7．硬口蓋・軟口蓋の視診		
	・硬口蓋の色調，性状	色調は青白く，前部にヒダ状の隆起がある	著しい蒼白，白斑，発赤がある，隆起がない，その他病変がある
	・軟口蓋の色調，性状	色調はピンク色で，左右対称の隆起がある	著しい蒼白，白斑，発赤がある，隆起以外の結節や皮膚の病変がみられる
	8．咽頭部の視診		
	・口蓋垂の位置	正中に位置し，偏位はなし	口蓋垂の偏位がみられる，動きが左右非対称（舌咽神経麻痺，迷走神経麻痺の可能性）
	・口蓋弓の動き	左右対称に動く	左右非対称
	・口蓋扁桃の状態	左右対称で，肥大・腫脹はなし	発赤・腫脹，肥大がみられる（炎症を示唆）

● 胸部・肺（呼吸器系）のアセスメント

アセスメント項目	正 常	異常例（異常所見）
1. 呼吸状態の観察		
・呼吸数	成人で12〜20回/分	頻呼吸（25回/分以上），徐呼吸（9〜12回/分以下）
・呼吸の型	胸式（女性に多い），腹式（男性や子どもに多い），胸腹式	努力呼吸がみられる
・胸郭の動きの左右対称性	左右対称で均等な胸郭の動き	左右不均等な動き
・呼吸のリズム	規則的．吸気：呼気：休息期 ≒ 1：1.5：1	不規則な呼吸（p.27表1-3参照）
・呼吸の深さ	浅すぎず深すぎず	深さの異常がある（p.27表1-3参照）
2. 視 診		
・皮膚の色調，状態	肌色，皮膚の異常なし	蒼白，腫瘤，潰瘍などがみられる
・胸郭の形状	左右対称，変形なし	左右非対称，胸郭，脊柱の変形（鳩胸，漏斗胸，脊柱側彎，脊柱後彎など）がある
・前後径と横径の比	前後径：横径＝1：2	前後径が大きくなる（ビア樽状胸）
3. 触 診		
・胸郭拡張（可動性）	左右均等に3cm程度拡張	左右不均等な拡張＝片側の肺炎，胸膜炎，気胸，無気肺の可能性．広がりの制限＝肺気腫の可能性
・声音振盪音（音声伝導）	左右対称，気道上で大きく，下部にいくほど小さくなる	左右非対称（異常部位での伝導の減弱・消失または亢進）
・皮膚の異常の有無	瘢痕や腫瘤，潰瘍などはない	瘢痕や腫瘤，潰瘍などの皮膚異常がある
・皮下気腫	皮下気腫を触れない	皮下気腫を触知する（鎖骨上窩で触れることが多い）
4. 打 診		
・肺野全体の打診	肺野全体で共鳴音（清音）が聴かれる	過共鳴音＝肺気腫の可能性．濁音＝充実性腫瘍，胸水，肺炎，無気肺の可能性を示唆
・肺の下界（横隔膜の位置）の決定	背部でおよそ第10肋骨または第10胸椎棘突起の位置	位置が異常に高いまたは低い，左右差が大きい
・横隔膜の動きの評価	深吸気時に3〜5cm下降する	深吸気時の移動が3cm以下．動きの左右差＝胸水貯留，肺底部の無気肺の可能性を示唆
5. 聴 診		
・気管部での聴診	気管（支）呼吸音が聴かれる．副雑音は聴取されない	気管呼吸音以外の呼吸音が聴かれる．副雑音が聴かれる
・気管支分岐部での聴診	気管支肺胞呼吸音が聴かれる．副雑音は聴取されない	気管支肺胞呼吸音以外が聴かれる．副雑音が聴かれる
・肺野全体での聴診	左右対称に肺胞呼吸音が聴かれる．呼吸音の減弱・消失または増強はなし．副雑音は聴取されない	肺胞呼吸音以外の気管呼吸音，気管支肺胞呼吸音を聴取＝肺炎の可能性を示唆．左右非対称（呼吸音の減弱・増強がある）＝胸水，無気肺，気胸などを示唆．副雑音が聴かれる→どの部位でどのような音か記録する ※副雑音の種類，原因はp.102表4-4参照

● 心臓・循環系のアセスメント

	アセスメント項目	正常	異常例（異常所見）
脈拍測定	・数	成人で60〜80/分	頻脈（100/分以上），徐脈（60/分未満）
	・強さ	2＋（しっかりと触知できる）	触れない（0），触れ方が弱い（1＋），触れ方が大きい（強い）（3＋）
	・リズム	規則正しい，不整脈なし	結滞・リズム不整あり
	・左右差，上下肢の差	左右差や上下肢の差はない	明らかな左右差，上下肢の差あり
血圧測定	・血圧値	収縮期圧が90mmHg以上であれば，循環動態は保たれている 正常血圧＝収縮期圧＜120かつ拡張期圧＜80	ショック状態＝収縮期圧80mmHg以下，正常高値血圧＝収縮期圧120〜129かつ拡張期圧＜80，高値血圧＝収縮期圧130〜139かつ/または拡張期圧80〜89 Ⅰ度高血圧＝収縮期圧140〜159かつ/または拡張期圧90〜99 Ⅱ度高血圧＝収縮期圧160〜179かつ/または拡張期圧100〜109 Ⅲ度高血圧＝収縮期圧≧180かつ/または拡張期圧≧110
上肢・下肢	1．上下肢の視診		
	・色調	通常の皮膚色，色調の変化なし	著明な蒼白，色調の変化がある
	・皮膚の病変	潰瘍，腫脹，発赤，静脈瘤などはない	潰瘍，腫脹，発赤，静脈瘤などがある
	・爪床，形状	ピンク色，爪の肥厚なし	蒼白（チアノーゼを示唆），ばち状指がみられる（慢性呼吸不全や心疾患時に出現）
	2．上下肢の触診		
	・皮膚温	冷感，熱感なし，左右差なし	皮膚の異常な冷感，熱感，左右差がある（血行障害を示唆）
	・浮腫の有無	浮腫なし（主に脛骨前面，足背部で観察）	浮腫あり：軽度（1＋）〜重度（4＋）
	・主な動脈の触診 上肢：橈骨動脈，尺骨動脈，上腕動脈 下肢：膝窩動脈，足背動脈，後脛骨動脈，大腿動脈	脈拍数，触れ方に左右差・上下肢の差はない．どの動脈も触知可能，不整なし	明らかな左右差，上下肢の差がある，触知できない動脈がある，リズム不整がある
	・ふくらはぎの触診	圧痛や熱感，腫瘤なし	圧痛や熱感がある．腫瘤がある（深部静脈炎を示唆）
頸部の血管	1．頸動脈の触診	数，リズム，強さは適当で，左右差なし	数の異常，リズム不整，脈拍が弱い，左右差がある
	2．頸静脈の視診	頸静脈の怒張はほとんど見えない	頸静脈の怒張，拍動が頸上部まで見える
	3．頸静脈圧の測定	頭部45°挙上で，胸骨角から3cm以内	頭部45°挙上で，胸骨角から3cm以上（右心内圧上昇＝心不全を示唆）
	4．頸動脈の聴診（必要時）	心音以外，血管雑音は聴取しない	心音以外の血管雑音を聴取する（頸動脈の狭窄を示唆）
心臓	1．心臓の視診		
	・胸郭の左右対称性	左右対称	胸郭の左右非対称，変形がみられる
	・心尖拍動	成人の約50％で観察できる	異常に大きな拍動（心室の肥大を示唆）
	2．心臓の触診		
	・スリル（振動）の有無	スリルは触知せず，心尖拍動部位のみで心尖拍動を触知する	スリルを触れる（大きな心雑音の存在を示唆）
	・心尖拍動の位置と触れ幅	（第5肋間左鎖骨中央線のやや内側，あるいは胸骨線から7〜9cmの位置） 触れ幅が指2本分（2cm）以内	心尖拍動の位置が下方または左方にずれている（心肥大，左室拡大の可能性） 触れ幅が指2本分（2cm）以上（心肥大の可能性）
	3．心音の聴診		
	聴診部位：大動脈弁領域，肺動脈弁領域，エルブ点，三尖弁領域，僧帽弁領域の5か所	心基部ではⅠ音＜Ⅱ音，心尖部ではⅠ音＞Ⅱ音として聴こえる．どの領域でもⅠ音，Ⅱ音のみが聴取され，過剰心音や心雑音は聴取されない	過剰心音（Ⅲ音，Ⅳ音），心雑音が聴取される ＊Ⅲ音が聴取されても30歳以下の場合は異常ではない

付録1

● 腹部・消化器系のアセスメント

アセスメント項目	正　常	異常例（異常所見）
1．視　診		
・色調・線条	他の部位と同じ色調 白色の線条を伴う場合がある	変色がある，暗紫色の線条（クッシング症候群の可能性）がみられる
・皮膚の異常の有無	発疹や皮下出血などの病変なし	発疹や皮下出血などの病変がある
・静脈の怒張	怒張なし（細い静脈は観察できる）	怒張や隆起がある（例：門脈圧亢進時のメドゥーサの頭など）
・外形・輪郭	外形は丸く，左右対称	異常な膨隆，腫瘤，不自然な凹凸，陥没，左右非対称
・表面の動き	軽度の腸の蠕動，腹部大動脈の拍動がみえる	過剰な腹部大動脈拍動（腹部大動脈瘤を示唆）や過剰な膨隆・振動（腸閉塞を示唆）がみられる
・臍の位置，色調・形状	中央に位置し，個人差があるが陥没している．色調はピンク色で炎症所見はない	偏位，突出，発赤，炎症所見がある
2．聴　診		
・腸の蠕動音	高ピッチの不規則な蠕動音が30～40秒以内に聴取される ＊1分間聴取してようやく少し音が聴取される場合，減弱と判断する	蠕動音亢進（下痢，閉塞性・絞扼性イレウスの初期），蠕動音の減弱・消失（麻痺性イレウス，腹膜炎の可能性を示唆） ※消失は，3分間以上聴取してまったく聴こえない時にのみ「消失」と判断する
・血管音（血流音）：必要時 聴診部位：腹部大動脈，左右腎動脈，左右腸骨動脈，左右大腿動脈の7か所の領域	血管雑音は聴取されない（正常心音，腸蠕動音は聴取される）	血管雑音（bruit）が聴取される（動脈瘤，血管拡張・狭窄を示唆），コマ音（venus hum）が肝臓や脾臓上で聴取される（門脈圧亢進を示唆）
3．打　診		
・腹部全体の打診 打診部位：4分割の各領域を系統的に行う	腹部の大部分（胃・腸管上）で鼓音，肝臓・脾臓などの実質臓器上で濁音，便塊の貯留（左下腹部）部位で濁音，尿が充満している膀胱上で濁音が聴かれる	鼓音であるべき部位で濁音となる場合（例：腫大した臓器上で濁音＝腫瘍の存在，腹水貯留時）
・肝臓の大きさの推定（肝濁音界の決定）	右鎖骨中央線上で6～12cm（女性では下限に近く，男性でより大きい）	右鎖骨中央線上で12cm以上（肝肥大，肝腫大の可能性を示唆）
4．触　診		※患者に腹壁の緊張を解いてもらうよう配慮すること
1）全体の軽い触診（1～2cm圧迫）		
・圧　痛	圧痛なし	圧痛，疼痛がある
・腫　瘤	腫瘤なし	表在性の腫瘤がある
・ディフェンス（筋性防御）	なし（腹部は軟らかく弛緩）	ディフェンスがある（腹腔内の炎症（腹膜炎）を示唆）
2）全体の深い触診（4～6cm圧迫）		
・圧　痛	剣状突起下，盲腸，S状結腸で軽度の圧痛があるのは正常	圧痛，激痛がある
・腫　瘤	腫瘤なし	腫瘤あり
・ディフェンス（筋性防御）	なし（腹部は軟らかく弛緩）	ディフェンス（筋性防御）あり
3）反動痛（反跳性圧痛）	反動痛なし	反動痛あり（ブルンベルク徴候＋）
4）肝臓の触診		
・圧　痛	正常では触れないことが多い．圧痛はなく，滑らかで硬く，鋭い辺縁．腫瘤なし	腫大しており触知可能，圧痛がある
・辺縁，表面の状態		不整な結節，腫瘤を触知する
5）脾臓の触診		
・触知，圧痛の有無	脾臓は通常触知できず，圧痛もない	触知される，圧痛がある
6）腎臓の触診	腎臓は通常触知できない	腫大した腎臓が触知される，圧痛がある
5．腹水のアセスメント		
・波動による方法	波動は感じられない	波動が感じられる（多量の腹水貯留を示唆）

● 筋・骨格系のアセスメント

アセスメント項目	正　常	異常例（異常所見）
1．脊柱整合性のアセスメント		
・脊柱の彎曲状態の視診	脊柱が正中位にある（脊柱の前彎，後彎はみられない）	脊柱側彎（思春期の女性に多い），脊柱前彎（腰椎の異常な凹み），脊柱後彎など
2．肩・上下肢の関節，筋肉の視診・触診		
・関節の形状，左右対称性，変形，圧痛の有無	左右対称で変形はない．腫脹，熱感，圧痛，結節などはみられない	左右非対称．腫脹，熱感，圧痛，結節などがみられる
・筋肉の左右対称性，腫脹，熱感，圧痛の有無	左右対称で肥大や萎縮はなく，腫脹，熱感，圧痛などはみられない	左右非対称．肥大，萎縮，腫脹，熱感，圧痛などがみられる
3．関節可動域の測定（ROM）		
・各関節の可動域測定 →まず自動運動で行い，制限がある場合に他動運動でも行う	関節可動域表（p.159表7-1）参照．可動域は各関節によって異なる	関節の可動制限がある→自動運動，他動運動の両方について記録する
4．徒手筋力検査（MMT）		
以下の主な筋肉について検査する ・肩（僧帽筋） ・三角筋 ・上腕二頭筋 ・上腕三頭筋 ・橈骨手根筋 ・中殿筋・小殿筋 ・股関節の内転筋群 ・大腿二頭筋・下腿三頭筋 ・大腿四頭筋 ・腓腹筋 ・前頸骨筋	→まず自動運動ができるかどうかを確認する．自動運動ができれば筋力3以上と評価する 筋力5：十分な力に対抗して動かせる（normal） 筋力4：ある程度の力に対抗して動かせる（good）	筋力3：力を加えなければ重力に打ち勝って動かせる（fair） 筋力2：重力を除けば動かせる（poor） 筋力1：筋の収縮もみられない（trace） 筋力0：筋の収縮もみられない（zero） ＊各筋肉の作用，検査方法についてはp.165表7-2参照

● 脳・神経系のアセスメント

アセスメント項目	正　常	異常例（異常所見）
1．意識状態のアセスメント		
・ジャパンコーマスケール ・グラスゴーコーマスケール	意識障害なし	意識障害あり（どの程度の障害なのか，スケールを用いて評価する）
2．脳神経のアセスメント		
1）第Ⅰ脳神経（嗅神経）：嗅覚の検査．省略されることも多い	においがわかり，左右差はみられない	においがわからない，左右差がある
2）第Ⅱ脳神経（視神経）		
①視力検査	文字が読める	30cm程度の距離の文字が読めない
②視野検査	上下左右の4つの領域すべてで看護師の視野と同じ	視野が看護師と異なる（欠損の範囲により視覚路の障害部位が推測できる）
③眼底検査		
・視神経乳頭の色，大きさ，形状，境界	乳白色，約1.5mmの大きさ，円形または卵形，境界は鮮明	蒼白，充血，不規則な形，境界不鮮明
・血管（動脈，静脈）	動脈と静脈の直径比＝2：3，血管の狭窄はない	動脈が細く，白っぽい（高血圧時），血管狭窄がある（特に動静脈交差部）
・網膜全体の色調，出血・白斑・剥離の有無	ピンク色で均一．出血などはない	青白い（高血圧時），出血がある（糖尿病など）
3）第Ⅱ脳神経（視神経），第Ⅲ脳神経（動眼神経）		
・瞳孔の大きさ	瞳孔の大きさは，2.5〜4.0mmの円形で，左右差はない	瞳孔の大きさが左右で異なる場合（瞳孔不同（アニソコリア）） 瞳孔が2mm以下＝縮瞳，5mm以上＝散瞳
・対光反射	直接対光反射，間接対光反射ともに観察される	直接対光反射，間接対光反射の消失（消失の左右の組み合わせにより障害部位を特定）
4）第Ⅲ（動眼）神経，第Ⅳ（滑車）神経，第Ⅵ（外転）神経		
・外眼筋の検査	両眼ともスムーズに指を追うことができ，動きを止めた時の眼振はない	スムーズに指を追えない，眼振がみられる

付録1

（脳・神経系のアセスメント つづき）

アセスメント項目	正　常	異常例（異常所見）
5）第Ⅴ脳神経（三叉神経）		
・顔面の知覚	左右差はなく，3つの領域（額・頰・顎）すべてで知覚できる	触れたことがわからない，左右差がある
・咬筋の動き	左右差や麻痺はみられない	動きに左右差がある
・角膜反射	すぐに閉眼する	閉眼しない（反射の消失）
6）第Ⅶ脳神経（顔面神経）		
・頬の膨らませ	左右差なく両頬を膨らませられる	左右差がある
・閉　眼	両眼ともしっかり閉じることができる．左右差はない	麻痺側が十分に閉眼できず，麻痺側の睫毛が長くみえる
7）第Ⅷ脳神経（内耳神経）		
①聴力検査	言葉を聞き取れる，左右差はない	言葉を聞き取れない，左右差がある
②ウェーバーテスト	両耳とも同様に振動を聴取できる（偏りがない）＝ウェーバー陰性	伝音性難聴では患側に偏る．感音性難聴では健側に偏る
③リンネテスト（空気伝導ACと骨伝導BCの比較）	ＡＣ＞ＢＣ（空気伝導は骨伝導の2倍の長さ）＝リンネ陽性	ＢＣ≧ＡＣ．伝音性難聴では，骨伝導は空気伝導と等しいか長い（＝リンネ陰性）．感音性難聴では，空気伝導のほうが長いが，2倍以上にはならない
8）第Ⅸ脳神経（舌咽神経），第Ⅹ脳神経（迷走神経）		
・口蓋の動き	口蓋舌弓，口蓋咽頭弓の動きが左右対称	麻痺がある場合，麻痺側の口蓋舌弓，口蓋咽頭弓は動かず麻痺側の咽頭後壁が健側斜め上方に引き上げられる（カーテン徴候）
・口蓋垂の位置	正中に位置する	麻痺がある場合，口蓋垂は健側に偏位する
9）第Ⅺ脳神経（副神経）		
・僧帽筋の筋力検査	筋力5	看護師の力に対抗できない
・胸鎖乳突筋の筋力検査	筋力5	看護師の力に対抗できない
10）第Ⅻ脳神経（舌下神経）		
・舌の動き，位置の観察	舌を正中に出せる．偏位，萎縮，攣縮はみられない	麻痺がある場合，舌は麻痺側に偏位する
3．感覚・知覚機能の検査		
・表在知覚（触覚・痛覚）	触覚：触れた部位，触れたものがとがっているか丸いかわかる　痛覚：触れられたことを感じられる	触れられた部位がわからない，触れたものが丸いかとがっているか識別できない
・温度覚	触れているものの冷・温が識別できる	冷たいか温かいかの識別ができない
・振動覚	振動を感じることができる	振動を感じない
・複合覚	手に握ったものが何か識別できる	手に握ったものが何か識別できない
4．反　射		
1）深部腱反射		
・腕橈骨筋腱	肘の屈曲と前腕の回内がみられる	反射の減弱・消失，亢進
・上腕二頭筋腱	肘関節の屈曲がみられる	反射の減弱・消失，亢進
・上腕三頭筋腱	肘関節の伸展がみられる	反射の減弱・消失，亢進
・膝蓋腱	膝関節の伸展がみられる	反射の減弱・消失，亢進
・アキレス腱	足の底屈がみられる	反射の減弱・消失，亢進
2）病的反射：バビンスキー反射	母趾が足底側に屈曲するか，または何も起こらない	母趾が背屈する（ただし1歳未満では正常でも80％にこの反射がみられる）
5．小脳機能検査		
・急速回内回外運動	スムーズに素早く運動できる	スムーズに素早く動かすことができない
・指鼻指試験	スムーズに自分の鼻と看護師の指を触ることができる	スムーズに指を動かして鼻と指とを交互に触れることができない，ぎこちない動き
・踵すね試験（踵膝試験）	スムーズに踵で自分の膝からすねをなぞることができる	スムーズに踵を動かせない，踵が膝やすねから落ちる
〈平衡感覚，脊髄後索障害の検査〉・ロンベルグ試験	閉眼しても約5秒間，ふらつきなく立位を保持できる	閉眼した途端にふらつく，倒れる

● 乳房のアセスメント

アセスメント項目	正　常	異常例（異常所見）
1．視診		
・大きさ，対称性	ほぼ左右対称（ただし正常でも大きさが非対称であることも多い）	左右の大きさが顕著に異なる
・皮膚の状態 （手を横に下ろした状態，手を腰に当てた状態，手をゆっくり上にあげた状態の3つの体位をみる）	表面は滑らかで，腫脹，発赤，潰瘍，発疹，瘢痕形成などはない	腫脹，発赤，潰瘍，発疹，瘢痕形成がみられる．表面皮膚のひきつれ，えくぼ様の陥没がある（腫瘍の可能性を示唆）
・乳輪と乳頭部の状態 （大きさ，色調，形状，分泌物の有無）	大きさは左右対称で，色調はピンク色．発赤や乳頭の陥没，潰瘍などはみられない．妊娠後期～授乳期以外では分泌物はみられない	大きさが左右非対称．皮膚の発赤や潰瘍，乳頭の陥没がある．妊娠後期～授乳期以外で分泌物がみられる．血性や膿性の分泌物がみられる
・腋窩の視診	発疹や皮膚病変はみられない	発疹や皮膚病変がある
2．触診		
・腋窩の触診	圧痛はなく，リンパ節は触知しない（ただし可動性のある小さな軟らかいリンパ節が触れることがある）	圧痛がある．大きな硬いリンパ節を触知する
・乳房の触診	腫瘤やしこり，圧痛はない	腫瘤，しこり，圧痛がある
・乳頭，乳輪の触診 （分泌物の有無）	妊娠後期～授乳期以外では分泌物はみられない	左記以外での分泌物（血性，膿性）がみられる

● 直腸・肛門，生殖器のアセスメント

アセスメント項目	正　常	異常例（異常所見）
1．直腸・肛門の視診・触診		
・肛門周囲の視診	肛門周囲の発赤，発疹，腫脹，亀裂，びらん，瘻孔，痔核，直腸脱などはみられない	肛門周囲の発赤，発疹，腫脹，亀裂，びらん，瘻孔，痔核，直腸脱などがみられる
・肛門周囲の触診	圧痛，腫脹，結節などはみられない	圧痛，腫脹，結節（膿瘍）などがみられる
・直腸診 ※直腸粘膜を傷つけないよう注意！	直腸内は滑らかで，狭窄，結節・腫瘤などはみられない（便の貯留時は便塊が触れることがある）．出血や血便はみられない	狭窄，結節・腫瘤などがある（結節や腫瘤を触れたら，位置や大きさ，形，表面の状態，硬さ，可動性などを観察する）．出血や血便がみられる
2．男性生殖器の視診・触診		
・陰茎の視診（尿道口の皮膚の性状）	尿道口の発赤，びらんなどはみられない．分泌物はない	尿道口の発赤，びらん，分泌物がみられる
・陰嚢の視診（左右対称性，皮膚表面の性状，大きさ）	ほぼ左右対称（乳房と同様，多少の非対称性は正常内）．発赤，腫脹などはない	腫脹，浮腫がみられる．発赤などの皮膚異常がある
・陰茎の触診	腫瘤，結節，圧痛はなし．尿道口を押さえても分泌物はみられない	腫瘤，結節，圧痛がある．尿道口を押さえたときに分泌物がある（あれば性状を確認する）
・陰嚢・精巣の触診	精巣は両方とも完全に陰嚢内に位置し，左右対称．表面は平滑で卵型（触診時の軽度の圧痛は正常範囲内）	精巣がない．左右非対称．陰嚢内の精巣以外の腫瘤，結節がある．腫脹や浮腫がみられる
3．女性生殖器の視診・触診		
・陰唇の視診（大きさ，皮膚の性状）	左右対称で，発赤や腫脹，びらんなどはみられない	腫脹（左右非対称），発赤，びらんなどの皮膚異常がみられる
・尿道口の視診（位置，色調）	腟口の前方，正中に位置し，色調はピンク色	位置の異常がある．発赤や炎症症状がある
・腟口の視診（皮膚の状態，帯下の性状）	発赤，びらんなどはみられない．帯下は白色透明で，においはない	発赤やびらんなどの皮膚異常や炎症症状がみられる．血性，膿性，悪臭を伴う帯下がみられる
・外陰部の触診	腫脹，圧痛はなし	腫脹，圧痛がある

付録2 主要領域別 アセスメント記録用紙

● 口腔，胸部・肺のアセスメント 記録用紙

患者（役）氏名：　　　　　　　　検者氏名：

【口腔のアセスメント】

1. **口唇**：色調；＿＿＿＿＿＿　性状；＿＿＿＿＿＿＿　対称性；＿＿＿＿＿＿＿
2. **頬粘膜・口腔粘膜**：色調；＿＿＿＿＿＿＿＿＿　性状；＿＿＿＿＿＿＿
   耳下腺の開口部；＿＿＿＿＿＿＿＿＿＿＿＿＿
3. **歯**：＿＿＿＿＿＿＿　4. **歯肉**：＿＿＿＿＿＿＿＿＿＿
5. **舌**：色調；＿＿＿＿＿＿＿＿　性状（表面）；＿＿＿＿＿＿＿＿＿
   可動性；＿＿＿＿＿＿＿
6. **舌下・口腔底**：色調；＿＿＿＿＿＿　粘膜の性状；＿＿＿＿＿＿＿＿
   顎下腺開口部；＿＿＿＿＿＿＿＿＿＿＿＿＿＿
7. **硬口蓋**：色調；＿＿＿＿＿＿　発赤（有・無），腫脹（有・無），滲出物（有・無）
8. **軟口蓋**：色調；＿＿＿＿＿＿　発赤（有・無），腫脹（有・無），滲出物（有・無）
9. **咽頭部**：口蓋垂の位置；＿＿＿＿＿＿　口蓋弓の動き；＿＿＿＿＿＿＿
10. **口蓋扁桃**：対称性；＿＿＿＿＿＿　発赤（有・無），腫脹（有・無），滲出物（有・無）

＊評価→＿＿＿＿＿＿

【胸部・肺のアセスメント】

1. **視　診**
   呼吸数：＿＿＿回/分　呼吸の型：＿＿＿＿　リズム：＿＿＿＿　深さ：＿＿＿＿
   胸郭の動き：＿＿＿＿＿＿＿＿＿＿＿＿＿
   皮膚の状態：色調；＿＿＿＿＿＿＿，チアノーゼ（有・無），瘢痕（有・無），
   　　　　　　腫瘤（有・無），陥没（有・無），潰瘍形成（有・無）
   前後径と横径の比：＿＿＿＿＿：＿＿＿＿＿　胸郭の対称性：＿＿＿＿＿＿＿＿　＊評価→＿＿＿＿＿＿

2. **触　診**
   皮膚の異常（有・無），圧痛（有・無），胸郭拡張：背面＿＿＿＿＿＿＿＿＿＿
   声音振盪音：＿＿＿＿＿＿＿＿＿＿＿＿＿＿＿＿＿＿＿＿＿＿＿＿＿　＊評価→＿＿＿＿＿＿

3. **打　診**
   打診音の性状：右肺野；＿＿＿＿＿＿＿＿＿　左肺野；＿＿＿＿＿＿＿＿＿
   横隔膜の位置（肺の下界）：（右）＿＿＿＿＿＿＿＿＿　（左）＿＿＿＿＿＿＿＿＿
   吸気時の移動（横隔膜の動き）：＿＿＿＿＿＿＿＿＿＿＿＿＿＿　評価→＿＿＿＿＿＿

4. **聴　診**：下記の各部位で聴診した内容（音の種類，性状＝吸気と呼気の割合）
   気管部：＿＿＿＿＿＿＿＿＿＿＿＿＿＿＿＿＿＿＿＿＿＿＿＿＿＿＿＿
   気管支分岐部：＿＿＿＿＿＿＿＿＿＿＿＿＿＿＿＿＿＿＿＿＿＿＿＿＿
   肺野全体：＿＿＿＿＿＿＿＿＿＿＿＿＿＿＿＿＿＿＿＿＿＿＿＿＿＿
   副雑音：（有・無）
   →あれば部位とその性状（種類）；＿＿＿＿＿＿＿＿＿＿＿＿＿＿＿　＊評価→＿＿＿＿＿＿

● 心臓・循環系のアセスメント 記録用紙

患者（役）氏名：＿＿＿＿＿＿＿＿＿＿　　検者氏名：＿＿＿＿＿＿＿＿＿＿

1．末梢循環系の視診・触診

1）上下肢の視診：色調；＿＿＿＿＿＿＿＿＿＿＿＿＿＿，皮膚の病変（有 [　　　　　]・無）
　　　　　　　　爪床・爪の形状；＿＿＿＿＿＿＿＿＿＿

2）上下肢の触診：皮膚温；＿＿＿＿＿＿＿＿＿＿＿＿＿，浮腫（有 [部位と程度：　　　　]・無）
　　　　　　　　ふくらはぎの圧痛（有・無），感覚（痛みの有無）；＿＿＿＿＿＿＿＿＿
　　　　　　　　　　　　　　　　　　　　　　　　　　　　　　　　＊評価→＿＿＿＿＿＿

3）動脈の触診（左右の脈拍の比較）
　橈骨動脈での脈拍数；右（　　　回/分），左（　　　回/分），リズム；＿＿＿＿＿，強さ；＿＿＿＿＿
　・尺骨動脈拍動；触知；右（有・無）左（有・無），左右対称性（対称・非対称）拍動数（　　　回/分）
　・上腕動脈拍動；触知；右（有・無）左（有・無），左右対称性（対称・非対称）拍動数（　　　回/分）
　・膝窩動脈拍動；触知；右（有・無）左（有・無），左右対称性（対称・非対称）拍動数（　　　回/分）
　・足背動脈拍動；触知；右（有・無）左（有・無），左右対称性（対称・非対称）拍動数（　　　回/分）
　・後脛骨動脈拍動；触知；右（有・無）左（有・無），左右対称性（対称・非対称）拍動数（　　　回/分）
　・大腿動脈拍動；触知；右（有・無）左（有・無），左右対称性（対称・非対称）拍動数（　　　回/分）
　　　　　　　　　　　　　　　　　　　　　　　　　　　　　　　　＊評価→＿＿＿＿＿＿

4）頸部の視診・触診
　両側の頸動脈の視診・触診（拍数，リズム，左右対称性，強さ，弾力性）
　：＿＿＿＿＿＿＿＿＿＿＿＿＿＿＿＿＿＿＿＿＿＿＿＿＿＿＿＿＿＿
　　　　　　　　　　　　　　　　　　　　　　　　　　　　　　　　＊評価→＿＿＿＿＿＿

　頸静脈圧測定：＿＿＿＿＿＿＿＿＿＿＿＿＿＿＿＿＿＿＿＿＿＿＿＿
　　　　　　　　　　　　　　　　　　　　　　　　　　　　　　　　＊評価→＿＿＿＿＿＿

2．心臓の視診・触診

1）視診（胸部の動き）：＿＿＿＿＿＿＿＿＿＿＿＿＿＿＿＿＿＿＿＿
　　　　　　　　　　　　　　　　　　　　　　　　　　　　　　　　＊評価→＿＿＿＿＿＿

2）触診（スリルの有無）：
　①大動脈弁領域；＿＿＿＿＿＿＿＿＿　　②肺動脈弁領域；＿＿＿＿＿＿＿＿＿
　③三尖弁領域；＿＿＿＿＿＿＿＿＿　　　④僧帽弁領域；＿＿＿＿＿＿＿＿＿　＊評価→＿＿＿＿＿＿

3）心尖拍動の位置と触れ幅：＿＿＿＿＿＿＿＿＿＿＿＿＿＿＿＿＿＿
　　　　　　　　　　　　　　　　　　　　　　　　　　　　　　　　＊評価→＿＿＿＿＿＿

3．心音の聴診（各部位でⅠ音，Ⅱ音がどのように聴かれたか，異常心音の有無）

　①大動脈弁領域；＿＿＿＿＿＿＿＿＿＿＿＿＿＿＿＿＿＿＿＿＿＿＿
　②肺動脈弁領域；＿＿＿＿＿＿＿＿＿＿＿＿＿＿＿＿＿＿＿＿＿＿＿
　③エルブ点；＿＿＿＿＿＿＿＿＿＿＿＿＿＿＿＿＿＿＿＿＿＿＿＿＿
　④三尖弁領域；＿＿＿＿＿＿＿＿＿＿＿＿＿＿＿＿＿＿＿＿＿＿＿＿
　⑤僧帽弁領域；＿＿＿＿＿＿＿＿＿＿＿＿＿＿＿＿＿＿＿＿＿＿＿＿
　　　　　　　　　　　　　　　　　　　　　　　　　　　　　　　　＊評価→＿＿＿＿＿＿

付録2

● 腹部・消化器系のアセスメント 記録用紙

患者（役）氏名： _____　　検者氏名： _____

1. 視　診
1) 腹部：色調；_____　皮膚の異常；（有 [　　　　]・無）
　　　　静脈の怒張（有・無）　　　　　　　　　　　　　　　　＊評価→ _____
2) 腹部の輪郭：外形；_____　対称性；_____
3) 表面の動き：_____
4) 臍：位置；_____　色調・形状；_____　＊評価→ _____

2. 聴　診
1) 腸音（蠕動音）：聴取部位と頻度；_____
　　　　　　　音の性質；_____　＊評価→ _____
2) 血流音聴取：（有・無）→あれば聴取部位；_____
　　　　　　　　　　　　　　　　　　　　　　　　　　　　　＊評価→ _____

3. 打　診
1) 全体の打診（部位と音の性質）：_____
2) 肝臓の大きさの推定（肝濁音界）：右鎖骨中央線上_____cm
　　　　　　　　　　　　　　　　　　　　　　　　　　　　　＊評価→ _____

4. 触　診
1) 腹部全体の軽い触診
　・圧痛：（有・無）→あれば部位；_____
　・腫瘤：（有・無）→あれば部位と大きさ；_____
　・筋性防御（ディフェンス）：（有・無）
　　　　　　　　　　　　　　　　　　　　　　　　　　　　　＊評価→ _____

2) 腹部全体の深い触診
　・圧痛：（有・無）→あれば部位；_____
　・腫瘤：（有・無）→あれば部位と大きさ；_____
　・筋性防御（ディフェンス）：（有・無）
　・反動痛（反跳性圧痛・ブルンベルク徴候）：（有・無）
　　　　　　　　　　　　　　　　　　　　　　　　　　　　　＊評価→ _____

3) 肝臓：触知可能か；_____, 圧痛（有・無）
　→触知した場合：辺縁の状態；_____
　　　　　　　　　表面の状態；_____
　　　　　　　　　　　　　　　　　　　　　　　　　　　　　＊評価→ _____
4) 脾臓：触知可能か；_____, 圧痛（有・無）　　　＊評価→ _____
5) 腎臓：触知可能か；_____, 圧痛（有・無）　　　＊評価→ _____
6) 腹水の有無：波動による方法；波動（有・無）　　　　　　＊評価→ _____

● 脳・神経系，筋・骨格系のアセスメント 記録用紙

患者（役）氏名：　　　　　　　　検者氏名：

1．脳神経の検査
- 第Ⅰ神経：左右差（有・無），嗅覚；＿＿＿＿＿＿＿＿＿＿＿＿※省略可
- 第Ⅱ神経：視力；＿＿＿＿＿＿＿＿＿＿　視野；＿＿＿＿＿＿＿＿＿＿＿＿
  眼底検査；＿＿＿＿＿＿＿＿＿＿＿＿＿＿＿＿＿＿＿＿＿＿＿＿＿＿＿
- 第Ⅱ・Ⅲ神経：対光反射；＿＿＿＿＿＿　瞳孔の大きさ；＿＿＿＿＿＿＿
- 第Ⅲ・Ⅳ・Ⅵ神経：外眼筋運動；＿＿＿＿＿＿＿＿＿＿＿＿＿＿＿＿＿＿
- 第Ⅴ神経：顔面の知覚；＿＿＿＿＿＿＿＿＿　咬筋の動き；＿＿＿＿＿＿
  角膜反射；＿＿＿＿＿＿＿＿＿＿＿＿
- Ⅶ神経：頰のふくらませ；＿＿＿＿＿＿＿＿＿＿　閉眼；＿＿＿＿＿＿＿＿
- Ⅷ神経：聴力検査；（右耳）＿＿＿＿＿＿＿＿＿＿　（左耳）＿＿＿＿＿＿＿＿
- 第Ⅸ・Ⅹ神経：口蓋舌弓と口蓋咽頭弓の動き；＿＿＿＿＿＿＿＿＿＿＿＿
- Ⅻ神経：舌の挺出；＿＿＿＿＿＿＿＿＿＿
- ⅩⅠ神経：僧帽筋の筋力；＿＿＿＿＿＿＿　胸鎖乳突筋の筋力；＿＿＿＿＿＿＿　＊評価→＿＿＿＿＿＿

2．外観と運動の観察
1）姿勢：＿＿＿＿＿＿＿＿＿＿＿＿＿＿　2）歩行：＿＿＿＿＿＿＿＿＿＿＿＿　＊評価→＿＿＿＿＿＿

3．脊柱・肩関節の視診と触診
1）脊柱の視診：彎曲；＿＿＿＿＿＿＿＿＿＿＿＿＿　姿勢；＿＿＿＿＿＿＿＿　＊評価→＿＿＿＿＿＿
2）肩（僧帽筋）の触診：筋力＿＿＿＿＿＿＿＿＿＿＿＿＿＿＿＿＿＿　＊評価→＿＿＿＿＿＿
3）肩関節：構造（対称性・変形の有無）；＿＿＿＿＿＿＿＿＿＿＿＿＿＿＿＿＿＿，腫脹（有・無），
  熱感（有・無），圧痛（有・無），
  ROM（屈曲・伸展，外転・内転，外旋・内旋）；＿＿＿＿＿＿＿＿＿＿＿＿＿＿＿　＊評価→＿＿＿＿＿＿

4．上肢の視診と触診（関節可動域，筋力検査）
1）肘関節：構造；＿＿＿＿＿＿＿＿＿＿＿＿＿＿＿，腫脹（有・無），熱感（有・無），圧痛（有・無），
  ROM（屈曲，伸展，回内，回外）；＿＿＿＿＿＿＿＿＿＿＿＿＿＿＿　＊評価→＿＿＿＿＿＿
2）筋力：三角筋；＿＿＿＿＿＿，上腕二頭筋；＿＿＿＿＿＿，上腕三頭筋；＿＿＿＿＿＿　＊評価→＿＿＿＿＿＿
3）手関節：構造；＿＿＿＿＿＿＿＿＿＿＿＿＿＿＿，腫脹（有・無），熱感（有・無），圧痛（有・無），
  ROM（掌屈・背屈，橈屈・尺屈）；＿＿＿＿＿＿＿＿＿＿＿＿＿＿＿＿＿＿＿＿
  手をしっかり握り，開くことができるか（可・否）＿＿＿＿＿＿＿＿＿＿＿＿　＊評価→＿＿＿＿＿＿

5．小脳機能：指鼻指試験；＿＿＿＿＿＿＿＿，急速回内回外運動；＿＿＿＿＿＿＿＿　＊評価→＿＿＿＿＿＿

6．下肢の視診と触診（関節可動域，筋力検査）
1）股関節：構造；＿＿＿＿＿＿＿＿＿＿＿＿＿＿＿＿＿＿，腫脹（有・無），熱感（有・無），圧痛（有・無），
  ROM（屈曲・伸展，外転・内転，外旋・内旋）；＿＿＿＿＿＿＿＿＿＿＿＿＿＿＿
2）膝関節：構造；＿＿＿＿＿＿＿＿＿＿＿＿＿＿＿＿＿＿，腫脹（有・無），熱感（有・無），圧痛（有・無），
  ROM（屈曲・伸展）；＿＿＿＿＿＿＿＿＿＿＿＿＿＿＿＿＿＿
3）足関節：構造；＿＿＿＿＿＿＿＿＿＿＿＿＿＿＿＿＿＿，腫脹（有・無），熱感（有・無），圧痛（有・無），
  ROM（底屈・背屈）；＿＿＿＿＿＿＿＿＿＿＿＿＿＿＿＿＿＿
4）下肢の筋力検査（MMT）：中殿筋・小殿筋；＿＿＿＿＿＿，股関節の内転筋群；＿＿＿＿＿，
  大腿二頭筋・下腿三頭筋；＿＿＿＿＿，大腿四頭筋；＿＿＿＿＿　＊評価→＿＿＿＿＿＿

7．深部腱反射

4＋著明な亢進
3＋亢進
2＋正常
1＋弱い
0　消失

8．病的反射
バビンスキー反射（有・無）

＊評価→＿＿＿＿＿＿

アンケートにご協力ください

本書をご愛読くださいまして誠にありがとうございます．編集部では，今後の出版物のさらなる充実を目的に，読者アンケートを実施しております．本書へのご意見・ご感想を，下記メールアドレスまでぜひお寄せください．

なお，本メールアドレスはアンケート受付専用となっております．内容に関するご質問等をお送りいただいてもお答えできませんのでご了承ください．

- メールアドレス　goiken@medical-friend.co.jp
- 件名　『はじめてのフィジカルアセスメント』アンケート　としてください

アンケート内容

⭐ **1** 以下の内容を差しつかえのない範囲でご記入ください．
①氏名　②性別　③職業（看護学生・看護教員・その他［具体的に］）　④住所・電話番号　⑤年齢
※ご記入いただく個人情報やアンケートの内容は，当社出版物の企画の参考のためだけに使用し，その他の目的での使用はいたしません．

⭐ **2** 本書を何でお知りになりましたか？
（書店で見て，パンフレットを見て，学校での一括購入で，など具体的に教えてください）

⭐ **3** 本書をお使いいただいたなかでよかった点を具体的に教えてください．

⭐ **4** 本書をお使いいただいたなかで悪かった点を具体的に教えてください．

⭐ **5** 本書以外に，フィジカルアセスメントの参考書としてお使いになっている本があれば教えてください．

⭐ **6** その他，本書についてのご感想・ご意見をご自由にお聞かせください．

ご協力ありがとうございました

はじめてのフィジカルアセスメント　第2版
看護を学ぶすべてのひとが身につけたいフィジカルイグザミネーションの知識と技術　　定価（本体2,800円＋税）

2009年12月25日　第1版第1刷発行
2019年11月22日　第2版第1刷発行
2020年9月30日　第2版第2刷発行

著　者　横山美樹
発行人　小倉啓史
発行所　株式会社メヂカルフレンド社
　　　　〒102-0073　東京都千代田区九段北 3-2-4
　　　　麹町郵便局私書箱第 48 号
　　　　TEL 03-3264-6611　振替 00100-0-114708
　　　　http://www.medical-friend.co.jp

Ⓒ 2019 Miki Yokoyama
Printed in Japan
ISBN978-4-8392-1648-1 C3047
印刷　大日本印刷（株）
製本　（有）井上製本所

本書の無断複写・転載・複製等は，著作権法上での例外を除き禁じられています．本書の複写等に関する許諾権は（株）メヂカルフレンド社が保有していますので，複写される場合はそのつど事前に当社の許諾を得てください．